新世纪全国高等中医药院校中医美容系列教材

中医美容学

（供中医美容专业用）

主　编　刘　宁（成都中医药大学）
副主编　张理梅（浙江中医药大学）
　　　　林俊华（湖北中医学院）
　　　　李红阳（广西中医学院）
　　　　闫志安（中华中医药学会）

U0346610

中国中医药出版社
·北　京·

图书在版编目（CIP）数据

中医美容学/刘宁主编. —2 版. —北京：中国中医药出版社，2016.10（2022.10 重印）
新世纪全国高等中医药院校中医美容系列教材
ISBN 978 - 7 - 5132 - 3641 - 6

Ⅰ. 中…　Ⅱ. 刘…　Ⅲ. 美容 - 中医学 - 中医学院 - 教材　Ⅳ. ①R275

中国版本图书馆 CIP 数据核字（2016）第 221616 号

中 国 中 医 药 出 版 社 出 版
北京经济技术开发区科创十三街 31 号院二区 8 号楼
邮政编码　100176
传真　010 - 64405721
廊坊市祥丰印刷有限公司印刷
各地新华书店经销

*

开本 850 × 1168　1/16　印张 18.5　字数 432 千字
2016 年 10 月第 2 版　2022 年 10 月第 7 次印刷
书　号　ISBN 978 - 7 - 5132 - 3641 - 6

*

定价：48.00 元
网址　www.cptcm.com

如有印装质量问题请与本社出版部调换（010-64405510）
版权专有　侵权必究
服务热线　010 64405510
购书电话　010 64065415　010 64065413
微信服务号　zgzyycbs
书店网址　csln.net/qksd/
官方微博　http://e.weibo.com/cptcm
淘宝天猫网址　http://zgzyycbs.tmall.com

新世纪全国高等中医药院校中医美容系列教材

编 委 会

总 主 编 闫志安（中华中医药学会）

李红阳（广西中医学院）

副总主编 （按姓氏笔画排序）

丁 慧（广州中医药大学）

刘 宁（成都中医药大学）

刘华钢（广西医科大学）

傅杰英（广州中医药大学）

编 委 （按姓氏笔画排序）

于璟玲（北京中医药大学）

王少锦（河北医科大学）

王志萍（广西中医学院）

吕明庄（贵阳医学院）

刘宜群（安徽中医药高等专科学校）

张理梅（浙江中医药大学）

陈友义（福建中医学院）

陆 绮（首都医科大学中医药学院）

林俊华（湖北中医学院）

赵绛波（河南中医学院第一附属医院）

赵树森（北京中医药大学附属东直门医院）

段 渠（成都中医药大学）

姚 新（长春中医药大学）

高 晶（辽宁中医药大学附属医院）

翁丽丽（厦门市中医院）

蔡念宁（北京市中医医院）

新世纪全国高等中医药院校中医美容系列教材

《中医美容学》编委会

主　编　刘　宁（成都中医药大学）

副主编　张理梅（浙江中医药大学）

　　　　林俊华（湖北中医学院）

　　　　李红阳（广西中医学院）

　　　　闫志安（中华中医药学会）

编　委　（按姓氏笔画排序）

　　　　丁　慧（广州中医药大学）

　　　　王军文（湖南中医药大学）

　　　　支　楠（首都医科大学附属北京同仁医院）

　　　　任晓艳（北京任晓艳穴位埋线医学研究中心）

　　　　刘　巧（海南省皮肤病医院）

　　　　米雄飞（成都中医药大学附属医院）

　　　　张　毅（四川省中医研究院）

　　　　林　宏（福建中医学院）

　　　　段　渠（成都中医药大学）

　　　　翁丽丽（厦门市中医院）

　　　　黄高敏（浙江中医药大学）

　　　　蔡建伟（南京中医药大学）

协　编　罗　玲（成都中医药大学）

　　　　许　婧（成都中医药大学）

编 写 说 明

　　中医美容学是中国传统医药和社会文明与时俱进结下的硕果，犹如"老树又发新芽"，其生命力需要我们不断继承、创新与发展。中医美容学是 21 世纪充满希望的医学分支学科，已受到国际医药界重视。为了适应我国高等医学教育改革和发展的需要，及时反映新世纪教学内容和课程改革的成果，全国高等中医药教材建设研究会确定本书为新世纪全国高等中医药院校创新教材。

　　无论新技术还是传统技术，都必须首先立足于可靠和实用。本书内容上侧重结合临床实践，注意素质教育和创新能力与实践能力的培养，为学生知识、能力素质协调发展创造条件。本教材分上、中、下三篇，共十五章。上篇包括绪论、中医美容学的中医理论基础、传统美学基础、中医美容方法；中篇包括中医美容养生，精气神、皮肤、五官及形体的保养；下篇阐述色素变化性疾病、皮肤附属器官疾病、敏感性皮肤病、病毒性皮肤病、形体疾病及其他损美性病症等。

　　该书编委会是由具有丰富临床经验的高年资专家、教授组成，他们有坚实的理论基础和教学经历，立足于中医特色，以医学美容的时代要求为主体，旨在指导临床美容医师继承、创新、发展中医美容，提高临床疗效。此书为中医美容专业教材，亦可供崇尚中医美容疗法的医生、医药院校其他专业师生、求美者及相关人员参考。

　　在此要感谢中华中医药学会中医美容分会闫志安秘书长、中华医学会医学美学与美容学分会彭庆星主任委员、成都中医药大学领导及各兄弟院校的支持、帮助，以及中医美容专业研究生张平、杨帆、石珂、王琳、伍景平、王玉梅等协助整理，使该书得以早日和读者见面。在本书编写过程中广泛参阅国内外相关书籍，并参考引用了一些相关著作的相关内容，在此一并致谢。由于水平有限，时间紧迫，书中难免有错漏之处，恳请读者提出宝贵意见，以便修订提高。

《中医美容学》编委会

2016 年 8 月

目　录

上　篇

中 篇

下 篇

上篇

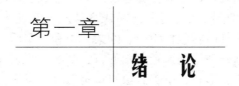

第一节 概 述

一、中医美容学的概念

中医美容学是一门在中国传统美学和中医基础理论指导下，结合现代美学，运用以自然疗法为主的方法，研究健康美丽容颜、形体的养护，损美性疾病的防治和损美性生理缺陷的掩饰或矫正，以达到防病健身、延衰驻颜、维护人体形神美为目的的学科。它是我国广大劳动人民和历代医学家在漫长的岁月中反复探索、验证、逐步认识和实践后形成的，具有较强的科学性和完整系统性的理论体系，同时它又结合了现代美学思想，是一门既古老而又新兴的医学学科。它的定义内涵包括：①表明了中医美容学是医学美学与中医学相结合的产物，是在医学人体审美的理论原则指导下，运用诸如辨证论治、中药、针灸、按摩、中药护肤品、手术等中医药手段所进行的美容。②反映了中医美容4种服务方式，即"维持"（美容保健）、"修复"（损美性疾病诊治）、"改善"（修饰、掩饰容貌缺陷或瑕疵）、"塑造"（美容外科术）。

根据目的与范围，中医美容学有广义和狭义之分。广义的中医美容，研究的内容广博，以整体观念、辨证施治、形神合一、阴阳五行、脏象经络等中医理论体系为核心，不单局限于颜面等局部的美化，更突出的是与未病先防、养生健美、抗衰防老、延年益寿紧密结合，运用中药、针灸、按摩、气功、食物、养生等手段扶正祛邪、补益脏腑、通经活血、调气养颜，从而改善人体机能，达到内外的和谐统一，最终实现容悦形美、延缓衰老、健康长寿的目的。狭义的中医美容，重在研究美化、养护容颜及损美性皮肤病的预防和治疗，通过对皮肤病的防治及饰容、美发 、固齿，以维护容貌美感，达到"驻颜"、"美颜"、"留颜"、"益容"的目的。广义的中医美容更强调天人相应、人体内外和谐健康的美，这种美的核心是和谐与健康。除了生理上脏腑机能正常、气血津液及经络功能和调而使皮肤红润有弹性、毛发爪甲润泽、肌肉丰满、身躯挺拔、行动矫捷，给人以外形上的美感外，还有心理上健康，而精神愉快、大度豁达、思维敏捷、积极向上，给人以气质上的美。因此，这里所指的中医美容学是取其广义，在中医理论中强调的是治病求本、标本兼治，而不是头痛治头、脚痛治脚，哪一部分不美就治哪一部分。强调在美容过程中要知其然，更要知其所以然，从标本两方面同时入手，调其内而荣其外，不仅使外观病症得到改善，而且又能达到疏通经络、调整脏腑、调补气血的目的，使内外皆调、内外皆美。

中国传统美学、中医基础理论及现代美学思想共同形成了中医美容学的基本理论。中国传统美学的基本内容在《荀子》、《易传》、《吕氏春秋》、《乐记》中初见端倪，以后推演更新、演变发展、日渐丰富，其内容包括阴阳、刚柔、中和、文质、神韵等，强调自然美、神韵美、文质并重等；中医基础理论则包括阴阳五行、脏腑经络、气血津液、病因病机、治则治法等等；现代美学包括审美形态、审美意象、审美感兴、审美文化、审美发生、审美体验等等内容，而现代美学思想渗透入西学的每个学科，随着国际交流，也渗透入中医美容学中。这三者的结合使中医美容学具有独特的审美观和追求形神俱美、貌德俱佳的境界。

二、中医美容学的特点

1. 历史悠久，基础深厚　中医在美容方面的历史可追溯到两千多年以前，长沙马王堆汉墓出土的医书中就有了关于药物美容、针灸美容、气功美容、饮食美容等方面的记载。如《五十二病方》中就既有关于痤疮、疣等损美性皮肤病的治疗方，又有关于"色美"、"面泽"等皮肤保健美容方以及"乌发"方。可以说很早以前我们的古人就开始了中医美容的探索，而后经过后世历代医家不断完善，反复验证、筛选，而去粗存精、去伪存真，最终保存了大量精华，为现代中医美容学提供了宝贵文献资料及经验。

中医美容学是中医学的一个分支，中医基础理论也是中医美容学的基础理论，因此中医美容学随着中医学的发展而发展，与中医学一样具有坚实的理论基础。《黄帝内经》是中医学理论的源头，它也为中医美容学的形成和发展奠定了理论基础。《黄帝内经》的理论体系中关于阴阳五行学说、经络学说、脏腑学说、疾病证候学说、望闻问切诊病方法、治法治则、遣药组方等理论，及增强体质、预防疾病、延年益寿、终其天年等养生学说，和天人相应学说、运气学说等等都为中医美容学的建立与发展奠定了坚实的基础，以后通过历代医家不断努力，使中医美容学的理论更加充实与完善，治疗方法也更加丰富多彩。汉代《神农本草经》，两晋《本草经集注》，唐代《新修本草》，宋代《证类本草》，明代《本草纲目》，以及清代《本草纲目拾遗》等古医籍全面论述了历代美容中药与方剂的内容；而晋代《肘后备急方》，隋代《诸病源候论》，唐代《备急千金要方》、《外台秘要》，宋代《圣济总录》、《太平圣惠方》，元代《御药院方》，明代《普济方》，清代《医宗金鉴》等古医籍全面系统论述了损美性疾病的病因病机、治法方药，及大量驻颜美容、延年益寿的经方、验方，和中药美容化妆品的配方与制作方法；唐代《食疗本草》，元代《饮膳正要》，清代《随息居饮食谱》等关于饮食疗法的古医籍为饮食美容提供了宝贵经验；还有汉代《针经》（即《灵枢经》）、《黄帝明堂经》，晋代《针灸甲乙经》，宋代《针灸资生经》，明代《针灸大成》等古医籍记载并论述了丰富的针灸美容的内容。此外历代医书中还记载了不少关于推拿美容、气功美容和养生美容的内容。由此我们不难看出中医美容学有着丰富而坚实的理论基础以及自《黄帝内经》以来代代相继、一脉相承的学术渊源，这为现代中医美容学进一步发展奠定了坚实的基础和提供了较好的平台。

2. 整体观念，辨证论治 整体观念认为人是一个有机的整体，通过阴阳五行与脏腑经络学说把五脏六腑、眼耳口鼻舌、皮脉肉筋骨、毛发唇面爪、神魂魄意志、喜怒思悲恐、赤青黄白黑等有机联系成一个整体。也就是说构成人体的各部分，结构上紧密相连、密不可分，功能上相互协调、相互为用，病理上它们也相互影响，即所谓"一脉不和，周身不安"。在中国传统美学中强调对内在本质美的追求，中医美容学中也很重视由内而外的美。中医强调养生长寿驻颜，大量的古代医籍中记载的"益气补虚"、"养血活血"、"滋补肝肾"、"丰肌悦色"、"益精填髓"的美容方剂，通过药物内部调理，使脏腑功能协调、经络通畅、气血充盈和调而达到驻颜美容，给人以自内而外的美、根本的美、自然的美。如《圣济总录》"须发黄白"一篇中"还其润泽，复其绀黑，虽有傅染之法，曾不如益血补气为长服剂。血气调适，则滋泽外彰，其视傅染之功远矣"就明确指出益气补血，气血充盈，则可润泽乌发，比简单染发效果更好、更健康、更持久。同样又如《备急千金要方》中"芝麻枣糕丸"通过补肾益脾而乌发。肾主黑色，其华在发，益脾则益气血，因此通过对脾肾二脏的调补从根本治疗白发。故要得到局部的美，必先求整体的阴阳平衡、脏腑安定、经络通畅、气血流通。

整体观还强调人与大自然是一个有机整体，密不可分，即"天人相应"的观点。根据古代哲学思想，天人相应的整体观强调的是天地人的和谐统一。首先人是大自然的产物，人的生活节奏必须与自然环境的动态相适应。人不仅是"以天地之气生"，而且人还必须应"四时之法成"，四时之法就是大自然的四季变化规律。《素问·四时刺逆从论篇》中说"春气在经脉，夏气在孙络，长夏在肌肉，秋季在皮肤，冬季在骨髓"，《素问·阴阳应象大论篇》中说"肝旺于春，心旺于夏，脾旺于长夏，肺旺于秋，肾旺于冬"，这都说明人的生理变化与四季的变化相应、相参。《灵枢·顺气一日分四时》中指出"夫百病者，多以旦慧、昼安、夕加、夜甚……"就是说人的阳气在早晨、中午、黄昏、夜半存在生、长、收、藏的变化规律，表明人的生理变化与一日的昼夜变化相应、相参。总的来说如果人不能顺应季节性的气候变化规律以及昼夜的变化规律而转变自己的生活方式、改变自己的生活节奏，那么他就不能保持身体的健康，身体不健康，也无从谈论美感。其次，人还要适应社会环境。人不可能脱离社会而生活，人通过顺应社会，建立良好的社会人际关系，使我们工作、生活中各种关系更加融洽，而心情舒畅，身心愉悦，身体健康，美自内而出。因此处理好大自然、社会环境与人的关系对养生怡性，健身驻颜很重要，天地人的关系和谐统一是中医美容学中非常重要的部分。

同时，"天人相应"强调人和自然是一个整体，生命和自然息息相关，生命受自然规律支配，和自然规律协调一致，才能体现出不可抗拒的自然之美，自然之美是任何形式美的基础。而人生命的自然之美是自然界中一种高层次的美，这种美是人的容貌形体美的基础，主要体现在生命是人体自然美的载体；健康使人体美增色，疾病使人体美减色，死亡使人体美消失。所以中医美容在塑造和维护人体美上，始终追求的都是自然美、本质美。我们应顺应自然规律，顺应人体生理活动规律，善待生命，通过养生保健、修身养性、调节起居、饮食、气功、房中术等方面的养生保健，达到人体功能的正常，人与自然关系和谐，保养生命，将生命活动调整到最佳状态，从而使人体容貌与形体美成为有本之木、有源之水。

辨证论治是中医认识和治疗疾病的基本原则与方法，也是中医美容学的基本原则与方法。证是对疾病发展过程中某一阶段的病理概括，能更具体、全面、深刻、正确地揭示疾病的本质。通过分析、综合四诊所得资料，辨清疾病的原因、性质、部位及正邪之间的关系，以确定正确的治疗方法。通过辨证论治我们认识到同一疾病中可能出现不同的"证"，或不同的疾病在特定的阶段出现相同的"证"，因此我们可采取"同病异治"或"异病同治"。中医美容学运用辨证论治的思想，对损美性疾病进行审证求因、审因论治会取得很好疗效。如"雀斑"与"黄褐斑"属不同疾病，在不同发展阶段都出现"肾水不足"这一证，因而用"滋养肾水"一法对两种病都有较疗效。又如面部色黑、粗糙，中医认为原因之一是风邪外袭，因此在一些润面、增白的化妆品中配上祛风类药如防风、白芷等，效果不错，这体现了辨证的特点。因此，辨证论治使中医美容的针对性更强、效果更突出。

3. 形神合一，形神俱美 "形"指人的外在形体，"神"则有广义与狭义之分，广义之神是指整个人体生命活动的外在表现，狭义之神则为人体的精神、意识、思维活动。因而神的表现范围极广，包括行为举止、言语对答、思维反应、目光、体态等。当一个人活动灵活、反应敏捷、思维清晰、语言清楚、目光明亮、体态自如，则被认为是"得神"，反之则认为是"失神"。《诗经》中"巧笑倩兮，美目盼兮"则描绘出了"得神"的令人心怡的神韵美，由此可见神对人体美的重要性。

由于受中国传统重神轻形审美观的影响，中医美容特别强调调养情志、美神怡性，追求恬淡从容平静的精神境界。如《素问·至真要大论》中所说"虚邪贼风，避之有时，恬淡虚无，真气从之，精神内守，病安从来。是以志闲而少欲，心安而不惧，形劳而不倦，气从以顺……所以能年皆度百岁而动作不衰者……"可见健康良好的精神状态，适度的情志，有利于脏腑气机升降出入，以保持健康美观的形体容貌，且又能养神，达到形神合一的美。因而在追求健康基础上的形体美时，又同时追求气质美、精神美、神韵美，达到形神统一、形神俱美的最高境界是中医美容学追求的目标。

4. 疗法自然，疗效持久 中医美容学历史悠久，可追溯到两千多年以前，除了用天然的中药以外，还包括针灸、推拿、气功、情志、食膳、音乐、运动、养身、手术等各类美容方法。而每一大类又有若干种具体方法，每一类每一种方法都必须以中医基础理论为指导。

首先如药物美容，有内服法，有外用法。内服法又有汤、饮、酒、露、丸、散、膏、丹等，外用法又分贴敷法、洗浴法、导入法、熏洗法等，又可再细分为患处皮肤贴敷、脐敷、穴位敷、熏洗、擦洗、扑撒、涂搽、沐浴、浸浴、湿敷、喷雾、电离子导入、超声导入等。食膳美容是用食物，或食药两用的天然食品，以及食物配少量药物制成的药膳以美容，可分为饮、汤、羹、酒、粥、鲜汁、菜肴等。药物食物美容都是以辨证论治为基础。

针灸美容、推拿美容则是以针灸、推拿按摩的方式作用于经络、腧穴以及身体一定部位，使气血经络通畅，脏腑阴阳气机平衡而达美容之功。方法上又可分为毫针刺法、三棱针刺血法、火针、水针、电针、皮肤针、芒针、皮内针、埋线、艾炷灸、艾条灸、温针灸、麦粒灸及各种罐法。

音乐美容是通过音调、节奏、旋律、乐曲以陶冶人的情操，调节人的情绪，改善人的心理状态，使人心情愉快，而气血通畅、脏腑功能和调以健身美容。情志美容认为正常的情志变化并不致病，持久而强烈的情志刺激会损害美和健康，如《素问·阴阳应象大论》指出"怒伤肝"、"喜伤心"、"思伤脾"、"悲伤肺"、"恐伤肾"，情志内伤会导致气机不畅、气滞血瘀则面色晦暗，有色斑，导致脏腑功能紊乱，如脾胃功能失调，湿热内蕴则便秘、痤疮、痈疖、皮肤粗糙等。

气功美容是通过调息、调意、调形，使人消除紧张与疲劳，达到放松的状态；运动美容通过适度、合理的运动，包括太极拳、太极剑、五禽戏等等；养生美容则通过各种养生方法，如起居、房术等。三种美容方法皆可调节脏腑、经络、气血的运行，使其功能保持最佳状态，以驻颜美容、防病健身。

所有这些方法都属于自然疗法，是经过历代医家反复验证，又经过历代文献记载的精华，安全可靠，无副作用。化学化妆品有其特点和长处，如效果肯定、见效快、使用方便等等，但由于其本身的化学成分，有些皮肤敏感的人在使用后出现程度不同的过敏反应，有的甚至产生接触性皮炎，出现事与愿违的结果。因此人们越来越提倡回归自然的天然疗法，这恰好与中医美容的方法合拍。法于自然、安全有效是中医美容的特征。

中医美容学不排斥文饰的外在美，但更追求的是自然美、内在美，追求治病求本、美容求本。内在美的追求从时间和周期上相对较长，一旦显效维持的时间又较长。而文饰美所需的时间相对较短，即时效性好，甚至有立竿见影之效，因其既能掩瑕藏丑，又能锦上添花，故历代医家也较为重视，不少医书中载有大量令面悦泽方、增白方、白牙方、染发方、香口方、香身方，以及口红、胭脂、发蜡等的配方，应有尽有。同时历代医书中也不乏内外结合的美容驻颜方。总而言之，内外结合、先内后外、以内为主，长效与短效结合、长效为主，这也是中医美容学的特色之一。内外并重、内外皆美，这也才符合中国传统文化氛围与审美。

5. 以动为要，动中求美　中医美容十分重视气血。美的容貌一方面有赖气血充盈以滋润濡养，一方面还要气血流通，气机畅通，脏腑功能才和调，人才会有"神"，五官才会透出生机，皮肤才会红活润泽，肌肤才会富有弹性。中医美容注重气血的畅达，在气血的流通中求得健美。

美容中药中辛香走窜、活血化瘀的药物被大量使用，或内服调气活血，或外用润肤增颜祛斑。针灸刺激某些穴位，使经气流通，气血畅达。按摩以经络穴位为依据，通过各种手法，促使血液循环，增强新陈代谢。气功是以意念导引真气运行，也是为了舒畅气机，通达血脉，交通阴阳。音乐、情志调理也是条畅人体气机，使气机升降出入有常，运动可使气血经络畅通，新陈代谢加快，增强体质。因而中医美容是以相对动的方法，来达到气血流通的动的目的。

第二节　中医美容学发展概况和趋势

中医美容学的形成和发展经历了漫长的岁月，历史悠久，几乎与中医药学同步产生，并伴随社会生产力的发展而发展。因此概要叙述中医美容学的发展及成就，了解中医美容学的学术渊源、特点和规律，对于中医美容学的研究、应用与发展，将是十分有益的。

一、远古至先秦时期

有了人类，人就有自己的美欲。人体审美意识早就产生，我们的古人很早就知道采用某种方式来美化自己。中医美容与人体美密不可分，在旧石器时代晚期，距今3万多年以前的北京周口店"山顶洞人"的遗物中发现许多装饰品，有钻孔的小砾石、石珠、贝壳、兽牙，刻沟的骨管等。小砾石的形状颇像鸡心，而所有钻孔都磨得很光滑，都发红色，说明我们得古人对饰物的外形、颜色、光洁都具有一定审美水平。

新石器时代的原始遗物中各种饰品在数量、质量、材料、制作都有了很大提高。在代表仰韶文化的宝鸡北首岭出土的原始遗物中有大量的装饰品，从质地看有石饰、骨饰、牙饰、陶饰等，从用途看有头饰、发饰、耳饰、项饰、腕饰等，这些饰品数量更多、制作更精美、造型更优美。另外出土的这一时期人头陶塑，都饰以虎纹之类的兽型花纹，说明这一时期人们就有头面部文饰美容行为。而四川广汉三星堆考古之发现，为我们研究了解距今四五千年以前的古代蜀人服饰文化提供了翔实而丰富的资料。古代蜀人不仅有形式多样的冠帽和服装，而且有各种装饰品，特色鲜明，自成体系，说明三星堆时期古蜀王国已经大致形成了一套服饰制度。并且出土的青铜"三星堆人"高鼻深目、颧面突出、阔嘴大耳，耳朵上还穿有耳孔。

文字记载的最早美容行为是洗脸，甲骨文中"沐"字就像一个人在披散着头发洗脸，其后较普遍的美容行为是敷粉，这种粉最早是用米制作的，色白，敷面可以增白。而后又染红，作红妆。在夏商周又以铅为粉敷面。除了粉外，胭脂出现也较早，《中华古今注》曰："盖起自纣，以红蓝花汁凝作燕脂，以燕地所生，故曰燕脂，涂之作桃花状。"燕脂又作"燕支"、"焉支"，因其产于燕地，焉支山而得名。到春秋战国时期又出现面脂、唇脂、发蜡。唇脂即今之口红。同时眉毛的修饰也是此期人们美容的重点，《楚辞》有"粉白黛黑饰芳泽"，黛黑是以黛石画眉使其黑，而形容眉毛美多用"娥眉"。除追求颜面五官的美之外，春秋战国时期人们对头发美饰同样很重视，人们不仅用发蜡，还用假发以装饰。这时人们对仪容美的追求不光是爱美的天性使然，而且成为礼仪的要求。《礼记》有云"妇人不饰不敢见姑舅"，孔子曾说"君子不可以不学，见人不可以不饰，不饰无貌，无貌不敬，不敬无礼，无礼不立。"可见，那时人们不仅追求美，还以美来规范人的心态与行为。

文史资料表明，此期的中医已很重视人的容貌美。西周时对损美性皮肤病就有了内治法，对皮肤病有了专门的医师治疗。战国时《山海经》就记载一些美容的药物可以治疗痤疮、疣、狐臭等。《十问》中还讨论了缺乏哪些因素会使皮肤粗糙、苍老、黧黑，具备哪些因素可使皮肤细腻、白嫩、有光泽的美容保健方法。长沙马王堆出土的大量古代文献，大都是战国至秦的著作，其中有许多损美性疾病，如黧黑斑、疣目、漆疮、白癜风、痤疮、斜视、陈旧性瘢痕、体气等的病因病机，或诊断方法，或防治方法。《五十二病方》中有六个关于瘢痕的方，其中一些是预防瘢痕产生的，一些是治疗瘢痕的，如用男子精液、水银、丹砂治疗"故瘢"，即陈旧性瘢痕。同时马王堆古医书还提出运动养生，认为"流水不腐，户枢不蠹"，以及通过各种养生之法达到健康长寿、驻颜美容的目的。

从战国时期，诸子百家都各自提出自己的养生术、养生论，以达延年益寿、驻颜美容的目的。道家崇尚自然，提倡返璞归真，通过养生、清心、寡欲等方式以祛病延年，并提出静气功、呼吸运动的方法，及模仿鸟、兽动作以运动以养生，后世华佗在此基础上创立"五禽戏"。儒家提倡修身养性，以"中庸"为修身养性的手段，认为"中也者天下之达本也，和也者天下之达道也"，人性修为不要太过，不要不及，达到中和境界就会无病长寿。法家管子主张"静"，《吕氏春秋》重视动静结合锻炼的重要意义。所有这些养生理论都极大地丰富了中医养生理论，至今仍然指导中医美容的实践。

二、秦汉三国时期

这一阶段随着社会生产力的发展，社会经济日趋繁荣，生活美容技艺及装饰品进一步发展。"丝绸之路"开通后，促进各民族之间交流，包括医药的交流。国外的美容用品及具有美容功效的药物、食物传入中国，如胡桃、龙眼、犀角、麝香、琥珀、羚羊角等传入后都成为中医美容常用的药物。又如骡子黛则是一种高级眉笔，画出眉为青绿色，价格很昂贵。这一时期，眉型及眉毛色彩都极大丰富，有了各种不同变化的发型，并配以不同发饰，还出现了染发，如《汉书·王莽传》记载有王莽"染其发鬓"。脂粉的使用更广泛，连皇宫中男性也施以脂粉，民间经营化妆品的商人也大发其财。同时这一时期民间流行佩戴香草、香花、香囊等饰品以香口、香身。

秦汉时期，中医药学取得巨大成就，出现了一些经典医药学著作，使中医药学逐渐形成统一的、较为完善的理论体系，这也为中医美容学的形成与发展奠定了基础。

《黄帝内经》奠定了中医学的理论基础，同时也为中医美容学提供了理论依据。这部巨著中多处散在涉及中医美容内容，综合概括起来可见中医美容整体观的雏形，它从人-自然-社会这样一个大视角来审视人的美。首先人自身是一个整体。以阴阳学说、五行学说、脏象学说、经络学说、气血津液学说为基础使人体形成一个协调统一的整体，对人体健美有着很大的影响。其次人与自然是一个整体。人与自然息息相关，自然界的变化将影响人的功能变化。气候的变化，饮食的不同，地域的不同都将影响人们的身体健康与形体外貌的美。再有人与社会是一个整体。社会环境、工作环境都可通过影响人的情绪来影响人的健康与外貌。这一系列理论，都为美容药物的内调、外敷、经络美容、推拿美容、饮食美容、情志美容提供理论依据，打下基础。

《神农本草经》是现存最早的本草专著，是汉以前本草知识的总结。它根据药物的性味、功用、主治的不同分为上、中、下三品。所载的365种药物，有一半都具有保健美容和医疗美容的作用，而且还专门讨论了美容药物，如白瓜子"主令人悦泽，好颜色"，白僵蚕"灭黑鼾，令人面色好"等，可见《神农本草经》对人的容貌是相当重视的，因此本书为后世中医美容学及食膳美容奠定了理论基础。

《黄帝明堂经》成书于西汉末年到东汉延平年间，发展了《黄帝内经》的针灸内容，是对汉以前针灸、腧穴的一次全面总结，为我国第一部腧穴专著。其明确记载的损美性疾病有17个，包括"疣"、"口歪"、"面黑"、"羸瘦"等，补充了《黄帝内经》中没有提到的心俞及具体募穴、郄穴、交会穴等内容。为后世针灸美容、推拿美容提供了理论与实践基础。

东汉末年张仲景的《伤寒杂病论》以六经论伤寒，以脏腑论杂病，提出包括理、法、方、药在内的比较系统的辨证论治的原则，奠定中医辨证论治的基础，为中医美容提出辨证纲领。同时对某些疾病病因病机的阐述，也为后世治疗损美性疾病提供了思路。如面色黑的病因病机，涉及肾虚、脾虚、湿热、瘀血阻络四个方面，几乎囊括了目前为止中医对黧黑斑病因病机的主要认识。

东汉末年华佗为中医外科鼻祖，他在模仿鸟、熊、虎、猿、鹿动作基础上创造了"五禽戏"。他和他的弟子吴普都年到高龄仍然耳聪目明、牙齿完坚、容貌年轻。

总而言之，这一时期不仅生活美容进一步发展，随着中医药理论的建立与发展，中医美容理论也开始建立与发展，并从"术"向学转变。

三、两晋南北朝隋唐五代时期

这一阶段为传统中医美容学形成的时期，也是中医美容发展鼎盛的时期。两晋南北朝虽动荡不安，思想却高度自由，形成包括美学在内的学术思想的高度发展。隋唐统一后，尤其是唐朝，经济文化高度发展，人们生活水平得以不断提高，对美的追求更加强烈。无论在装饰、发饰、服饰上都更加讲究。从面妆上看，仅眉型就有十几种，唇型也至少有十七种。脸上除了涂脂粉外，还要贴上花细。花细是用极薄的金属薄片，或彩纸，或鱼鳞做成花叶虫鸟等的图形贴在脸上，以作装饰。五代时期花细发展到高峰。面妆式样很多，在唐代除了红妆外，还有黄妆。从遗留文物看，有一种式样出现较多，可能是流行式样，即眉间有一星状或花纹黄色图案，面颊两侧加月牙形装饰，两嘴角酒窝位置加两小点胭脂。而此期的发型也更加丰富多彩。

经济的发展，生活水平的提高，以及中医学理论的发展，促使传统中医美容学逐步形成。此时期也出现了不少著名医家和著名医学著作。

西晋的葛洪，无论在美学思想还是在中医美容技术的实施上都有建树。《抱朴子》和《肘后备急方》是其代表作。葛洪的美学思想主要体现在《抱朴子》外篇50卷中，他认为美是一种客观的存在，但又和审美主体认识有关，他提出了美的多样性的问题，强调了美的人为加工，反对离开内容而只重视外在的装饰之美；审美方面，他论及了审美主体因爱憎、偏好、认识、生活习俗等的不同而产生不同的审美评价等。在美论上，他继先秦两汉的有关思想，对许多问题或有新的发挥，或有更深刻的论述，对南北朝至以后美学理论的发展都产生了积极影响，至今对中医美容仍然有着指导意义。在《肘后备急方》中将美容内容列为专篇，专论美容及损美性疾病的治疗，收载关于黧黑斑、粉刺、体气等33首效方。同时葛洪又是我国早期著名的药物化学家，首创以鸡蛋、杏仁、香粉制成面膜，且研究了粉剂、膏剂、水剂、酒剂等多种美容外用剂型。如"疗人面体黧黑，肤色粗陋，皮厚状丑，细捣羊胫骨，鸡子白和敷面，干以白粱米泔汁洗之，三日如素，神效"，这不仅是一首有效的美容验方，也是最初出现的中药面膜。

南北朝齐梁·陶弘景的《养病延命录》是一本养生气功专著，介绍了很多动功与静功以祛病健身、长寿美容。其中记载"……摩手令热以摩面，从上至下，去邪气，令人面有光……"这可以说是按摩推拿美容的起源。其《神农本草经集注》在美容药品的数量和功效方面比《神农本草经》有所增加，内容上也在《神农本草经》"长肌肤，悦颜色"的基础上，又增加"可作浴药面脂"等方面的内容。

龚庆宣所著《刘涓子鬼遗方》是我国现存最早的一部外科专著，基本上反映了两晋南北朝在外科方面的主要成就。其内容包括皮肤疾病及一些损美性疾病的疗法，对后世影响较大。

唐代医家孙思邈为中医美容学发展作出重要贡献，在孙思邈之前美容方法多秘而不宣，他将美容秘方公布于世，使美容方能"家家能悉，人人自知"，在《备急千金要方》与《千金翼方》中有美容保健方剂330余首，并开辟美容专篇，在《千金要方·卷六下·面药》中，列方81首，在《千金翼方·卷五·妇人面药》中，列1论、方39首，在《千金翼方·卷一·悦人面药品》中，列药9味，在《千金要方·卷十三·头面风》中，列生发、美发方57首，《千金要方·卷六上·口病》和《千金翼方·卷五》中还记载了香身、熏衣方48首。从美容部位看，涉及颜面、牙齿、口唇、眼眉、头发、肌肉等；从美容作用看，涉及润泽、悦色、增白、除皱、生眉发、乌发、固齿、芳香除臭，从治疗病种看，涉及头秃、白屑、面黯黑、面疮、黑痣、酒渣鼻、唇裂、腋臭等。并在食膳、气功、养生等方面全面论及了美容，以自己亲身实践提供了养生长寿驻颜的实例，堪称中医美容史上一代巨匠。

《外台秘要》是唐代王焘所著，收载美容方430余首，书中第32卷《面部面脂药头膏发鬓衣香澡豆》等34门是美容疗法专卷，所载口脂有系列颜色，如紫色、肉色、朱色等。

孙思邈的弟子孟诜著《食疗本草》中记载了很多美容保健食品，丰富了中医食膳美容内容，是我国第一部食疗本草专著。隋唐时期还出现第一本美容方专集《妆台方》。

美容外科在这一时期也达到一定水平，晋代已能做兔唇修补术，唐代假眼植入水平已很高，并已出现齿科美容。所有这些说明中医美容学发展日趋完善，中医美容学体系基本形成。

四、宋元明清时期

这一时期是传统中医美容学拓展时期，宋代程朱理学的影响很大，主张存天理，灭人欲，反对女子衣着华丽，从宫廷后妃到民间女子都以淡雅、含蓄的化妆表达对自然美的追求，这种化妆一直延续到清代。随着宋代贸易交流，国外药品尤其香料大量输入我国，如高丽参、麝香、丁香、木香、沉香、乳香、檀香等等，使美容药物方剂更加丰富。宋代由于印刷术与造纸业的革新与发展，使医学专著增多，促进了医学知识和医疗技术的提高。

《太平圣惠方》中载有并增补许多新的美容方药，总共980余首，其第40卷以美容方为主，有方187首，第41卷为须发专方，有方120首，其他还有各种美容方、驻颜方及治疗损美疾患方680余首。

《圣济总录》收载100余首美容方，对损美性疾病的病因病机论述较《太平圣惠方》更深入，且更前调内调法在美容中的作用。

金元时期医学界百家争鸣，产生了很多医学流派，在促进中医发展的同时，也促进了中医美容学的发展。几大名家创造的如防风通圣散、补中益气汤、黄连解毒汤等方药到现在仍用于治疗损美疾病。

元代《饮膳正要》是我国第一部营养学专著，极大地丰富了饮食美容内容。许国祯的《御药院方》收录了宋、金、元三代宫廷秘方千余首，许多方剂为他书所不载的。

《普济方》集明以前方书之大全，辑载大量美容方，其中有一首治疗头面皶子的方叫美容膏，这是"美容"第一次作为专有名词出现在医书中。

明代外科从痈疽疮疡向皮肤病方面发展，《外科正宗》记载了许多损美性疾病的病理、症状、治法、方药及制作方法，对中医美容有很大贡献。明代在美容外科也有很大发展，王肯堂的《证治准绳》收录了先天性缺唇及耳部畸形的手术治疗，随局麻药出现，促进了其发展。明代眼科有了相当成就，也推动了中医眼科美容的发展。

清代著作首推的是李时珍的《本草纲目》这部巨著，其对中外医学都产生了巨大影响。其中"主治第四卷"中诸风、眼目、面、鼻、唇、口舌、声音、牙齿、须发、诸疮等，就集中介绍了数百种美容中药，为中医美容提供了宝贵资料。

清·吴谦等编著的《医宗金鉴》是一部较为全面的医学参考文献，其"外科心法要诀"记载不少损美性疾病的详细治疗，包括方药，很多沿用至今。

五、近现代及中医美容学的发展趋势

近代化妆品工业有了较大发展，1905 年化妆品工厂广生行创立，这是我国率先从作坊式生产发展到机械化生产的化妆品工厂，且该厂的化妆品 1916 年在美国的赛会上获得特奖金牌。1911 年中国化学工业社在上海建立，后建立系列化妆品工厂，并逐渐形成一定规模。20 世纪 50 年代化妆品生产有了进一步发展，80 年代化妆品生产形成一定具有一定规模的工业体系，再后来化妆品工业极大发展，品牌众多、门类齐全，甚至远销国外。而中医美容也随着时代历史的兴亡盛衰而时起时伏。近 20 年中医美容学有了很大发展。1997 年中国中医药学会中医美容分会成立。1996 年、1998 年和 2004 年第一、二、三届国际传统医学美学及美容研讨会召开，标志中医美容从中国走向世界，为中医美容学的发展开辟了广阔前景。在所有传统医学中，中医学是保存最完善的，目前流行的针灸减肥、针灸除皱、火针及穴位埋线治疗痤疮疗效都较好，因此中医美容学是世界求美者的财富，它必将走向国际。

随着近来医学模式的转变，奠定了中医美容的学术地位。而人们对疾病健康和保健的认识更加深入，从医学生物学模式到生物、心理、社会、医学模式建立，从生了病才去求医治病到健康时保健养生，从内在健康到外在的形式的完美统一，已经形成了广泛的共识。在这种医学模式下，出现了非"健康状态"、非"疾病状态"、非"康复状态"的"第四种状态人"，这种人在心理和适应社会上处于一种"非完满状"，自觉"不美"，具有强烈的改善自身的要求。由于中医美容学是医学的一个分支，它是以五脏为中心及天人合一的整体观念，因时、因地、因人而异的辨证论治等中医理论为指导，讲究未病先防、辨证求因、标本同治、美容求本，体现人的健康美、自然美、整体美。同时中医美容学是以中医学为基础，中医学的整体观念是古代朴素的唯物辩证法思想的体现，它把人的生理与心理，人与社会环境看成是一个整体，中医对人体的维护是广角的，凡是能够影响人体的内在和外在因素，都予以重视，认为有其内，必形于外，形神兼备，外在的精神面貌是由内在气血精髓所涵养的。

不仅如此，中医的"天人相应"，把人放在自然宇宙的大系统中来调摄，寻求人的生命规律和自然适应性及其对应关系。因此中医美容学正符合这种新的医学模式。

从消费者取向看中医美容的未来，随着知识水平的提高，以及皮肤病变的日益增加，消费者对产品的选择越来越有独到之处。从世界美容的发展看，中医美容的未来在一片崇尚自然的声浪中散发着自然美，是世界求美者的财富。

第三节　中医美容学和相关学科的关系

中医美容学是由多种基础和临床学科分化、组合而成的一门学科，包括治疗美容和保健美容，其目的是维护人体的健美，因此中医美容学和其他学科之间必然有着密切的联系。

一、与中医各学科的关系

中医美容学追求的美，不是单纯的局部的美，而是一种整体的、健康的、自然的美。由于人体的外在表现是体内各脏腑功能的反映，因此，中医美容离不开全身调理这个根本的方法，并运用各种自然方法，全方位地调动人体内部的各种积极因素，来达到未病先防、治病求本、驻颜防衰的美容目的，这就使中医美容和众多的学科有着密不可分的联系。从基础学科看，中医美容涉及中医基础理论、中医诊断学、中药学、方剂学、经络学、腧穴学、中药药理学、中医营养学等；从临床学科看，牵涉到中医皮肤学、中医内科学、中医眼科学、中医耳鼻咽喉科学、中医妇科学、针灸学、推拿学、中医养生学、中医外科学、气功等。这些学科，在各自的发展过程中，在社会需要的前提下，萌生出了和美容有关的边缘学科。如皮肤美容、眼科美容、口腔颌面美容、针灸美容、推拿美容、中医养生美容、饮食美容、气功美容。然后又在社会需要的催化下，各学科边缘交叉，产生了以人体美为对象的现代中医美容学。各基础学科和临床学科的发展为中医美容学打下了基础，中医美容学又从各学科吸取了丰富的营养。

同时中医美容学与其他各临床学科又有一定区别。在损美性疾病的治疗中，临床各科是以治愈疾病为目的，不必进行美学上的考虑；中医美容学是以美容为目的，既要治疗疾病又要考虑人体美。

二、与西医学科的关系

中医学在其漫长的历史进程中，不断吸收外来文化以进一步丰富和发展自己。中医美容学也同样要吸收西医之长，加之现代中医美容学是一门时代的新学科，更应注重现代信息，取长补短，做到传统和现代结合、中医和西医结合。因此美容和中医学现代医学的许多基础和临床学科有密切的联系，如人体解剖学、组织胚胎学、生物化学、生理学、病理学、微生物学、寄生虫学、皮肤病学、眼科学、口腔科学、免疫学、外科学、诊断学、营养学等。

三、与生活美容的关系

中医美容学属于医学美容范畴，它与生活美容既有联系又有区别。生活美容主要指装饰美容，即运用各种美容化妆品使人体外表有缺陷的部分得到掩饰和纠正，或使无缺陷的部分锦上添花、更赏心悦目。其也包括服饰美容、美发等。中医美容与生活美容相同之处在于两者的根本目的是一致的，均是为增进人体美。中医美容除了药物、针灸、手术等纯医疗手段以外，还有按摩、气功、饮食、中药化妆品等天然保健手段，自古就与生活美容相融，因此中医美容与生活美容密切相连。它们的主要区别在：

1. 具体目的不同 生活美容主要是修饰性美容，而医学美容则多为治疗性美容。具体说中医美容采用中药、针灸、手术等医疗手段对损美性疾病进行治疗，或对损美性生理缺陷进行矫正，以达到治疗和美化的双重目的，而生活美容是以各种化妆品掩饰或矫正美容缺陷以达到暂时美化的效果。

2. 侧重使用的方法不同 中医美容采用的治疗手段技术复杂，难度较大，尤其是手术，需要专业的医学与美学知识。而生活美容在技术上与各种操作上相对简单。但在药物应用、物理设备应用上两者也有交叉。

3. 实践者不同 中医美容的实施者是医务人员、经过严格医学专业的培养与训练的，具有执业医师资格的医务人员，他们的专业性强，技术要求较高，往往需要近 10 年的培养才能算合格的专业人才。生活美容的实施者则是美容师，多数人经短期训练便可胜任，其专业性较美容医生有很大差距。

四、与其他学科的关系

由于中医美容的对象是人体美，所以它又和一些人文学科有密切的联系，如医学美学（包括中医美学）、审美心理学、健康学、素描学、色彩学、化妆品学、哲学等。中医美容学是在中医美容理论指导下来实施的，面对一个病人，美容医师不仅考虑如何治好他的病，还要考虑病人愈后的外观美。因此，美容医师在治疗中必须发挥医学审美创造力，采取最适合的治疗方案，达到治病和维护人体美的双重目的。人的外形美是和形、色是分不开的，这就使中医美容学和素描学、色彩学有了密切的联系。同时在治疗或保健方案的制订上，给予病人（或求美者）审美心理咨询时，都要运用素描学、色彩学和心理学的知识。一个中医美容师，还应该懂得现代化妆品的理论与技术，将历代行之有效的美容配方与之结合，研制开发出具有时代特征的中药化妆品，促进中医美容学的进一步发展。

第二章

中医美容学的中医理论基础

中医基础理论是指导中医临床的圭臬，它是中医美容学的理论基础，指导着认识疾病、寻求病因、辨证施治、谴方用药以及养生保健美容等各个方面。

第一节 病因与发病

美容包括两个部分，其一健康人群为美容而追求预防衰老、防止皮肤老化；其二患有损害容颜性皮肤疾病的患者为治疗而求医。所以，学习病因一节时应该有这个概念，就是预防和治疗两种需要。

一、病因

（一）自然衰老

《素问·上古天真论篇第一》指出，"女子七岁，肾气盛，齿更发长。二七而天癸至，任脉通，太冲脉盛，月事以时下，故有子。三七，肾气平均，故真牙生而长极。四七，筋骨坚，发长极，身体盛壮。五七，阳明脉衰，面始焦，发始堕。六七，三阳脉衰于上，面皆焦，发始白。七七，任脉虚，太冲脉衰少，天癸竭，地道不通，故形坏而无子也。丈夫八岁肾气实，发长齿更。二八，肾气盛，天癸至，精气溢泻，阴阳和，故能有子。三八，肾气平均，筋骨劲强，故真牙生而长极。四八，筋骨隆盛，肌肉满壮。五八，肾气衰，发堕齿槁。六八，阳气衰竭于上，面焦，发鬓颁白。七八，肝气衰，筋不能动，天癸竭，精少，肾脏衰，形体皆极。八八，则齿发去。肾者主水，受五脏六腑之精而藏之，故五脏盛，乃能泻。今五脏皆衰，筋骨解堕，天癸尽矣，故发鬓白，身体重，行步不正，而无子耳。"其中女子的"齿更发长、发长极、面始焦、发始堕、发始白"，男子的"发长齿更、肌肉满壮、发堕齿槁、面焦、发鬓颁白、齿发去"均涉及美容的具体内容，而这些衰老有一个共同特点，就是肾脏衰。肾衰引起自然衰老的另一个特征，就是失神。神是生命活动的外在表现，和肾的关系密切。肾者主水，受五脏六腑之精而藏之，瞳仁属肾，眼神的变化也反映肾精气的盛衰。由于肾为先天之本，人体的外观形象如面色、体态、须眉等，也和肾的功能有关。所以，神是对人体美的一种整体综合评价。美容所追求、塑造的，正是这种整体美容的形象。从整体出发注重肾气的摄纳的导引美容法，二便咬齿以固肾气等美容方法，内服补益肾之精气的药物美容法等，其着眼点均在肾上。在佛教、道教的健身功和武术锻炼中，除一般的强身健体、美容按摩功外，尚有专门的咬齿、练眼神功法。所以，肾衰是一个人类生长的自然过程，是人生不可避免的自然现象，美容的目的是采取各种养生方法，阻止这种进程的到来，尽量延缓肾衰的进程。

（二）七情变化

七情即喜、怒、忧、思、悲、恐、惊七种情态变化，是人体对客观事物的不同反应。正常情况下，这些情志变化是不会引起疾病的，只有突然、强烈或持久的情志刺激超过了人体正常生理范围才会导致疾病，这样的疾病，叫情志致病。

《素问·阴阳应象大论》说："人有五脏化五气，以生喜怒悲忧恐。"可见情志活动必须以五脏精气作为物质基础，而脏腑气血的变化，也会影响情志，七情致病常使人气机紊乱，脏腑阴阳气血失调，并而影响颜面、头发甚至爪甲。七情常常通过感情、声音、行为表现出来。高兴时满面笑容；悲哀时愁眉苦脸，没精打采；忧思时焦眉蹙额，阴沉着脸。可见，七情能够改变人的容颜。或愁肠满肚，情绪低沉；或诚惶诚恐，坐卧不安；或喜乐无极，悲哀太过，久则造成脏腑功能紊乱，气血失和，使容貌早衰，再漂亮的人也会黯然失色。《内经》早就指出：惊恐思虑太过则伤心神，忧愁思虑太过则伤脾意，悲哀太过则伤肝魂，喜乐太过则伤肺魄，五脏受损，神、魂、意、魄等意识思维活动障碍，则易致皮毛憔悴，面部枯槁无华。故明代大医家龚居中在《红炉点雪》一书中总结道："颜色憔悴，良由心思过度。"乐观的情绪，豁达的胸怀与面容的关系至为密切。古医书《长生秘诀》说："人之心思，一存和悦，其颜色现于外者，俨然蔼美。"中医认为："笑为心之声，喜是心之志。"喜笑与心情关系密切，并且直接联系脏腑功能。由于心主神明，又主血液，"其华在面"。喜笑则心气和平调达，营卫通利，气血流行，充盈于面，故面色红润，神采奕奕。

情志不仅使正常人过早出现衰老征象，而且能引起许多疾病。白癜风的发生与精神刺激有密切关系；秃斑、雀斑、粉刺、其他色素斑也和情绪有关；就是双目无神、暗淡无光也受心绪的影响。这些都是因为情志活动影响了脏腑气血阴阳，使脏腑功能失调，而在外的器官受到损伤，导致血不润肤、血不荣发、气血瘀滞、肺气不利、肾精不能上注，故产生以上诸病。

人人都有七情六欲，但贵在节制，特别是要保持乐观的情绪，豁达的胸怀，避免情志过激，以及长时间处于一种情绪状态。只有笑口常开，青春才能长在。

（三）六淫侵袭

人生活在自然界中，自然界的气候变化如风、寒、暑、湿、燥、火等对人体有较大影响。正常情况下，气候是促进万物生长变化的必备条件，对人体无害。同时，人们在漫长的生活实践中，逐步适应了六气的变化，故六气在正常情况下不至于危害人体。只有当气候异常变化，如发生太过与不及，或非其时而有其气，或人体的正气不足、抵抗力下降等情况时，六气即为致病因素，侵犯人体发生疾病，这种情况下的六气，叫"六淫"。淫，有太过和浸淫之意。

人的面部终年暴露在外，饱经风霜，受尽寒暑。每当气候骤变，或应温反寒，或本寒反热，或身体虚弱，抵抗力下降，则面部首当其冲。所以，六淫是外感疾病的主要致病因素。六淫之邪侵袭经络，影响气血运行而引起皮肤疾病（只是其致病没有六淫所致疾病的明显季节性，疾病深入侵害脏腑的可能性比其他疾病要小得多）。《素问·生气通天论》即指出："汗出见湿，乃生痤痱"，说明汗后复被湿邪侵袭，郁于皮肤，可发生痤痱。《素问·热论》说："脾热病者，鼻先赤"，即脾经湿热上熏于肺所致。痤疮和酒渣鼻都是影响美容的疾病。中医学在 2000 年前就认识到它们的病因，是非常可贵的，这种认识对后世乃至现代治疗这两种疾病，都具有重要的指导意义。如外用治疗痤疮、流传甚广、疗效确切的颠倒散，由硫黄和大黄组成，其中硫黄即有较强的燥湿杀虫之力。

六淫之中，于美容危害最甚的是风邪。"风者，百病之始生也"（《素问·骨空论》），常为外邪致病的先导。颜面、须发、眼耳、鼻诸器官均暴露在人体上部，所以，在人体正气亏虚之际，这些部位最易受风邪的侵袭而生病，《神巧万全方》中说："头面者，诸阳之会，血气既衰，则风邪易伤，故头病则或生恶疮，或生秃疮，面则有黯、疮痣、粉刺、酒糟之属。"《普济方》也指出："夫风邪入于经络，血气凝滞，肌肉弗泽，发为疣目。"正因为如此，在美容方剂中，不管内服外用方，多配伍祛风药，如白芷、藁本、僵蚕、蔓荆子等均为常用之品，针灸治疗也多取曲池、合谷以祛风。

寒、热、湿之邪多依附风邪形成风寒、风热、风湿等侵袭人体，但也可单独为患，引起损害容颜的疾病。风热外搏，火热郁于孙络，可导致雀斑；外感风热毒气，可引发面疮；肺经被风热郁于皮肤，可致发根疏松而脱发；湿热郁于皮下，可手耳生冻疮。根据这些病因，在治疗时常采取疏风散寒、祛风除湿、清热除湿、行气活血、清利湿热、温经散寒、清热解毒等法治疗。

脏腑功能失调所产生的化风、化寒、化湿、化燥、化火等内在病理反应，其临床表现与风、寒、湿、热的致病特点和证候相类似，唯究其致病原因不是外来之邪而是机体内在的某些病理状态，称"内生五邪"。内生五邪对美容影响最大的莫过于内湿、内寒、内热、内燥，如肾水不足，无从上注于肺，引起肺燥，因肺主皮毛，肺燥皮毛无以滋养，则毛发干燥少光润，皮肤干涩不适。前面提到的脾热病者，鼻先赤，也是由于脾有热邪而致酒渣鼻。肝肾阴血亏虚，水不制火，血弱不能外荣于肌肤，火燥结成黧黑斑。情志失调，气机不畅，气郁化火，可引起面如雀卵色。更有肾阳失调，寒湿内生，浸淫皮肤者，可致毛发脱落，须眉不茂。嗜食辛辣，或过食肥甘，饮酒过多，酿生湿热，上熏于面，亦可发生痤疮。对内生五邪所致损容疾病的治疗，仍离不开散寒、清热、化湿、润燥之法，但对久病及血络，引起血滞、血瘀者，还当注意行气活血通络，如《医宗金鉴》内服治酒渣鼻的凉血四物汤，用当归、川芎、赤芍、生地黄养血活血，加红花、五灵脂增强活血之力，用黄芩、赤芍清热凉血组方，治疗酒渣鼻可谓对症。

火热之邪均为阳盛所生，故火热常常混称。凡火皆向上窜动，故火热之邪有炎上的特点，其致病部位多在人体的头面部，且常外受热邪，内蕴火热，合而为病。可以这样说，面部所患的疾病，几乎都与火热之邪有关。如肺胃积热，上熏于面，复受风寒，血行不畅，瘀结凝滞，可发生酒渣鼻；若肺经郁热，外受风寒之邪，或用冷水洗面，以致热血凝滞，结于颜面，则可长粉刺；如肝胆本有血热，又外感风热之邪，二邪相合，热极化毒，蕴阻于皮肤，则可导致扁平疣的发生；如肝肾阴精亏虚，水不制火，血虚不能外荣于肌肤，火燥结成斑黑，色枯不泽，可以引起面部黧黑斑；如情志过激，气机不畅，郁而化火，再加风热毒气而生面疮，疮愈而热毒滞留，郁于血脉之中，则可导致面部瘢痕。

《素问·至真要大论》曰："热淫所胜，怫热至，火行其政。民病胸中烦热，嗌干，右胁满，皮肤痛，寒热，咳喘。……火淫所胜，则温气流行，金政不平。发热恶寒而疟，热上，皮肤痛；……燥淫所胜，则木乃晚荣，草乃晚生，筋骨内变。……疡疮痤痈，蛰虫来见，病本于肝。……寒淫所胜，则寒气反至，水且冰，血变于中，发为痈疡。"可知，六淫主要通过侵袭人体皮肤，使气血失和，津液不行，血液凝滞，而导致各种影响损美疾病的发生。人每时每刻都生活在大自然之中，一方面要强身健体，提高抵御外邪的能力，做到正气存内；另一方面，还要谨遵"虚邪贼风，避之有时"的古训，做到季节、气候变化时，及时添减衣服，不在或少在酷暑、严寒、大风之下工作，从而预防面部疾病的发生，保持面部皮肤健美。

（四）脏腑盛衰

皮肤是五脏的镜子，它能反映脏腑气血盛衰和功能的正常与否，换句话说，五脏气血的盛衰，功能的正常与否直接关系到皮肤的荣枯，而五脏与皮肤的关系主要通过经脉、阳气、阴血和津液等与面部的联系体现出来，五脏通过经络，将阳气、阴血、津液运送和散布于面，滋补润养皮肤，抗御外邪的侵袭，从而使面部荣润，容貌不枯。随着人的年龄增长，五脏六腑、十二经脉开始由盛而衰，故腠理疏松，颜容渐衰，须发渐白。面部不同的部位和颜色也分属五脏：左颊属肝，右颊属肺，头额属心，下颏属肾，鼻属脾。心色赤，肺色白，肝色青，脾色黄，肾色黑。

1. 心 心与面容的关系主要在于心能推动血液运行，滋养面部皮肤，使面部红润光泽。心主血脉，有推动血液在脉管内运行的作用。由于面部的血液分布较为丰富，所以，心的功能正常与否，与面部容颜的荣润关系极大。如心气旺盛，血脉充盈通畅，则面部皮肤有血液的滋养而面色红润，富有光泽，即所谓"其华在面"；如果心气不足，心血亏少，则面部血供不足，皮肤得不到足够的滋养而面色枯槁黯淡。如果心血失之过多，则面白如纸，如《灵枢·决气》所说："血脱者，色白，夭然不泽。"

2. 肺 肺与美容的关系在于肺的主气功能和宣发卫气，让津液输布全身，起温润肌腠皮肤的作用。肺主气，指人体上下表里之气均为肺所主管，尤其是卫气与肺的关系更为密切。卫气能温煦肌肉，充实皮肤，滋养腠理，调节汗孔的开闭。皮肤是机体对外界气候变化最敏感的组织，而终年暴露于外的面部皮肤更是如此。因此，面部皮肤更需要卫气的温煦、充实、滋养。故肺主气及宣发功能正常，则能将卫气宣布于体表肌肤，使肌肉开解通利，皮肤柔和润泽，腠理细致紧密，从而使皮肤能够适应外界的气候变化，防止外邪的侵袭，这一作用在美容中具有非常重要的意义。津液，即人体正常水液的总称，是人体重要的物质之一。津液由肺宣发布散于全身，具有滋润皮肤毛发、滑利关节、润养孔窍，充养骨髓和脑髓的作用。肺的宣发功能正常，则可宣发津液于皮肤，使皮肤润泽；反之，则如《内经》所说的那样："肺气弗营，则皮毛焦，皮毛焦则津液去；津液去……则皮枯毛折。"

3. 脾 脾与美容的关系主要体现在脾能将水谷化生为气血，滋养荣润皮肤。脾主运化，表现其一是能将水谷消化吸收，变化为维持人体生命、滋养皮肤的必需品——气血，只有脾运化水谷功能正常，源源不断地化生气血，生命才得以维持，皮肤才得以滋养，人才能精神抖擞，容光焕发。反之，脾运障碍，气血不足，不能荣润于颜面，必精神萎靡，面色萎黄，或色如尘垢，枯暗不华。其二，脾能运化水湿。如果脾主运化功能水湿的功能失常，水湿停聚于体内，久则化热，湿热上冲熏于面，可导致痤疮、酒渣鼻等面部疾病的发生，从而影响面部美容。脾主运化还可将水谷中的营养物质输送到全身肌肉中去，使肌肉发达丰满。如果脾主运化功能失常，肌肉缺乏水谷营养物质的滋养，则会出现萎弱，从而使面部过早地出现皱纹，肌肤失去润滑，面色晦黯，皮肤粗糙。

4. 肝 肝与美容的关系主要在于肝有疏泄藏血功能。体现在贮藏血液和调节血流量的作用。肝功能正常，则面部血液供养丰富而面色红润。但肝所藏之血，必须靠其疏泄气机，推动血液运行，才不至于瘀滞。若藏血不足，则面部皮肤缺少血液的滋养而表现出面色不华。若肝的疏泄功能失常，血液瘀滞于面，则出现面青目黑或黄褐斑而影响面容。肝主疏泄的功能，还表现在调节情志方面。只有肝主疏泄功能正常、气机调畅，人才能心情舒畅，笑口常开，青春常驻；反之，肝失疏泄，气机不调则郁郁不乐，愁眉苦脸，久则过早出现面部皱纹。

5. 肾 肾与美容的关系集中表现在肾主藏精化气而滋养皮肤。肾既能藏先天父母之精，又能"受五脏之精而藏之"。精是构成人体的基本物质。它能化生肾气，温煦五脏，使五脏功能正常，气血旺盛。因此，人的发育与衰老，关键在于肾气的盛衰。五脏功能的正常与否，气血的盈亏，与肾的藏精功能息息相关。故肾精充足、肾气旺盛是五脏功能正常、气血充盛、延年驻颜、容貌不枯的根本保证。肾气不足，肾之本色上泛于面部皮肤，可导致面部黑褐。若阴虚水亏不能制火，火邪郁结于面部皮肤，可导致面部雀斑、黑变病的发生。若肾精早亏，肾气先损，势必影响五脏化生气血的功能，出现面色黧黑，未老先衰。

五脏功能正常在延缓容颜衰老方面有着至关重要的作用。因此，不能忽略保持五脏功能正常、气血充盛这个根本的美容方法。

（五）气血功能异常

1. 气 是构成人体和维持人体生命活动的最基本物质。人体的气包含有肺、脾胃和肾等脏腑之功能之气，和来源于禀受父母的先天精气、饮食物中的水谷精气，及存在于自然界的清气。

推动不力。气是具有很强的活力的精微物质，它对各组织的生理活动起推动和激发作用，特别是气推动血液在脉管中运行，对于营养颜面、滋养眼睛和毛发起着主要作用。没有气的推动，血液就不能运行，毛发就要焦枯，眼睛就不能视物，颜面就会出现瘀斑。全身就疲乏无力，甚至上眼睑下垂。

温煦失常。气是人体热量的来源，特别是血和津液等液态物质，要靠气的温煦作用，维持正常的循环运行。如气聚不散，郁而化热上冲，则出现口气臭秽，舌、颜面生疮。

防御不当。气可护卫肌表，防御外邪侵袭。如气虚，外邪从皮肤和口鼻侵入机体，可导致皮肤口鼻产生疾病，影响美容。

气化减弱。气的运动可产生各种变化，精、血、津液之间相互转化，均依赖气化作用而完成。如将饮食物转化成水谷之精气，再化生血；将水液经过代谢，转化成尿液和汗液。如气化作用减弱，水液代谢失常，水泛眼睑，则见眼胞肿胀如卧蚕；气化作用减弱，血液不能化生，则面部失濡而苍白无华。

2. 血　是构成人体和维持人体生命活动的基本物质之一。人体所摄入的饮食物，经脾胃消化吸引后生成营气和津液，营养通过肺的作用，化生为血。血生成后，能营养和滋润全身。血在脉中循行，内至脏腑，不断地对脏腑组织器官起着营养和滋润作用，以维持正常的生理功能，表现在面色红润，肌肉丰满壮实，皮肤和毛发润泽等。

血的化生、运行、营养和滋润，必须依赖气的推动、温煦和气化作用才能完成，所以，气血的关系十分密切，常气血并称，在美容疾病的治疗上亦气血共治。特别是外用药物美容品，为了达到面色红活荣润的目的，多用行气活血之品，如川芎、红花、赤芍、郁金、姜黄等。按摩美容也是为了促进气血运行，使器官得到滋润濡养。药酒美容，取酒行气活血助颜之势。对于酒渣鼻、白癜风、脱发、结节型痤疮、冻耳冻手亦多佐以行气活血之品，以帮助血行，促进疾病早日愈合。而内服则多从补血养血着手，常选当归、熟地、白芍、紫河车等药物，使血液充足，营养全身皮肤毛窍，使身体健壮，容颜长驻。

（六）饮食失宜

饮食不仅为人体提供营养物质，而且对维持美貌起着重要作用。饮和食是机体摄取水分精微、维持生命活动的必要条件。但饮食失宜又是导致容貌致变的重要原因之一。中医很早就认识到饮食与容颜的关系，并使用了饮食美容。酒是最早的美容食物。由于酒有悦口之味，扑鼻之香，又有兴奋性，能通行血脉，服后红光满面。商代，管子认识到饮食不节的人，面容要受到影响。《吕氏春秋》则指出了饮水和容颜的关系。秦汉时代，《神农本草经》则指出许多有美容作用的食物，如龙眼肉、黑芝麻、人乳、大枣、蜂蜜等。《素问·生气通天论》中说："味过于辛，筋脉沮弛，精神乃央。是故谨和五味，骨正筋柔，气血以流，腠理以密，如是则骨气以精，谨道如法，长有天命。"指出地域不同，人们的生活习惯不同，面部皮肤的粗细、颜色就不同。并指出饮食五味太过，可通过损伤五脏而影响美容。东汉著名养生家封君达，"年百岁，视之如三十许人"，其养颜益寿方法之一就是："食欲常少……去肥浓，节咸酸"。故饮食与美容有着非常密切的关系，而饮食又是人们一日三餐必须接触的，充分认识饮食对美容的作用并加以利用，寓美容于日常生活中，是切实可行的。饮食之于美容，主要表现在饮食失常、饮食偏嗜两个方面，而由于脾主运化水谷精微，胃主受纳腐熟水谷，故饮食损容首先影响脾胃功能，影响气血生化、水湿运行而损美。

1. 饮食偏嗜　饮食宜杂，什么营养成分都吃，才能起到全面营养人体的作用。过多、长期食用某一种食物或只偏食某一种或几种食物即是偏嗜，主要引起部分营养物缺乏或部分营养物过剩，导致机体偏盛偏衰，从而致容貌外形受伤。食物同药物一样，具有寒、热、温、凉（平）四气和酸、苦、甘、辛、咸五味，并具有一定防病治病、养生保健的功用，但是，也可以因其性味偏颇而受影响。如煎炸之品性多燥热，多食则易燥火动热而引起痤疮、雀斑等；油腻黏滑食品多具湿热之性，多食易致湿热上熏，引起酒渣鼻。同样的道理，如果长期偏嗜某一气味的食物，也会引起脏腑功能失去平衡，导致疾病，影响美容。最典型的例子是过食甜食、高脂油助腻饮食导致肥胖、痤疮；缺黑色饮食导致须发早白。古人早就提出饮食六宜，即食宜早、食宜缓、食宜少、食宜淡、食宜暖、食宜软。今天社会，还应加上食宜杂、食宜粗（粗粮），以综合营养，平衡阴阳、协调脏腑。古人有"饮伤"之病，指长期嗜饮某种浆水、酒类，以致湿阻中焦，影响脾胃，气血耗伤，酿成聚积劳伤之病。

2. 饮食失常 饮食失常，指饮食失去常规，饥饱不适当。饮食以适量为宜，饥饱失常就会发生疾病，包括过饥、过饱、无时三个内容。无时，指饮食没有时间规律，不按时进餐。脾胃的消化吸收有一定时间规律，所以《吕氏春秋》中说"食能以时，身必无灾"。不按时饮食，脾当运不运，胃应降而不降，久之，脾胃功能将因之紊乱，影响气血生化、水湿转运，后天不保，则面瘦肤黄胞肿神差。过饥，则摄食不足，以致气血生化之源缺乏，气血得不到足够的补充，久之则衰败为病。同时，气血衰则正气虚弱，抵御外邪之力下降，百病由之而生。正如陈自明在《妇人大全良方》中指出的"食既不充，荣卫凝涩，肌肤黄燥，面不光泽"。

（七）经脉功能异常

经脉与美容的关系，主要在于经脉能运行气血、润养容颜。十四条经脉，在外基本上覆盖人体体表；在内和身体五脏六腑密切相连，互相贯穿、交叉。这些经络，其主干或分支直接在面部循行的就有手阳明大肠经、足阳明胃经、手少阴心经、手太阳小肠经、足太阳膀胱经、手少阳三焦经、足少阳胆经、足厥阴肝经、督脉和任脉共十条经脉。手太阴肺的经脉虽不和面部直接发生关系，但肺主皮毛，人体皮肤、毛发润泽荣枯和肺有密切的联系。足太阴脾的经脉也不直接循行面部，但脾主升发，气血的生成又必须靠脾的生化，面部的荣枯直接依赖气血的供养。足少阴肾经不通过面部，但肾"其华在发"，头发的荣枯直接反映了肾中精气的充足与否。肾中精气还能通过濡养五脏而影响面部的色泽。肾中阳气不足，水气上泛，面部晦涩无光；肾阴亏虚，面部憔悴无华。所以，面部和肾也有密切的关系。

经络广泛布于人体，是运行全身气血、联络脏腑肢节、沟通上下内外的通路，凡人体营卫出入、气血流通、津液运化、气机升降等无不通过经络之路径而实现。对于美容来说，经络具有联系输送、防御保健、治疗三大作用。经络能使面容保持荣润、红活、细腻，和其运行作用是分不开的。运行作用保证了面部新陈代谢的需要，只有面部得到气血的濡养，才能光泽红润。第二，经络直接行于体表，运行气血充盈于各组织，在卫气的作用下，阻止外界致病因素侵袭，保护皮肤使营养充盛，百病不生，此为经络的保健作用。三为防御作用。经络推动气血的运行，使气血充盈于面部，而气本身有防御功能，能阻止外界致病因素侵袭，保护皮肤。没有外邪的侵犯，面部皮肤才能调柔荣润。

表里内外、四肢百节、五官孔窍、脏腑筋膜以及经络互相之间联系在一起，借助经气的推动，把营养物质源源不断地运送到全身各个部位，以保证器官的新陈代谢需要，这是经络的联系输送作用，利用这种作用，通过耳穴可减肥、美容颜面、治疗头屑。

经络既是联系身体各组织的通道，又运行营养物于组织，所以经络发生病变，必然影响各器官，而各器官发生病变，亦通过经络反映出来，故可通过刺激经络、疏通经络气机以治疗某些疾病，达到美容目的，这是经络的治疗作用。如面色青黑，刺激肝经有关穴位以解郁活血；面生粉刺，泻肺经穴以宣肺清热；牙齿松动，按摩肾经穴以固齿，就是经络治疗作用的具体体现。

根据经络在美容方面的三大作用，确定了疏通经络、运行气血、增强经络之气等美容原则，在针灸美容、按摩美容、气功美容和外用药物美容中予广泛运用，取得了较好的美容效果。

（八）劳逸所伤

劳动和享逸（休息、恢复体力）是人类赖以生存，保持健康的基本条件，华佗早就说过，人体欲得劳动，但不得使极耳。过劳则筋骨懈惰。所以，饮食要有节制，劳逸要适度，否则会直接影响到美容，或使产生疾病。

劳逸，包括过劳、过逸、不劳、不逸四种情况。正常劳动和正常的思考忧虑，有助于气血流通、心肾相交、机体修复、脏腑协调、增强体力，不会致病，只有在过度的情况下，才能成为致病因素。

人不能贪图富贵享逸，完全不参加劳动和锻炼，会使气血运行不畅，脾胃功能呆滞、机体抵抗力降低，可引起乏力、困倦、神疲。《素问·举痛论》说："劳则气耗"，过劳则耗气，气少力衰，四肢困倦，懒于言语，精神疲惫，于貌不美，是"无神"之貌。若思虑太过，阴血暗耗，心神失养，又出现心悸健忘，失眠多梦，目光呆滞，瞳神无光，也是"失神"之貌。虚损于生活之中，感邪在不意之时，劳逸不适，甚至会导致全身病变，而不仅仅是美容的问题。

早婚、房事过度、妇女妊育过多等因素，可导致肾精耗伤、肾气亏损，导致身体衰弱，而致外邪入侵。肾精不足，面色憔悴无华，骨髓空虚，背曲肩随；肾气不足，水液不能正常散布，水成湿引起皮肤质量改变。

（九）环境因素致病

人必须生活在大自然中，所以要求人与人之间、人与社会之间、人与自然之间的关系友好和谐。大量及大范围破坏环境，不只引起自然报复人类，也通过环境改变，影响损美性疾病发生。环境改变，自然条件恶劣，各种灾害增加，火灾、沙尘、水患导致气候变化，影响皮肤健康；各种毒蛇、疯犬、禽毒、兽害、蝎虫蜈蚣等咬伤，可直接导致皮肤病。最常见的是有些人因禀赋不耐，接触某些物质，如尘螨、毛、漆、毛虫、染料、装修涂料及某些药品时，引起多种皮肤损害，轻则出现红斑、丘疹、水疱，重则出现大疱、脓疱、风团，甚或溃烂坏死，如漆疮、药毒等。

二、发病

对损害容貌性皮肤病发病机理的研究，是探讨衰老的机制和损美性皮肤病发生、发展、变化的规律，揭示疾病的本质。

（一）脏腑功能失调是发病的前提

在正常情况下，如果脏腑功能正常，人是不发病的。只有在脏腑功能失调的情况下才会导致疾病。

1. 正气不足是发病的内因　皮肤病的发生与否，与正气的盛衰有密切关系，阴平阳秘，脏腑功能正常，气血充盛，卫外固守，即使六淫外袭，也不一定发病，此即"正气存内，邪不可干"。只有在人体气血相对虚弱，卫外不固，功能失调，抗邪无力的情况下，邪气才能乘虚而入，引发疾病。这里的正气，包括了所有脏腑经络之气。

2. 功能衰退是面容衰老的基础　人为什么会衰老，这是一个几千年探讨的问题，而追寻长生不老、永葆青春，可以说是每一个人的梦想。《素问·至真要大论》早有论述，认为女子面始焦、面皆焦是阳明（胃肠）不足，手阳明属大肠，足阳明属胃，胃和脾相表里，所以古人许多美容验方是从脾胃入手。脾胃功能不衰，气血生化有源，则面容可葆青春，大肠功能顺畅，毒素得排，则面色有华。因为脾为后天之本，主运化，转运输送，消化吸收水分精微，以灌溉四旁和布散全身。脾的运化水谷精微功能旺盛则机体的消化吸收功能才能健全，才能化生为精、气、血、津液，脏腑、四肢、百骸才能得到充分的营养。

3. 脏腑气机不顺是发病诱因　一旦脏腑气机失调，代谢紊乱，则可引起损美性疾病，如精神抑郁急躁，肝胆疏泄失职，影响降浊化脂功能，则形成肥胖。古代常有所欲不遂，不吃不喝，体瘦如柴，形销骨立者，也是一种损美性疾病，是因为肝气不顺，郁滞与内，影响脾胃功能，导致水谷精微不能吸收。

（二）气血失和是发病的关键

气有卫外、固摄、运化、温煦等功能，所以一旦人体的"气"出现疾病，如气虚、气险、气逆、气乱，即使没有感染外邪，也会生病，如果再加外邪入侵，则必病无疑。血之病，表现在血寒、血热、血虚、血瘀。血有濡养、滋润之功，皮肤的营养全靠血液，颜色红润，也全靠血液。失血、血虚必面色苍白，容易疲惫。

气血失和的发病机制，是气血的关系发生改变，盖气属阳，血属阴，气能生血、气能行血、气能摄血、血为气母，在正常生理情况下，气血阴阳是相对平衡的，反之，则如《素问·调经论》所说"血气不和，百病乃变化而生"。如气不能生血，则无血以荣肤；血不养肝、肝筋外露，易生扁瘊；气不行血，则虽有血而无以润肤，而必肌肤甲错。

（三）皮肤形体是发病的外在表现

皮肤是人体的最外层，也是人体最大的器官，中医认为"有诸内必形诸外"，故皮肤的变化常反映内脏的变化，而皮肤疾病也只是内脏疾病的一种外在表现，上面我们已经谈到脏腑衰退是损美性疾病发生的基础，气血失和是损美性疾病发生的关键，而皮肤的变化，只不过是脏腑功能、气血关系的外在表现，这是因为皮肤最大，覆于体表，它本身的变化反映了内脏气血的功能，气血在皮肤运行，故皮肤能反映气血变化。如常见的损美性疾病粉刺，是肺热、相火过旺、脾肾湿热等在面部皮肤的表现；黄褐斑，是肝郁血瘀，脾虚湿泛、肾水上泛在面部的表现；面焦发白，是三阳阳脉络气不旺的表现等等。就是现代常见的肥胖症，也有一个很重要的病因，就是脾虚痰湿所致。

第二节　临床诊法和临床辨证

中医美容诊疗疾病的特点是辨病与辨证相结合，先辨病，后辨证。辨病是辨识具体的疾病，任何疾病都有一定的临床特点，其发生、发展及转归、预后也有一定规律。辨证是在中医辨证理论指导下，运用正确的思维方法和"四诊"来收集与疾病有关的临床资料，然后依据八纲辨证、脏象学说、病邪学说、经络学说等进行综合分析归纳，进而对其病因、病位、病变机理、功能状态及演变趋势等作出综合性的评定，从而得出一个证的概念。

一、四诊

四诊指望、闻、问、切诊四种诊察疾病的方法，是诊断疾病的重要手段。四诊的内容虽有不同，但彼此之间是互相联系而不可分割的，必须互相参合，进行综合分析，方能对疾病作出正确的诊断和辨证。

（一）望诊

望诊是医生通过观察病人的神、色、形、态以及舌象等方面的异常变化来诊察病情的方法。中医美容注重整体，将容颜与脏腑、经络、气血紧密联结，中医认为人是一个有机的整体，颜面五官、须发爪甲只是整体的一部分，故要得到局部的美，必先求整体的阴阳平衡、脏腑安定、经络通畅、气血流通。美容望诊，主要观察病员的神气、面色、形体、毛发、指甲、舌（舌苔、舌质）。

1. 望神　神，广义指机体物质和功能状况的外露征象，是生命活动的综合反映。狭义指人的精神、意识、思维活动。望神是通过观察人体生命活动的整体表现来判断病情轻重、预后善恶，中医有谓"得神者昌，失神者亡"。望神包括望气色和眼神。

得神指面色红润，目有精彩，顾盼灵活，神情安和，语言清亮，思维有序，反应灵敏，体态自然，气息平稳，大小便调匀。提示正气充足，脏腑功能未衰，病情较轻，预后良好。

少神指面色少华，精神不振，动作迟缓，饮食不佳，多为正气轻度损伤，或体质虚弱。

失神指面色晦暗或鲜艳暴露，目光无神，反应迟钝，精神萎靡，表情淡漠或昏迷，在眼神、神色、神情、神态等方面明显异常。提示五脏精气衰败，病情危重。

神气失调的表现是抑郁烦躁。肝气郁结者可见神情暗淡抑郁，蹙眉不展，纳差胸闷，面无光泽。而心情烦躁，精神不安，坐卧不宁多由邪热客于心肺或阴虚火旺所致。

2. 望色　望色是指通过观察面色和身体其他部位皮肤色泽的变化来了解病情的方法。根据五行学说和脏象理论，五色变化反映相应脏腑的功能和亏盈。《素问·脉要精微论》有云："夫精明五色者，气之华也。"此外，病邪的性质和病变的部位也能通过面部以及其他肌肤的色泽而有所反映。望色以面部气色为主，兼顾肤色、目睛、爪甲等部位的观察。

常色指正常人的面色与肤色，因种族或体质禀赋不同有异。常色又有主色和客色之分，主色指由禀赋所致、终生不变的色泽。客色指受季节气候、生活环境、情绪及运动等影响而导致的气色的暂时性改变。黄种人健康的面色应当是红黄隐隐、明润含蓄。

病色指疾病过程中出现的异常色泽。根据色泽的变化，又可以区分为善色和恶色。善色系五色虽出现异常变化，但尚且明润含蓄；而恶色指五色晦暗枯槁，或病重反见鲜明暴露之色。前者提示病情较轻，大多预后良好；后者提示五脏精气衰败，病情危重，预后不良。同时，由善转恶，提示病情趋危；反之，病情向愈。

五色的变化有青、赤、黄、白、黑，主要反映主病、病位、病邪的性质等。

青色主寒、痛、气滞、血瘀和惊风等。青色主要为气血运行不畅所致，如寒甚可致经脉拘急，阻碍气血运行导致肤色青紫；阳气不足，不能温运血脉，运行迟缓或气机壅滞，出现青色。

赤色主热。赤色为血液充盈皮肤脉络所致，血得热行，充盈脉络，因此热证多见赤色。但有虚实之分，实证常有满面通红，虚证面赤多在久病后出现，多是阴虚内热，虚火上炎，如午后两颧潮红。

黄色主脾虚、湿。脾胃气虚，生化不足，肌肤失养，面色萎黄；或脾虚运化失司，水湿失于宣化，面色黄胖；湿热蕴结，熏蒸肝胆，胆汁外溢肌肤，面目俱黄。黄疸色鲜明为湿热，亦称阳黄；黄而晦暗属于寒湿，亦称阴黄；发病急骤，身目深黄，伴高热神昏等，称为急黄或瘟黄，为感受时行疫疠所致。此外，痰、脓液、带下等排出物色黄，多属热象。

白色主虚、寒。白色为气血不荣之候。气血虚衰，不能上荣于面；或失血耗气，血脉不充；或外寒侵袭，皆可使肤色发白。面色白而虚浮称为㿠白；面色淡而无华，口唇、爪甲无血色为血虚之象；排出物清澈淡白，多属寒象。

黑色主肾虚、水饮、瘀血和寒证。黑色为阴寒水盛之色，也为足少阴肾经本色。阳虚水泛，或阴寒内盛，或肾精亏耗，或瘀血内停，都可见黑色。

3. 望皮肤

（1）皮肤性质

中性皮肤：皮肤红润，富有光泽，不油腻、不干燥，皮肤细腻光滑，富于弹性，厚度适中饱满，无粗大毛孔，较为耐晒，对气候变化不敏感，较少生雀斑、黄褐斑、痤疮等皮肤疾患。中性皮肤多见于尚未发育成熟的少年男女和身体健康的成年人，是阴阳平衡、五脏协调、气血畅达、七情平稳、饮食合理、二便通常的表现。

干性皮肤：肤色或淡或暗，皮纹细腻，缺乏弹性和光泽，皮肤较薄而干燥，易产生皱纹及皲裂，不耐风吹日晒，易生色斑及过敏，形体常偏瘦。多见于女性，是皮肤失养的表现。属气血虚弱者，可见面色㿠白或萎黄，毛发黄软，神疲乏力，易于感冒，食欲不振，大便溏。属气滞血瘀者，可见肤色偏暗，形容憔悴，月经不调，易生色斑，舌生瘀斑。属阴虚火旺者，可见面色晦暗干燥，形体消瘦，性情急躁，口干咽燥，手足心热，大便干结，小便偏黄，口唇偏红，舌体偏小。

油性皮肤：肤色常偏深，皮肤较厚，弹性良好，皱纹较少，皮脂分泌多，毛孔粗大，尤以额、鼻、颏T型部位最为明显，皮肤粗腻不爽，毛囊口有时会形成白头或黑头粉刺，易生痤疮，多见于素体脾胃健运、身体健康者。如喜食香浓味厚之品，痰湿内蕴，脾胃湿热引起者，可见皮肤垢腻不洁，食量大，口臭、体臭、口腔反复溃疡，腹胀便秘，带下黄。情绪压抑，肝气郁结者，可见口干口苦，胸肋胀满，纳差，月经不调，面有色斑。此外，精神紧张或情绪激动时也会使皮脂分泌增多。

敏感皮肤：皮肤干燥或油腻，粗糙瘙痒，怕风怕晒，易痒易痛，多属过敏性体质，有哮喘、过敏性鼻炎、湿疹等过敏性疾病的家族史。外因与季节变化及致敏性物质有关，常春季加重或发病，引起过敏的物质大多是美发护发用品、护肤品、色彩化妆品、洗涤用品、各种挥发性物质、光敏性物质、花粉、昆虫等。内因除了体质因素，尚与饮食失节、多食辛辣刺激腥发动风之物、嗜酒、大便秘结不通等有关。脾胃湿热者，兼见皮肤油腻不爽，舌红苔黄腻；脾胃虚弱者，兼见形体瘦削，皮肤较薄而干燥，血管显露，肤色偏暗，舌淡苔白。

（2）皮肤损害

脱屑：又称皮屑或鳞屑，是皮肤表面脱落的残片。皮屑是皮肤新陈代谢的产物，少量脱屑是生理现象。病理性脱屑分干性和油性两种。干性脱屑属血虚风燥者，可见皮屑细小干燥而色白，层层脱落，鳞屑附于浅红色斑片之上，皮肤干燥，夏轻冬重，多因先天禀赋不足，后天脾胃失养，肌肤不润所致；属血热风燥者，可见皮损为淡红色斑块，发展较慢，表面皮屑不多，附着较紧，呈多层性，搔之表面易剥离，底层附着紧密，剥之有点状出血，基底潮红明显，皮肤干燥，大便秘结，多因素体阳盛，或五志化火，心肝蕴热，郁于血分，蒸灼血分所致。油性脱屑多属湿热，皮疹呈大小不等的红色斑块，或早期为坚硬的毛囊性丘疹，肤色如常，油性皮肤，夏轻冬重，皮屑油腻或结成灰色厚痂皮，痂下有轻度渗出，或表面湿润，有时起脓疱，融合成片状，常伴有臭味，多因恣食肥甘，湿热内蕴，郁久成毒，浸淫肌肤而然。以上诸种脱屑，病程长者常有瘀血和内燥。瘀血者皮损较厚，呈暗红色斑块，多因气血虚弱，运行无力而然；内燥津液不布者，皮肤广泛干燥粗糙，多为毛囊性角化性丘疹，冬重夏轻，多因脾伤不能为胃行其津液所致。

风疹：又称"风团"、"风疙瘩"、"瘾疹"，是高出皮肤的斑丘疹，常呈团块样局限性水肿或融连成片状，突发突退，常不留痕迹。风热者，皮疹呈红色或粉红色，遇热加重，遇冷缓解，挟湿者可有小水疱。风寒者，皮疹呈粉红色或磁白色，常以身体暴露部位较为突出，遇冷加剧，得热则缓。血热者，皮疹色鲜红，融合成片状，甚痒，或先感皮肤灼热刺痒，抓之随起疹块。肠胃积热者，兼见肠胃不适，腹胀便秘，小便短赤，多因饮食失节，胃肠积热，内不得疏泄，外不得宣通，郁于皮肤之间而发。气血虚弱者，皮疹色淡，时发时止，劳累后加重，常见于脾胃虚弱，气血不足，复感风邪，郁于腠理，不得透达。

皮肤皲裂：又称"皴裂"，指皮肤表面出现大小不一，深浅不等的裂隙而言。血虚风燥者，皮损常发生于手掌、手背、指尖、足跟等处，呈线状或沟状裂隙，伴有出血疼痛，皮肤干燥，寒冷季节加剧，气候转暖时可减轻或自愈，多见于船工、搬运工、渔夫、木工、瓦工、家庭主妇等，因经常摩擦、损伤、浸渍、触冒风寒所致。血热风燥者，皮损常发生于肘膝关节伸侧、腰背、臀部，初起为红斑，逐渐扩大融合，表面常有银白色皮屑，瘙痒，日久皮肤皲裂较大而深，疼痛出血，多因素体血热，外感风热，或多食辛辣刺激腥发动风之物。

脾虚湿恋者，皮损多对称性发生于手心、足跖、手背、耳后、阴囊、腹股沟等处，皮损色暗肥厚，表面干燥脱屑，痛痒相兼，舌苔光剥，多因内外湿相合，郁于皮肤。湿毒浸淫者，皮损见于双侧手背、手掌、足掌、足跟、足侧、趾缝，初起见散在瘙痒小水疱，干燥后脱屑，融合成片，皮厚裂口，常伴有灰指甲。

皮肤萎缩：指皮肤光亮，较正常变薄，其表面纹理消失或异于正常。毒邪浸淫者，皮损浅红发亮成圆形，正常纹理消失或有轻度皱纹，以颜面多见，其次见于胸背肩部，初期可有热毒脉证，多因感受日光热毒、梅毒或疫气。寒凝血瘀者，萎缩呈带状，开始在手足背，逐渐扩展至前臂或下肢胫前部，皮肤薄而光滑、凹陷，色浅灰或灰暗，摸之较硬，尺肤寒凉，系寒邪外袭，络脉阻滞，肌肤失养。气血虚弱者，多见于一侧面部皮肤萎缩、塌陷，明显变薄，失去正常纹理，乃肌肤失养所致。肝肾阴虚者，面部皮肤松弛，变薄，呈线条形萎缩，容易起大的皱折，皮肤干燥，轻度脱屑，色灰褐或褐红，多见于中年人，未老先衰，面似老年，易伴发老年斑或血管瘤，多因久病缠绵或形乐志苦，繁劳负重，以致肝肾亏损，精血不足，肌肤失养，日渐萎缩。

皮肤瘢痕：指皮肤外伤愈合后组织增生，皮肉高突不平，呈蜈蚣状而言。好发于胸背部有破伤或受压迫的皮肤处，其他部位也可见，极少发生于健康皮肤，也称"蟹足肿"。瘀血阻滞者，瘢痕多见于金刃水火伤愈合后3~6个月，皮损逐渐高于皮面，较原损伤面积稍大，呈鲜红或暗红色，表面光滑，触之坚韧或有弹性，自觉痒痛相兼，发展缓慢，极少数日久可自行消退。湿热搏结者，多发生于金、刃、水、火、疔、疽、疮以及预防注射之后，皮损与伤口范围一致，肥厚发硬，表面皱褶，颜色淡红或正常，瘙痒，阴天尤甚，挠破后有少量渗液，多见于素禀湿热者。

皮肤肥厚：指皮肤表面局限性变厚干燥而言。脾虚血燥者，皮肤干燥瘙痒明显，表面呈暗红色，有脱屑，可有渗出，乃因禀赋不足，脾虚生湿，郁而化燥。血虚化燥者，皮肤粗糙肥厚，多发于颈部两侧或眼睑部，淡褐色，瘙痒。气滞血瘀者，皮色暗红，增厚明显，抓后有轻度渗出，多发生于皮肤受压迫部位。风湿蕴阻者，皮损色稍黑，呈斑块状，或融合成片，表面粗糙肥厚，多发生于四肢伸侧，阵发性瘙痒，入夜尤甚，乃风湿郁于肌肤不得宣泄。

皮肤红斑：凡皮肤上出现红色改变，平摊于皮上，抚之不碍手者，称之为"红斑"。阴虚火旺者，斑色鲜红如妆，呈钱币形或蝴蝶形，对称性分布于面颊、颧部、鼻部两侧、耳、口唇、头皮手背也可见到，兼见五心烦热，咽干口燥，目眩发落等，多因禀赋不足，五志化火，或烈日曝晒，热毒入里，燔灼营血。脾不统血者，常见于下肢，斑点淡红，病程长，反复发作，多因饮食不节，寒温不适，劳倦思虑或病后失于调养致伤脾脏。血热风燥者，发病较急，多见于肘膝关节伸侧、头皮、躯干，红色斑点上可有银白色鳞屑，层层剥离，伴心烦易怒，口干舌燥，大便干结，多因心绪烦忧，饮食失节，食腥发动风之品。风邪外束者，多发于春秋季，见于胸背上肢或腹部，先有一个母斑，逐渐增多，中有细小白屑，起病数日后，颈及膝部可猝见多数玫瑰红色斑点，大小不一，对称分布，瘙痒。风热伤营者，亦好发于春秋季，初起外感风热，不久于面部或手足背部见圆形红斑，边缘轻微隆起，中心略凹陷，有小水疱。湿热郁滞者，常发生于颈前，偶见于双股及上臂，色鲜红伴梅核大小硬结，灼热疼痛，触之尤甚，腿足浮肿，行走不利，口中黏腻，腹胀纳呆，大便不爽，可因久居湿地，雨后湿蕴，或饮食失节，损伤脾胃，湿郁于热，湿热下注而然。

皮肤紫斑：指皮肤上出现斑点状的紫色改变，平摊于皮肤之上，抚之不碍手者。血热妄行者，以青少年多见，骤然发病，紫斑无定处，以小腿伸侧多见，可微突于皮面，压之不退色，分批出现，多因素有血热，兼感风邪，风热相搏，迫血妄行，或食入腥发动风之品，禀赋不耐。湿热下注者常见于青年女性，多发于小腿或股部，伴梅核大小硬结，疼痛，周围可有轻度肿胀，硬结消退后多不留痕迹。脾不统血者，皮损紫暗平塌，反复发作，病程较长，凡劳倦思虑，久病体弱均是诱因。脾肾阳虚者，伴有形寒肢冷，大便溏薄，小便清长，面色㿠白，乃因火不生土，失于统摄而然。瘀血阻滞者，也叫"青记"、"紫印"，自幼或青春期发病，无明显诱因，有家族史，进展缓慢，无全身症状，可发于胸、背、腰、腹、四肢、颧、颞、前额或眼睑，紫斑上可有多毛或无毛。寒凝血滞者，好发于面部、鼻部、耳郭、手足背，多见于青年女性，冬重夏轻，局部可有痛感。

皮肤白斑：指皮肤出现点片状白色改变。气血失和者，皮肤突发乳白色圆形斑，逐渐扩展，中心可有点状肤色加深，边缘不整，界限清晰，进展缓慢，好发于面、颈、脐周、前阴等，可伴有情志抑郁，或烦躁易怒、失眠多梦、胁肋胀满、月经不调等。暑湿郁肤者，多在夏令，发于颈、腋、胸、背、四肢伸侧，皮损西瓜子大小，表面光亮，有痒感，有细糠样白屑。虫积白斑者，好发于小儿，多见于面部，大小如钱币，界限不清，上覆细糠样白屑，多因虫积内生，气血暗耗，故面色萎黄，生斑。

皮肤褐斑：指皮肤出现点片状褐色斑，不高出皮肤，抚之不碍手者，又称"黧黑斑"、"黄褐斑"、"肝斑"、"妊娠斑"、"蝴蝶斑"。肝气郁结者，以目周为主，浅褐色，颜面、鼻周也可见，边缘不整，界限不清，伴见七情失调，烦躁易怒，胸胁胀满，月经不调，纳差。湿热内蕴者，褐斑范围较大，目周、口唇、鼻部、前额、面部均可见，境界不清，常伴皮肤油腻、脘闷、身重、苔腻，多因过食油腻肥甘、辛辣刺激之品而致。阴虚火旺者，多见于鼻、额、面颊部，伴五心烦热，头晕耳鸣等，多因忧心思虑，或房劳不节而致。

皮肤黑斑：指皮肤上出现点状、网状、片状的黑斑，平齐于皮肤，抚之不碍手者。黑斑较褐色斑重而浓，又称"面尘"。肝郁气滞严重者，可见黑斑。脾虚不运者，黑斑可见于面颊、前额、耳后、前臂、腋窝，成片出现，伴有纳呆神疲，腹胀便溏，舌有齿痕。肾阴不足者，黑斑多见于面颊、前额、颈、手背、前臂、脐等处，如针尖、粟粒大小。此外，尚有先天所生者，多发于单侧眼睑、颧、颞或颜面，边缘色淡而中间深，并可累及白睛，或初生儿腰背臀部，呈蓝色斑片，无自觉症状，为瘀血内停所致。

肌肤甲错：指皮肤发生局限或广泛的干燥粗糙，触之棘手，形似鱼鳞、蟾皮的变化。血虚风燥者，皮肤逐渐变成灰色，干燥粗糙如蛇皮，鳞屑呈污秽或灰白片状，抚之碍手，以四肢伸侧为甚，面部很少发生，夏轻冬重，伴有口干咽燥，汗液减少，舌淡少津，多自幼发生，禀赋不足，脾气虚弱，肌肤失养。血热风燥者，皮损初期为粟粒大小坚硬的丘疹，中有毳毛穿过，触之棘手，以后融合成片，基底潮红，多发于肘膝伸侧，甚则波及全身，皮肤干燥脱屑，伴有常跖角化及皲裂，指甲增厚，轻度瘙痒，病程缓慢，多发于素禀血热之体，缘由心绪烦忧，五志化火，血热化燥生风而然。湿热阻络者，皮损多对称分布于颈项耳后颜面鼻周，甚至可达四肢及胸背中线，亦可明显地单侧分布，夏重冬轻，早期为坚硬的毛囊性丘疹，触之棘手，肤色如常，而后，其表面覆以油腻性灰褐色痂皮，数年后融合成疣状，常伴有恶臭，多因恣食辛辣刺激，香浓肥厚，致使湿热内蕴而然。津液不布者，皮肤广泛性粗糙，颈后、躯干、肘膝处有密集的毛囊性角化丘疹，触之坚硬棘手，常伴有两目干涩，视物昏花，冬重夏轻，舌淡津少，多因饥饱劳碌，思虑过度或五味偏嗜，伤及脾土，不能为胃行其津液。

痤疮：指发于颜面和胸背部的毛囊性红色丘疹，或黑头粉刺，脓疱、结节、囊肿等，又称"面疱"、"粉刺"。肺热者，颜面部有与毛囊一致的丘疹，可挤出白粉色脂栓，以鼻周多见，轻度发痒，常伴有口干鼻燥，大便干结，是因肺热郁积肌肤不得宣泄而然。胃热者，面部出油较多，毛孔粗大，口周皮损多明显，常伴有多食，口臭口干，便秘，喜冷食，是因脾胃积热郁于肌肤而然。血热者，以口鼻周围及两眉间较多皮疹，常有毛细血管扩张，遇热或情绪激动时，面部明显潮红，自觉有潮热，月经前加重，大便干燥，小便黄赤，多因情志抑郁，五志化火，热伏营血而然。热毒者，脓疱常见，炎症明显，此起彼伏，反复不断，脓疱消退后常留有凹陷性小瘢痕，形如橘皮，胸背部常被累及，多因肺热郁热，复感热毒，郁于肌肤而然。湿毒血瘀者，除丘疹脓疱外，常以结节囊肿为主，油性皮肤居多，愈后瘢痕较明显，多因形壮湿盛，复感毒邪，阻滞经络，气血不和而然。

皮肤疣：指皮肤表面的小赘生物，小如粟米，大如黄豆，表面光滑或粗糙，形如帽针头或花蕊，呈正常肤色或淡褐色、黄白色。血虚风燥者，皮损肤色正常，表面粗糙而带刺，好发于手足背、掌跖部或头面部，一般无自觉症状。风热者，皮损扁平坚韧，肤色正常或淡褐色，表面光滑，好发于面部或手臂，微痒。风热毒者，皮损呈半球形坚实丘疹，表面光滑，中央有脐窝，刺破可挤出白色乳酪样物质。气血瘀滞者，皮损坚实，中央有黄白色硬结，压迫时有明显疼痛，好发于掌跖部。

4. 望毛发、爪甲

（1）毛发　健美的头发乌黑亮泽，茂密柔顺，富有弹性，是五脏强壮、气血旺盛的外在表现。

毛发变异：指毛发的光泽、质地、形状发生异常变化，如发白、发黄、发焦枯、发分叉等，属病理表现。若因年龄、遗传或种族关系引起的白发、黄发、卷发等属生理现象。须发细弱，枯黄不泽，头顶及两鬓日渐稀落，兼见头晕眼花，面容憔悴，腰膝酸软，手足心热等，多见于中年人，因久病营阴内耗，或恣情纵欲，肾精亏损而然。毛发苍白或萎黄，干燥易折，头发均匀稀疏脱落，小儿毛发焦黄蓬乱，有分叉，常兼见面唇色淡，少气乏力，语音低微，纳呆形瘦，多见于久病或产后耗伤气血，或小儿饮食调摄不周，损伤脾胃，气血化源不足。发白而不细软，成束发生，或夹杂于黑发之中，末端无分叉，无明显自觉症状，多见于青少年，因血气方刚，阳热偏盛，伤及营血，毛发不得充养。此外，频繁的洗、烫、染发也是造成毛发焦枯、发黄的常见原因。

脱发：血热生风者，头发突然成片脱落，头发光亮，局部微痒，一般无全身症状，或见心烦、口渴、便秘，多因心绪烦忧，心火亢盛，风动发落而致。阴血亏虚者，头发油亮多屑，经常脱落，日久头顶或两额角逐渐稀落，头痒，兼见头晕耳鸣，腰膝酸软，多见于中年人。气血两虚者，头发细软干燥，均匀脱落，日渐稀落，兼见少气乏力，面色无华，肢体麻木等，可见于任何年龄，因于脾胃虚弱，化源不足。瘀血阻滞者，头发部分或全部脱落，或须眉俱落，日久不长，常见头痛，面色晦暗，舌有瘀斑，也可无明显症状和病因。

（2）爪甲　健美的爪甲呈弧形微曲的椭圆球面，厚薄适中，红润含蓄，月痕清晰，甲皱整齐，甲体无峰棱沟裂，无斑纹瘀点，轻压指甲松后红润如故。爪甲淡白萎软无华，乃气血不足的贫血之象；色苍白者为虚寒，属脾肾阳虚。爪甲粗厚者，指趾爪甲远端或边缘日渐增厚，甲体表面失去光泽，呈灰白色，表面高低不平，粗厚枯槁，甲板下生污黄色斑，多伴有足癣，亦称"灰指甲"。爪甲呈层状分离，失去韧性，易于脆裂，多因血瘀或血虚风燥，见于外伤或甲癣。匙形甲是爪甲薄软，周边卷起中央凹下，如匙形，又称"反甲"，多发于手指，常见于大病之后，或素体脾虚者，因气血亏虚或肝血不足，或脾虚不运，营养不良而然；甲面凹凸不平，多因肾阴不足，肝阳上亢，或气血亏虚，或甲床损伤所致。甲板出现凹陷的横沟，多因肺中热燥，气津不布或肝气郁结，或气虚血瘀所致。筒状甲指甲卷曲如筒，又称"葱管甲"，多见于久病体虚，气血亏虚或安逸少劳之人。球形甲指甲增宽，呈球形，指端粗大如葱头，属气虚血瘀，见于心阳不振、心血瘀阻、咳嗽喘促、呼吸困难者。指甲根皮肤皱襞剥起，又称"倒刺"，多因血热或气血不和而致。倒甲即"嵌甲"，指爪甲倒生，刺痛如锥，多发于足趾，多因鞋靴窄小挤压，或受外伤而然。

5. 望形态　指通过观察病人的身形、动作、姿态和体质以诊察疾病的方法。形体壮实，活动正常是正气充盛的表现；中医有"瘦人多火，肥人多痰"之说，故临床之际，瘦人之病虑竭其阴，而形体消瘦者若倦怠喜静是气血不足的表现；人体或器官形态异常多为先天禀赋不足或后天疾病、创伤所致；皮肤肿胀、形体肥胖多为水液运化失司，或热毒蕴结，或气滞血瘀所致；头的异常颤动多是肝风内动，或气血不足，无力自持；关节疼痛肿胀、强直变形多为风寒湿邪痹阻经络或热伤筋脉所致；单侧肢体偏瘫，伴口眼㖞斜多由风痰、瘀血阻于经络所致。

6. 望舌　望舌，是通过观察舌象的变化，了解机体生理功能及病理变化，用以诊察了解疾病的一个重要方法。在"四诊"之中，属于望诊的范畴，是中医诊法的特色之一。

（1）舌神　即舌之神气。舌体运动灵活，舌色红润，鲜明光泽，为有神之舌，诸病皆吉，预后良好；舌体运动异常，舌色晦暗，干枯无光，为无神之舌，诸病皆凶，预后不良。

（2）舌色　即舌体颜色。一般分为淡红、淡白、红绛、青紫几种。

舌体颜色淡红润泽，白中透红，心气充足，阳气旺盛，鼓动血液则色赤，而胃中甘淡之气，亦上荣于舌，故色质颜色为淡红。淡红舌为气血调和的征象，常见于正常人或表证初起。

舌色比正常舌色浅淡，白色偏多红色偏少，称为淡舌。若舌色白全无血色，则称为枯白舌。气血亏虚，血不荣舌；阳气虚衰，运血无力，舌失血充，故舌质浅淡。主气血两虚、阳气虚衰。

舌色较正常舌色红，呈鲜红色者，称为红舌；舌色深红者，称为绛舌。阳热亢盛，气血上壅，热入营血，血热充斥，阴虚火旺，虚火上炎，导致热斥血络，表现为红绛舌。实热证：苔黄燥或芒刺，多因邪热亢盛，热入气分而舌红，热入营血舌绛。虚热证：苔少或无苔，多因热病伤阴，或阴虚火旺所致。

全舌青紫或泛现青紫为青紫舌，由于热入营血，气血壅滞，阴寒内盛，气血不畅，暴力外伤，气滞不通导致瘀血凝滞，表现为青紫舌。主气血运行不畅，为血瘀证、热证、寒证。

（3）望舌形　舌形，即舌体的形质，包括荣枯、老嫩、胖瘦、点刺、裂纹等特征。舌质滋润，红活鲜明为荣舌；舌质干枯，色泽晦暗，缺少血色为枯舌。舌质坚敛苍老，纹理粗糙或皱缩，舌色较暗者为苍老舌；舌质浮胖娇嫩，纹理细腻，舌色浅淡者为娇嫩舌；舌体胖大而厚，伸舌满口，称为"胖大舌"；舌体瘦小而薄，称为"瘦薄舌"。胖大舌多属阳气亏虚，水湿内停；瘦薄舌是舌失濡养的表现。点刺舌是指蕈状乳头肿胀或高突的病理特征，舌生点刺提示脏腑阳热亢盛，或为血分热盛。舌面出现形状各异、深浅不一、多少不等之裂纹统称为裂纹舌，是精血亏虚，或阴津耗损，是全身营养不良的一种表现。

（4）望舌态　舌态，即舌体运动时的状态。舌体活动灵便，伸缩自如，为正常舌态，提示气血充盛，经脉通调、脏腑健旺。常见的病理舌态有舌体萎软、强硬、歪斜、吐弄和短缩等异常变化。

（5）望舌苔　望舌苔要注意苔质和苔色两方面的变化。

苔质，即舌苔的质地、形态。主要观察舌苔的厚薄、润燥、腻松、腐霉、剥落、真假等方面的改变。透过舌苔，能隐隐见到舌体的苔称薄苔，又叫见底苔；不能透过舌苔见到舌体之苔则称厚苔，又称不见底苔。故"见底"、"不见底"是衡量舌苔薄厚的标准。舌苔的厚薄变化，主要反映邪正的盛衰。病位在表，病情较轻，未伤胃气，可见到薄苔；病位在里，病情较重，可见到厚苔。舌苔由薄变厚，提示邪气渐盛，为病进。舌苔由厚转薄，则提示正气胜邪，为病退的征象。舌苔干湿适中，不滑不燥，称为"润苔"；舌面水分过多，伸舌欲滴，扪之湿而滑，称为"滑苔"。舌苔干燥少津，甚则舌苔干裂，称为"燥苔"；舌苔干而粗糙，如砂涩手，称为"糙苔"。舌苔润燥主要反映体内津液盈亏和输布情况，舌苔由润变燥，表示热重津伤，或津失输布；反之舌苔由燥转润，主热退津复，或饮邪始化。苔质疏松，颗粒较大，边中皆厚，刮之易去，似豆腐渣堆铺舌面者称为"腐苔"，为阳热有余，蒸化胃中腐浊之气上泛于舌。苔质致密，颗粒较小，边薄中厚，刮之难去，似蜡浮涂于舌面者称为"腻苔"，为湿浊内盛，郁遏阳气，湿浊停聚于舌面。舌苔全部或部分剥落，剥落处舌面光滑无苔者，称为剥苔，是胃气亏损，不能上熏于舌，以及胃阴枯涸，不能上潮于口所致，一般主胃气匮乏。胃阴枯涸或气血两虚，亦是全身虚弱的一种征象。

苔色，即舌苔之颜色。其变化主要有白苔、黄苔、灰黑苔三类，临床上可单独出现，也可相兼出现。各种苔色变化需要同苔质、苔色、舌的形质变化综合分析。白苔有厚、薄之分，是最常见的苔色，其他各色舌均可由白苔转化而成，白苔主表证、寒证，但不局限于表证和寒证，正如《舌鉴辨证》指出："白舌为寒，表者有之，而虚者、热者、实者也有之。"故观察时应结合舌质、苔质等变化分析。黄苔有淡黄、深黄和焦黄苔之别。黄苔多分布于舌中，亦可满布于全舌，多与红绛舌同见。黄苔还有厚薄、润燥、腐腻等苔质变化。黄苔主热证、里证。舌苔由白转黄，提示邪已化热入里，苔色愈黄，邪热愈甚。淡黄苔主热轻，深黄苔主热重，焦黄苔主热极。灰苔与黑苔同类。浅黑苔即称为"灰苔"；深灰苔即称为"黑苔"。灰黑苔多由白苔或黄苔转化而成，其中苔质润燥是鉴别灰黑苔寒热属性的重要指征。

多见于热极伤阴；阳虚阴甚或肾阴亏损，痰湿久郁等证。

（二）闻诊

闻诊是通过听声音和嗅气味来诊察疾病的方法。人体的声音和气味，既是脏腑正常生理功能的表现，也能反映相应的病理变化情况。

听声音包括听病人的语言、呼吸、咳嗽、呕吐、呃逆等声音。一般来讲，声音高亢有力者为正常或实证，而声音低弱无力者多为虚证。实证和热证常有声音重浊而粗、高亢洪亮、烦躁多言；虚证和寒证可见声音轻细低弱，静默懒言。此外，不同声音内容反映疾病的不同部位和性质。

嗅气味包括身体、口腔、呼吸和各种排泄物、分泌物的气味。一般气味臭秽或腥臭多为实证、热证；气味清淡者多为虚寒。嗅病气可了解病程长短、病邪轻重及寒热属性，对疾病的预后有一定意义。口气指由口腔发出的气味。口气酸腐，嗳气酸馊多为内有宿食，消化不良；口气秽浊多由胃中湿热停滞；口气腥腐可见于内痈或牙疳。鼻气指鼻腔分泌物及由鼻呼出的气味。鼻涕腥臭黄稠为鼻渊；鼻气秽臭而鼻腔干燥，嗅觉减退，甚至不闻香臭，为鼻槁。体味，由汗出过多而产生，有腥臭为湿热蕴蒸，臭秽为热毒甚，有尿臭味为肾气衰败。

（三）问诊

问诊是医生通过对患者或陪诊者进行有目的的询问，来了解疾病的发生、发展以及治疗经过、目前症状和与疾病相关的情况，以诊察疾病的方法。在四诊中占有重要的地位。

1. 问一般情况　内容包括姓名、性别、年龄、民族、职业、婚否、籍贯、地址等。

2. 问主诉和病史　主诉是病人就诊时最主要的症状、体征及持续时间。现病史是指围绕主诉从起病到就诊时疾病的发生、发展和变化，以及诊治经过。既往史又称过去病史，主要包括病人平素身体健康状况，以及过去曾患疾病的情况。个人生活史是指患者的日常生活、工作等方面的有关情况。因为社会因素、生活习惯、劳动条件等，与某些疾病的发生、发展变化有一定的关系。家族史的询问是指与病人长期生活相处的父母、兄弟姐妹、爱人、子女等人的健康和患病情况。因为某些疾病具有传染性、遗传性，因而询问家族史，有助于对现患疾病的诊断。药物过敏史，了解和指导药物使用情况。

3. 问现在情况

（1）问寒热　是指询问病人有无怕冷或发热的感觉。寒与热是疾病常见症状之一，是辨别病邪性质和机体阴阳盛衰的重要依据，是问诊的重点内容。

恶寒发热是指病人恶寒与发热同时并见，多见于外感表证。其机理为外邪侵袭肌表，卫阳失温则恶寒，卫阳郁遏则发热。所以，恶寒与发热并见是诊断表证的重要依据，但无论是否发热，恶寒为必有之症，故中医有"有一分恶寒，便有一分表证"之说。

但寒不热是指病人只感怕冷而不觉发热。根据发病缓急，病程长短，可分为两种类型。①新病恶寒：多因寒邪直中脏腑，损伤阳气所致。病人突然恶寒，四肢不温或腹部冷痛，或咳喘痰鸣者，为里实寒证。②久病畏寒：多因阳气虚衰，形体失于温煦所致。病人经常畏寒肢冷，得温可缓，舌淡嫩，脉沉迟无力，为里虚寒证。

但热不寒是指病人只发热而不觉寒冷，或反恶热的，称为但热不寒。多属阳盛阴虚的里热证。根据发热的轻重、时间、特点等不同，可分为壮热、潮热、微热三种类型。

寒热往来是指恶寒与发热交替发作，故又称往来寒热。是邪正相争，互为进退的病理表现，为半表半里证的特征，可见于少阳病和疟疾。

（2）问汗　《素问·阴阳别论》说："阳加于阴谓之汗"。故汗是由阳气蒸化津液从毛窍达于体表而成。正常汗出有调和营卫，滋润皮肤等作用，是生理性汗出。病理性汗出，应注意询问汗之有无，汗出时间、多少、部位及其主要兼症等。

（3）问饮食与口味　饮食是后天水谷精气之源，是维持人体生命活动所必需的物质。临床很多疾病都能影响饮食口味发生异常改变，故通过询问饮食口味情况，可了解体内津液的盈亏及脏腑功能的盛衰。口渴是指口干渴的感觉，饮水是指实际饮水的多少。口渴与饮水这两个症状密切相关，一般口渴者多喜饮，口不渴者不欲饮，但有时不尽然。应注意询问口渴特点及其兼症。口渴喜热饮为寒湿内停；渴喜冷饮为热盛津伤；口渴而不欲饮者，或水入即吐，多见于水湿内停，或湿热内困，津液不能上承所致；口干欲漱水而不欲咽者，可见于瘀血证；多饮多尿见于消渴。

食欲是指进食的要求和对进食的欣快感觉，食量是指实际的进食量。询问患者的食欲与食量，对于判断病人的脾胃功能强弱以及疾病的预后转归意义重大。食少纳呆多为脾胃气虚，或内伤食滞，或湿邪困脾；脘胀厌食，嗳腐吞酸，多为食滞胃脘；纳少厌油，黄疸发热，肢体困重，多属肝胆湿热或脾胃湿热；食欲不振，胸胁胀痛，精神抑郁或易怒，为肝气犯胃；育龄妇女突然停经而见厌食、呕恶，脉冲滑，应当考虑妊娠恶阻；消谷善饥，多为胃火炽盛，如伴有多饮多尿，可见于消渴病；饥不欲食，常为胃阴不足；食入则吐，多属胃中实火上逆；朝食暮吐或暮食朝吐，多因脾胃虚寒。饮食偏嗜，正常人由于地域与生活习惯的不同，有饮食偏嗜，一般不致病，多食腥辣肥甘，导致肺胃湿热，可诱发疾病。

口味是指口中有异常的味觉或气味，是脾胃功能失常或其他脏腑病变的反映。口淡无味，多为脾胃气虚，或寒证。口中苦味，多属肝胆火旺，胆气上逆的病变。口中甜味，多属脾胃湿热，或脾虚所致。口中酸味，多属食积不化或肝胃不和。口中涩味，多属燥热伤津或脏腑热盛，气火上逆所致。口中咸味，多属肾虚寒水上泛。口中黏腻，多属湿浊停滞，痰饮食积或肝胆湿热。

（4）问睡眠　睡眠是人体适应自然昼夜节律性变化，维持体内阴阳平衡而具有一定的规律。如《灵枢·口问》所说："阳气尽，阴气盛，则目瞑；阴气尽而阳气盛，则寤矣。"睡眠除与人体卫气循行和阴阳盛衰相关外，还与气血的盈亏及心肾功能相关。询问睡眠的长短、入睡难易、有无多梦等，便可知道机体阴阳气血的盛衰、心肾等脏腑功能的强弱。临床常见的失常有失眠、嗜睡两个方面：黄褐斑患者多失眠，肥胖症患者多嗜睡。

（5）问疼痛　疼痛是临床上最常见的一种自觉症状。机体各个部位都可发生疼痛，且导致的原因很多，如感受外邪、气滞血瘀、痰浊凝滞、食滞、虫积等，阻滞脏腑经络，闭塞气机，使气血运行不畅，"不通则痛"，属因实而致病；若因气血不足，阴精亏损，使脏腑经络失养，"不荣则痛"，属因虚而致痛。问疼痛，应注意问疼痛的部位、性质、程度、时间、喜恶等。

（6）问头身胸腹不适　是指询问头身胸腹除疼痛以外的其他不适，如头晕、胸闷、心悸、胁胀、脘痞、腹胀、身重、麻木等症状之有无，及其程度、特点等。但需特别注意的是，这些不适只是疾病的单个症状，导致的原因很多，因此必须结合其兼症综合分析，才能确定其病证及寒热虚实。除疼痛和上述症状外，头身胸腹的不适还有很多，如恶心、神疲、乏力、气坠、心烦、胆怯、身痒等等，都是病人的自觉症状，临床时也应注意询问，并了解其临床意义。

（7）问耳目　耳能闻声辨音，目能视物察色，均为身体的感觉器官。耳与目又分别与内脏、经络有密切联系。故询问耳目，不仅可了解耳目局部有无病变，而且可推断肝、胆、肾等脏腑的传变。

（8）问二便　大便的排泄，虽直接由大肠所司，但与脾胃的腐熟运化、肝的疏泄、命门的温煦、肺气的肃降等有密切关系。小便的排泄，虽直接由膀胱所主，亦与肾的气化、脾的运化传输、肺的肃降和三焦的通调等功能分不开。故询问大小便的情况，不仅可以直接了解消化功能、水液代谢的情况，而且亦是判断疾病寒热虚实的重要依据。正如《景岳全书》所说："二便为一身之门户，无论内伤外感，皆当察此，以辨其寒热虚实。"二便的病理改变，主要包括排便次数、颜色、量的多少、性状、排便时的感觉的异常，但这些异常改变也往往不是单纯的，而是相互交错在一起，故应综合辨析。

（9）问经带　由于妇女有月经、带下、妊娠、产育等生理病理特点，所以对妇女的问诊，除上述内容外，还应注意月经、带下、妊娠、产育的情况。很多损美性疾病与此密切相关。

（四）切诊

切诊是医生用手触按、叩击病人肌肤、胸腹、筋骨以及脉搏，以了解病情的方法。切诊包括一般切诊和脉诊。

1. 一般切诊　医生运用手指、手掌对病人进行触摸、按压，以测知局部冷暖、软硬、润燥、压痛、凹凸等异常变化，以推断疾病的部位和性质。如按皮肤的冷热与润燥，可测知疾病的寒热属性和津液的盈亏。用按压的方法来辨别脓疡性质、成与未成。皮损按压后色泽的改变，皮损是否凹凸，光滑或粗糙，毛发、鳞屑是否易于脱落，这些对诊断和治疗都有所帮助。

2. 脉诊　医生用手指切按患者动脉，根据脉动探察疾病变化的一种诊断方法，是中医特有的一种诊察方法。

《素问·六节藏象论》说："心主血，其充在脉"，脉象随心脏的搏动而产生，反映心气的盛衰，脉道的通理和气血的充盈。而人体的血脉贯通全身，运行气血，周流不息，反映了脏腑功能。当机体受到内外因素的刺激后，必然影响到气血的周流，故脉象也随之发生变化。医生可通过脉位的深浅、节律的快慢、形态的变化，来测知脏腑气血盛衰和正邪消长的情况，以及疾病的部位和性质，从而进行诊断。

常见脉象及临床意义：

历代医家对脉象的命名和分类不完全一致，但总的说来，可按照以下分类归纳。其中一些脉象除在疾病过程中出现外，也可出现于正常生理状态下。

平脉　不浮不沉，从容和缓，不大不小，流利有力，三部均有，沉取不绝，一息四到五至。反映机体气血充盈，脏腑功能健旺，阴阳平和，是健康的标志。称为"有胃、有神、有根"。

（1）按脉位深浅分

浮脉　轻按即得，重按反减；举之有余，按之不足。主表证。浮而有力为表实；浮而无力为表虚。

沉脉　轻取不应，重按始得；举之不足，按之有余。主里证。沉而有力为实证；沉而无力为虚证。

（2）按脉的速率分

迟脉　脉来迟缓，一息小于四至。主寒证。迟而有力为寒积；迟而无力为虚寒。

数脉　脉来急促，一息六至以上。主热证。数而有力为实热；数而无力为虚热。

（3）按脉的搏动幅度分

洪脉　脉形宽大，应指浮大有力，大起大落。主热甚。

微脉　脉细软，按之欲绝，若有若无。主阴阳气血虚甚。

（4）按脉道粗细分

细脉　脉细如线，应指明显。主气血两虚、劳损或伤寒、痛甚、湿邪为病。

大脉　脉体宽大。可见于健康人。疾病时出现提示病情加重。大而有力为邪实；大而无力为正虚。

（5）其他一些脉象

弦脉　脉形长而直，如按琴弦。主肝胆病、痛证、痰饮病。

滑脉　往来流利，如珠走盘，应指圆滑。主痰饮、食滞、实热、妇女妊娠可见。

紧脉　脉形弦急，指感比弦脉更有力。主寒实、痛证。浮紧为表寒；沉紧为里寒。

濡脉　浮而细软，应指少力。主虚证或湿困。

弱脉　脉极软而沉细。为阳气衰微或气血俱衰。

涩脉　形细而行迟，往来艰涩不畅，如轻刀刮竹。主伤精、血少、气滞血瘀。

芤脉　浮大中空，如按葱管。在大量出血时出现。

（6）节律不齐的脉象

促脉　脉来数而时一止，止无定数。

结脉　脉来缓而时一止，止无定数。

代脉　脉来一止，止有定数。

散脉　浮大无根，应指散漫，按之消失。为元气耗散，脏腑精气衰竭的危重征象。

在临床常可遇见多种致病因素相间为患，在发病过程中正邪也不断发生变化。因此，病人的脉象常常是两种或两种以上的脉象同时出现，称为"相兼脉"。如脉浮数、沉紧、滑数等。这些相兼脉的主病，往往是各种脉象的主病的综合。如浮数主表热证；沉紧主里寒证、滑数可能为湿热证等。

由于脉象的变化同体内的病变关系复杂，在如何分析脉象的临床意义时，还应当注意脉象与临床症状所提示的辨证意义是否一致，称为脉症相应。但有时二者表现不一致，甚至可能出现相反的情况，称为脉症不符。此时应当四诊合参，详细分析病机，弄清原因，透过现象看本质，从而作出正确判断，不致贻误。

二、中医美容辨证方法

辨证论治是中医学的特点和精华。对疾病进行辨证诊断，是中医诊断应有的、特殊的内容，它是立法处方的主要依据。掌握了辨证论治，即使没有明确病名诊断，或者虽有病名诊断而目前对该病尚乏特殊疗法，运用辨证论治，也能对这些疾病进行治疗，这也是中医美容学的基本原则和方法。

中医美容学运用辨证论治的思想，对损美性疾病进行审证求因、审因论治。证，是机体在疾病发展过程中的某一阶段的病理概括，包括了病变的部位、原因、性质以及邪正之间的关系，反映出疾病发展过程中某一阶段的病理变化的本质。所谓辨证，就是将四诊（望、闻、问、切）所收集的症状和体征，通过分析、综合辨清疾病的原因、性质、部位以及邪正之间的关系，概括判断为某一种性质的证。论治，又称施治，则是根据辨证的结果，确定相应的治疗方法。

辨证是决定治疗的前提和依据，论治是治疗疾病的手段和方法，是诊治疾病过程中相互联系不可分割的两个方面，是理论和实践相结合的体现，是理法方药在临床的具体运用，也是指导中医美容临床工作的基本原则。其特点是以症辨证，以病辨病，病证结合，进而确定治则，则异病同治，同病异治。这里的症是病的表象，是证的基础；证是对症的病性概括，是疾病某一阶段的本质反映，疾病的不同发展阶段可表现出不同的症，每种病均有若干个证候。例如，阴虚型的黄褐斑、面部皱纹和皮肤发黑，病虽不同，但证相同，其本质均因阴津不足而引起，治疗上均可选用滋阴的药物，这便是中医美容所依据的理论。

中医学认为"有诸内必形之外"，颜面、皮肤、五官、爪甲、头发、黏膜等是整体中的一部分，这些部位的变化直接反映着身体的健康状况。皮肤白嫩、面色红润、体格健壮是健康美的标志，也是各脏腑经络功能正常、气血充盛的表现。反之，则是脏腑功能失调，气血阴阳紊乱的病理反映。以黄褐斑为例，黄褐斑的发病原因大多与肝、脾、肾三脏功能失调有关，而决非仅是面部皮肤局部的病变引起的。因此，只有树立整体观念内外结合、标本兼顾的方法，使气血充盛、脏腑功能正常、阴阳协调，黄褐斑才会随之消失。

（一）气血津液辨证

气血津液是构成人体的基本物质，它依赖于脏腑功能活动产生，通过经络运行到全身，以维护人体各项生命活动。气血津液是人体生长发育的物质基础，也是保持健美美容的物质基础。

（1）气与美容　气是不断运动着的具有很强活力的精微物质。它来源于父母的先天之精气、食物中的营养及自然界的清气，对保持容貌美、体态美起着决定作用。

推动作用：气具有激发和促进人体的生长发育和各脏腑、经络等组织器官的生理功能。它推动血的生成、运行和津液的生成输布、排泄等。

温煦作用：气是人体热量的来源。人体正常体温调节，需要气的温煦作用来维持；各脏腑、经络等组织器官的生理活动需要在气的温煦作用下进行；血和津液等也需要在气的温煦作用下进行正常的循环。

防御作用：气的防御作用主要体现在护卫全身肌表及面部皮肤，防御外邪的入侵。

固摄作用：气的固摄作用主要是对血、津液等液态物质具有防止其他无故流失的作用。

气化作用：气化是指精、气、血、津液各自的新陈代谢及其相互转化。没有气的推动，血液即不能运行，毛发即焦枯，眼睛即不能视物，颜面会出现瘀斑，全身疲乏无力，甚至上眼睑下垂。

（2）血与美容　血是构成人体和维持人体生命活动的基本物质之一，主要由营气和津液组成，具有很强的营养和滋润作用，对保持容貌和体态的健美起着重要作用。

营养和滋润作用：血在脉中循行，内至脏腑，外达皮肉筋骨，如环无端，运行不息，不断地对全身各脏腑组织器官起着充分的营养和滋润作用，以维持正常生理活动。

血是机体活动的主要物质基础。血气充盛，血脉调和流利，则人的精力充沛，神志清晰，神采奕奕，精神焕发。若血虚、血热或运行失常，可见精神不振，神志恍惚，目无神光，而失去形体美和容貌美。

（3）津液与美容　津液是机体一切正常水液的总称。包括各脏腑组织器官的内在体液及其正常的分泌物。津液的生成、输布、排泄功能正常，则人体皮肤润泽，肌肉丰满，毛发光亮，双目有神，口唇红润。若津液不足，可见皮肤干燥，肌肉松垂，毛发枯干，双目干涩，口唇干裂；若津液输布、排泄障碍，水液停滞体内，可见眼睑肿胀、形体浮肿、肥胖等症状，影响人体形态、容貌美。

总之，气血的盛衰和运行状况直接影响着容颜的状况。要保持皮肤的致密性、柔韧性和光泽性，就要保证气血津液的充盛。如气血不足则面色萎黄，精神疲惫；气血瘀滞则面色晦黯，或有黑斑、雀斑等，表情呆滞。心气、心血不足则面色无华，精怯气弱；肝血不足则两目无神，面色苍白；脾气亏虚则面色萎黄，浮肿虚胖，唇色苍白；肺虚失润，则毛发枯槁，皮肤粗糙少光泽，弹性差；肾阴虚则头发脱落，面颊瘦削，肾阳虚则面色㿠白，颜面浮肿，两目失神等。

（二）皮损辨证

（1）辨颜色　《内经》认为人的肤色与脏腑有关，它将五色分属五脏。如《灵枢·顺气一日分为四时》中指出："肝为牡藏，其色青……心为牡藏，其色赤……脾为牡藏，其色黄……肺为牡藏，其色白……肾为牡藏，其色黑。"故当脏腑发生病变时，人的面色会有色泽的改变。

人的面色，由于个体禀赋差异，所处地理位置差异，气候季节变化，工作条件的不同，而有偏青，偏红，偏黄，偏白，偏黑等区别。"生于心，如以缟裹朱；生于肺，如以缟裹红；生于肝，如以缟裹绀；生于脾，如以缟裹栝楼实；生于肾，如以缟裹紫，此五藏所生之荣也"（《素问·五脏生成篇》）。上文清楚地指出了正常肤色之美与五脏的关系，并强调了皮肤的光泽，认为色泽相合是五脏精气旺盛、气血充盈、荣华于外的征象，这是真正的面容美。

（2）辨经络及部位　中医学认为经络是运行全身气血，联络脏腑肢节，沟通上下内外的通路，经脉伏行于分肉之间，深而不足，络脉浮于整肌表，网络全身，把人体所有的脏腑、器官、孔窍以及皮肉筋骨等组织联络成一个统一的整体。经络学说不仅是针灸、推拿、气功等学科的理论基础，而且对指导美容实践有十分重要的意义。

经络具有沟通内脏与体表作用。经络能沟通表里，联络上下，将人体各部的组织、器官联结为一个有机的整体。经络具有运行气血，濡养肌肤的作用。经络有着运行气血、调节阴阳和濡养全身的作用，由于经络能输布营养到周身肌表，从而保证了肌肉、皮肤、毛发等组织维持正常的功能活动。经络具有抵抗外邪，保护体表以及反映病候的作用。由于经络在人体各部分布的关系，如内脏有病时便可在其相应的经脉循行部位出现各种不同的症状和体征。同样，体表部位的病变也可通过经络而了解其相应的脏腑病变。

（3）辨病因　风胜，走窜无定，遍体作痒，抓破血溢，随破随收，不致化腐，多为干性，如牛皮癣、白疕、瘾疹。

湿胜，浸淫四窜，黄水淋漓，最易沿表皮蚀烂，越腐越痒，多为湿性，或有传染性，如急性湿疮、脓疱疮，后者有传染性。

热胜，皮肤瘾疹，焮红灼热作痒，或只发于暴露部位，或遍布全身，甚则糜烂滋水淋漓，结痂成片，常不传染，如接触性皮炎。

血虚，皮肤变厚、干燥、脱屑、作痒，很少糜烂流滋水，如慢性湿疮。

（三）症状辨证

1. 自觉症状　皮肤病的主要自觉症状是瘙痒，少数皮肤病有疼痛、麻木、肿胀感。

（1）瘙痒

风痒：阵发性、游走性、遇风加重、皮损有脱屑、风团、瘙痒。

湿痒：瘙痒绵绵不断，搔抓有渗液。

热痒：红肿热痒。

虫痒：奇痒难忍，痒如虫行，夜间尤甚。

血虚作痒：皮肤干燥瘙痒，冬季洗澡后加重。

血瘀瘙痒：局限性有定处，皮损色黯。

（2）疼痛

寒痛：遇寒加重，肤色青紫，肤温低。

热痛：红肿热痛，遇热加重。

血瘀疼痛：刺痛而有定处，皮损紫暗，有结节肿块。

（3）麻木

因患处气血不通畅，或血虚所致。

（4）肿胀

火，肿而色红，皮薄光泽，焮热疼痛。

寒，肿而木硬，皮色不泽，不红不热，常伴有瘀痛。

风，漫肿宣浮，或游走不定，不红微热，轻微疼痛。

湿，肿而皮肉重垂胀急，深则按之如烂棉不起，浅则光亮如水疱，破流黄水，浸淫皮肤。

痰，肿势或软如棉，或硬如结核，不红不热。

气，肿势皮紧内软，不红不热，常随喜怒消长。

瘀血，肿而胀急，色初暗褐，后转青紫，逐渐变黄消退。

2. 他觉症状　皮肤病的他觉症状主要是各种皮肤损害，简称"皮损"。

（1）原发皮损　直接发生、初次出现的皮损。有斑疹、丘疹、风团、水疱、脓疱、结节。

（2）继发皮损　由原发皮损自然演变，或经过搔抓、感染、治疗变化而成。有鳞屑、糜烂、结痂、抓痕、皲裂、苔藓样变、疤痕、色素沉着。

（四）八纲辨证

八纲，就是表、里、寒、热、虚、实、阴、阳八个辨证的纲领。

医生对通过诊法所获得的各种病情资料，运用八纲进行分析综合，从而辨别病变位置的深浅，病情性质的寒热，邪正斗争的盛衰和病证类别的阴阳，以作为辨证纲领的方法，称为八纲辨证。

中医学的辨证分类方法有多种，其中最基本的方法是八纲辨证。八纲是从各种具体证候的个性中抽象出来的带有普遍规律的共性，即任何一种疾病，从大体病位来说，总离不开表或里；从基本性质来说，一般可区分为寒与热；从邪正斗争的关系来说，主要反映为实或虚；从病证类别来说，都可归属于阳或阴两大类。因此，疾病的病理变化及其临床表现尽管极为复杂，但运用八纲对病情进行辨别归类，则可起到执简驭繁的作用，所以八纲是辨证的纲领。

表证与里证、寒证与热证、虚证与实证、阴证与阳证，是四对既互相对立而又互有联系的八个方面证候。

八纲中，表里寒热虚实阴阳，各自概括一方面的病理本质。然而病理本质的各个方面是互相联系着的，即寒热病性、邪正相争不能离开表里病位而存在，反之也没有可以离开寒热虚实等病性而独立存在的表证或里证。因此，用八纲来分析、判断、归类证候，并不是彼此孤立、绝对对立、静止不变的，而是互相间有兼夹、错杂，可有中间状态，并随病变发展而不断变化。临床辨证时，不仅要注意八纲基本证候的识别，更应把握八纲证候之间的相互关系，只有将八纲联系起来对病情作综合性分析考察，才能对证候有比较全面、正确地认识。八纲证候间的相互关系，主要归纳为证候相兼、证候错杂、证候真假、证候转化四个方面。

1. 辨表里　一般而论，从病位上看，身体的皮毛、肌腠、经络相对为外，脏腑、骨髓相对为内。因此，从某种角度上说，外有病属表，病较轻浅；内有病属里，病较深重。从病势上看，外感病中病邪由表入里，是病渐增重为势进；病邪由里出表，是病渐减轻为势退。因而前人有病邪入里一层，病深一层，出表一层，病轻一层的认识。

表里辨证是对外感病发展阶段性的最基本的认识，它可说明病情的轻重浅深及病机变化的趋势，从而掌握疾病的演变规律，取得诊疗的主动权。

（1）表证 表证是六淫、疫疠、虫毒等邪气经皮毛、口鼻侵入机体，正气抗邪所表现轻浅证候的概括。表证主要见于外感疾病初期阶段。

临床上表证一般具有起病急，病情较轻，病情较短，有感受外邪的因素等特点，以恶寒（或恶风）发热（或自觉无发热），头身疼痛，脉浮，苔薄白为主要表现，或见鼻塞、流清涕、喷嚏，咽喉痒痛，微咳等症。这些症状是由于外邪客于皮毛肌腠，阻遏卫气的正常宣发所致。

虽外邪有种种的不同，但表证一般以新起恶寒、发热并见，内部脏腑的症状不明显为共同特征。

由于表证病情浅而病情轻，病性一般属实，故一般能较快治愈。若外邪不解，则可进一步内传，而成为半表半里证或里证。

（2）里证 里证是泛指病变部位在内，由脏腑、气血、骨髓等受病所反映的证候。里证与表证相对而言，其概念非常笼统，范围非常广泛，可以说凡不是表证（及半表半里证）的特定证候，一般都可属于里证的范畴，即所谓"非表即里"。里证多见于外感病的中后期阶段或内伤疾病之中。

里证的成因，大致有三种情况：一是外邪袭表，表证不解，病邪传里，形成里证；二是外邪直接入里，侵犯脏腑等部位，即所谓"直中"为病；三是情志内伤、饮食劳倦等因素，直接损伤脏腑，或脏腑气机失调，气血津精等受病而出现的种种证候。

里证的范围极为广泛，病位虽然同属于里，但仍有浅深之别，一般病变在腑、在上、在气者，较轻浅；在脏、在下在血者，则较深重。

不同的里证，可表现为不同的证候，故一般很难说哪几个症状就是里证的代表症状，但其基本特点是无新起恶寒发热并见，以脏腑症状为主要表现，其起病可急可缓，一般病情较重、病程较长。

由于里证的病因复杂，病位广泛，病情较重，故治法较多，一般不如表证之较为简单而易于取效。

（3）半表半里证 半表半里证是指外感病邪由表入里的过程中，邪正分争，病位处于表里进退变化之中所表现的证候。以往来寒热，胸胁苦满等为特征性表现。

（4）表里证鉴别要点 辨别表证和里证，主要是审察寒热症状、内脏证候是否突出，舌象、脉象等变化。一般说来，外感病中，发热恶寒同时并见的属表证；但发热不恶寒或但寒不热的属里证；寒热往来的属半表半里证。表证以头身疼痛，鼻塞或喷嚏等为常见症状，内脏证候不明显；里证以内脏证候如咳喘、心悸、腹痛、呕泻之类表现为主症；鼻塞头身痛非其常见症状；半表半里证则有胸胁苦满等特有表现。表证及半表半里证舌苔变化不明显，里证舌苔多有变化；表证多见浮脉，里证多见沉脉或其他多种脉象。此外，辨表里证尚应参考起病的缓急、病情的轻重、病程的长短等。

2. 辨寒热 寒热是辨别疾病性质的纲领。其实，疾病的性质不只是为寒为热。由于寒热较突出地反映了疾病中阴阳的偏盛偏衰，病邪基本性质的属阴属阳，而阴阳是决定疾病性质的根本，所以说寒热是辨别疾病性质的纲领。

病邪有阳邪与阴邪之分，正气有阳气与阴液之别。阳邪致病导致机体阳气偏盛而阴液受伤，或是阴液亏损而阳气偏亢，均可表现为热证；阴邪致病容易导致机体阴气偏盛而阳气受损，或是阳气虚衰而严寒内盛，均可表现为寒证。所谓"阳盛则热，阴盛则寒"（《素问·阴阳应象大论》）、"阳虚则外寒，阴虚则内热"（《素问·调经论》），即是此义。但是恶寒、发热只是疾病的现象，疾病所表现的寒热征象可有真假之别，而寒证、热证则是对疾病本质认识所作的判断。

（1）寒证　阴盛可表现为寒的证候，阳虚亦可表现为寒的证候，故寒证有实寒证、虚寒证之分。感受外界寒邪，或过服生冷寒凉所致，起病急骤，体质壮实者，多为实寒证；因内伤久病，阳气耗伤而阴寒偏胜者，多为虚寒证，即阳虚证。寒邪袭于肤表，多为表寒证；寒邪客于脏腑，或因阳气亏虚所致者，多为里寒证。

各类寒证的表现不尽一致，其常见证候有恶寒、畏冷、冷痛、喜暖，口淡不渴，肢冷倦卧，痰、涎、涕清稀，小便清长，大便稀溏，面色白，舌淡苔白而润，脉紧或迟等。

（2）热证　阳盛可表现为热的证候，阴虚亦可表现为热的证候，故热证有实热证、虚热证之分。火热阳邪侵袭，或过服辛辣温热之品，或体内阳热之气过盛所致，病势急而形体壮者，多为实热证；因内伤久病，阴液耗损而虚阳偏胜者，多为虚热证，即阴虚证。风热之邪袭于肤表，多为表热证；热证盛于脏腑，或因阴液亏虚所致者，多为里热证。

各类热证的表现不尽一致，其常见证候有发热，恶热喜冷，口渴欲饮，面赤，烦躁不宁，痰、涕黄稠，小便短黄，大便干结，舌红苔黄、干燥少津，脉数等。

（3）寒热证鉴别要点　寒证与热证，是机体阴阳盛衰的反映，是疾病性质的主要表现，故应对疾病的全部表现进行综合观察，尤其是恶寒发热及对寒热的喜恶，口渴与否，面色的赤白，四肢的温凉，二便、舌象、脉象等是辨别寒证与热证的重要依据。

3. 辨虚实　虚实是辨别邪正盛衰的纲领，即虚与实主要是反映病变过程中人体正气的强弱和致病邪气的盛衰。

由于邪正斗争是疾病过程中的根本矛盾，阴阳盛衰及其所形成的寒热证候，亦存在着虚实之分，所以分析疾病中邪正的虚实关系，是辨证的基本要求，因而《素问·调经论》有"百病之生，皆有虚实"之说。通过虚实辨证，可以了解病体的邪正盛衰，为治疗提供依据。

（1）实证　实证是对人体感受外邪，或疾病过程中阴阳气血失调而以阳、热、滞、闭等为主，或体内病理产物蓄积，所形成的各种临床证候的概括。实证以外邪充盛、停积为主，但正气尚未虚衰，有充分的抗邪能力，故正邪斗争一般较为剧烈，而表现为有余、强烈、停聚的特点。

实证是非常笼统的概念，范围极广泛，临床表现十分复杂，其病因病机主要可概括为两个方面：一是风寒暑湿燥火、疫疠以及虫毒等邪气侵袭人体，正气奋起抗邪，故病势较为亢奋、急迫，以寒热显著、疼痛剧烈、呕泻咳喘明显、二便不通、脉实等症为突出表现。二是内脏机能失调，气化障碍，导致气机阻滞，以及形成痰、饮、水、湿、脓、瘀血、宿食等，有形病理产物壅聚停积于体内。因此，风邪、寒邪、暑邪、湿邪、热邪、燥邪、疫毒为病，痰、饮、水气、食积、虫积、气滞、血瘀、脓等病理改变，一般都属实证的范畴。

由于感邪性质的差异，致病的病理产物不同，以及病邪侵袭、停积部位的差别，因而各自有着不同的证候表现，所以很难以哪几个症状作为实证的代表。临床一般是新起、暴病多实证，病情激剧者多实证，体质壮实者多实证。

（2）虚证　虚证是对人体正气虚弱、不足为主所产生的各种虚弱证候的概括。虚证反映人体正气虚弱、不足而邪气并不明显。

人体正气包括阳气、阴液、精、血、津液、营、卫等，故阳虚、阴虚、气虚、血虚、津液亏虚、精髓亏虚、营虚、卫气虚等，都属于虚证的范畴。根据正气虚损的程度不同，临床又有不足、亏虚、虚弱、虚衰、亡脱之类模糊定量描述。

虚证的形成，可以由先天禀赋不足所导致，但主要是由后天失调和疾病耗损所产生。如饮食失调，营血生化之源不足；思虑太过、悲哀卒恐、过度劳倦等，耗伤气血营阴；房室不节，耗损肾精元气；久病失治、误治，损伤正气；大吐、大泻、大汗、出血、失精等导致阴液气血耗损等，均可形成虚证。

各种虚证的表现极不一致，很难用几个症状全面概括，各脏腑虚证的表现也各不相同。临床一般是以久病、势缓者多虚证，耗损过多者多虚证，体质素弱者多虚证。

4. 辨阴阳　阴阳学说在辨证诊断上的应用，主要有两个方面。

（1）阴阳是类证的纲领　由于阴、阳分别代表事物相对立的两个方面，故疾病的性质、临床的证候，一般都可归属于阴或阳的范畴，因而阴阳辨证是基本的辨证大法，《素问·阴阳应象大论》说"善诊者，察色按脉，先别阴阳。"《类经·阴阳类》说："人之疾病……必有所本，或本于阴，或本于阳，比病变虽多，其本则一。"《景岳全书·传忠录》亦说："凡诊病施治，必须先审阴阳，乃医道之大纲。阴阳无谬，治焉有差？医道虽繁，而可以一言蔽之者，曰阴阳而已。"足见古人对阴阳辨证的重视。

根据阴阳学说中阴与阳的基本属性，临床上凡见兴奋、躁动、亢进、明亮等表现的表证、热证、实证，以及症状表现于外的、向上的、容易发现的，病邪性质为阳邪致病，病情变化较快的等等，一般都可归属为阳证。凡见抑制、沉静、衰退、晦暗等表现的里证、寒证、虚证，以及症状表现于内的、向下的、不易发现的，病邪性质为阴邪致病，病情变化较慢的等等，可归属为阴证。

由于阴阳是对各种病情从整体上作出最基本的概括，八纲中的阴阳两纲又可以概括其余六纲，所以说阴阳是证候分类的总纲，阴阳是辨证归类的最基本纲领。

（2）阴阳有具体的辨证内容　由于中医学中的阴阳不仅是抽象的哲学概念，而且已经有了许多具体的医学内容，如阳气、阴液、心阴、脾阳等，都是有实际内容的医学概念。所以，阴阳辨证又包含有具体的辨证内容，其主要者有阳虚证、阴虚证、阴盛证、阳盛证，以及亡阳证、亡阴证等。此外，阳亢证、虚阳浮越证等亦可是阴阳失调的病理变化。所谓阴盛证实际是指实寒证，所谓阳盛证实际是指实热证。

（3）阳虚证　阳虚证是指体内阳气亏损，机体失却温煦、推动、蒸腾、气化等作用减退所表现的虚寒证候，属虚证、寒证的性质。

阳虚证的临床表现，以经常畏冷，四肢不温，口淡不渴，或渴喜热饮，可有自汗，小便清长或尿少浮肿，大便溏薄，面色㿠白，舌淡胖，苔白滑，脉沉迟（或为细数）无力为常见证候，并可兼有神疲、乏力、气短等气虚的证候。阳虚证多见于病久体弱者，病势一般较缓。

阳虚多由病程日久，或久居寒凉之处，阳热之气逐渐耗伤，或因气虚而进一步发展，或因年高而命门之火不足，或因过服苦寒清凉之品等，以致脏腑机能减退，机体失却阳气的温煦，不能抵御阴寒之气，而寒从内生，于是形成畏冷肢凉等一派病性属虚、属寒的证候，阳气不能蒸腾、气化水液，则见便溏尿清或尿少浮肿，舌淡胖等症。

阳虚证易与气虚同存，即阳气亏虚证；阳虚则寒，必有寒象并易感寒邪；阳虚可发展演变成阴虚（即阴阳两虚）和亡阳；阳虚可导致气滞、血瘀、水泛，产生痰饮等病理变化。

（4）**阴虚证**　阴虚证是指体内津液精血等阴液亏少而无以制阳，滋润、濡养等作用减退所表现的虚热证候，属虚证、热证的性质。

阴虚证的临床表现，以形体消瘦，口燥咽干，潮热颧红，五心烦热，盗汗，小便短黄，大便干结，舌红少津少苔，脉细数等为证候特征。并具有病程长、病势缓的特点。

阴虚多由热病之后，或杂病日久，伤耗阴液，或因五志过极、房事不节、过服温燥之品等，使阴液暗耗而成。阴液亏少，则机体失却濡润滋养，同时由于阴不制阳，则阳热之气相对偏旺而生内热，故表现为一派虚热、干燥不润、虚火躁扰不宁的证候。

阴虚可与气虚、血虚、阳虚、阳亢、精亏、津液亏虚以及燥邪等证候同时存在，或互为因果，而表现为气阴亏虚证、阴血亏虚证、阴阳两虚证、阴虚阳亢证、阴精亏虚证、阴津（液）亏虚证、阴虚内燥证等。阴虚进而可发展成阳虚、亡阴，阴虚可导致动风、气滞、血瘀、水停等病理变化。

（五）脏腑辨证

脏腑辨证，是在认识脏腑生理功能、病变特点的基础上，将四诊所收集的症状、体征及有关病情资料，进行综合分析，从而判断疾病所在的脏腑部位、病因、病性等，是为临床治疗提供依据的辨证归类方法。简言之，即以脏腑为纲，对疾病进行辨证。

脏腑生理功能及其病理变化是脏腑辨证的理论依据。脏腑病证是脏腑功能失调反映于外的客观征象。由于各脏腑的生理功能不同，所以它反映出来的症状、体征也不相同。

脏腑是内脏的总称。中医基础理论认为，人体是以五脏为中心，通过经脉、气血、津液与人体皮肤、五官、须发、四肢九窍构成一个有机整体。从中医美容学的角度来看，一个人的相貌、仪表乃至神志、形体等，都是脏腑、经络、气血等反映于外的现象。脏腑气血旺盛则肤色红润有泽，肌肉坚实丰满，皮毛荣润等。故中医美容学非常重视脏腑气血在美容中的作用，通过滋润五脏、补益气血，使身体健美、青春常驻。

1. 心　心的生理功能是主血脉、主神明，在体合脉，开窍于舌，其华在面。面部的色泽荣枯是心气血盛衰的反映。心的气血充沛，方能使面色红润光泽。若心血不足，脉失充盈，则面色淡白无华，甚至枯槁；心气血亏虚，血不上荣，则面色虚浮㿠白；血行不畅，血脉瘀阻，则面色青紫，枯槁无华。

2. 肺　肺的生理功能是主气司呼吸，主宣发肃降，在体合皮，开窍于鼻，其华在毛。肺通过宣发作用，将气血和津液输布到皮肤毫毛，起滋润营养作用，并调节汗孔开合，调节体温正常和抵抗外邪。肺气充沛，则皮毛得到温养而润泽，汗孔开合正常，体温适度并不受外邪侵袭。若肺气虚弱，则皮毛失于温养而憔悴枯槁，汗孔失于调节而多汗或少汗，体温失度而外邪易于侵袭。

3. 脾 脾的生理功能是主运化，主统血，在体合肉，开窍于口，其华在唇。全身肌肉的营养要依靠脾输布和化生营养物质来供养。脾气健运，则身强体健，肌肉丰满。若脾失健运，则肌肉消瘦，四肢疲惫，甚至痿弱不用。脾气健运，则唇色红润泽丽；若脾失健运，则气血不足，致使唇色淡白无华。

4. 肝 肝的生理功能是主疏泄，主藏血，在体合筋，开窍于目，其华在爪。筋附于骨节，由于筋的弛张和收缩，全身关节才能活动自如，而筋必须得到肝血濡养才能强健及伸缩自如。若肝血不足，则筋失所养，致使动作迟缓，屈伸不得，甚至拘挛、颤动。若肝血不足，则指（趾）甲枯槁，变形，甚至脆裂。若肝血充盈，两目光泽有神；若肝血不足，则两目干涩，视物不清；肝火上炎，目赤红肿；肝风内动，两目斜视，甚至目睛上吊。

5. 肾 肾的生理功能是主藏精，主水，在体合骨，开窍于耳和二阴，其华在发。人体骨骼的生长、发育、修复等均依赖肾精的滋养。肾精充足，则骨骼健壮，四肢强劲有力，行动敏捷。若肾精不足，则骨骼发育不良或脆弱，痿软，腰背不能俯仰，腿足痿弱无力。牙齿也必须依赖肾精的滋养才能坚固。如肾精不足，则小儿牙齿发育迟缓，成人牙齿松动易落。人体的头发为肾的外华，肾精能化血，头发需要精血的滋养，所以，头发的生长和脱落、润泽和枯槁、茂盛和稀疏、乌黑和枯白等都是与肾精有关。肾精充足，则头发茂盛乌黑；肾精亏虚，则头发枯槁、稀疏、枯白和脱落。

综上述可知，一个人的相貌和仪表是否美好，均与内脏功能密切相关。

第三节　治疗原则

中医美容方法中整体美容的思想，由于着眼于脏腑、气血，调动人体自身的积极因素，从根本上保证了面容不衰，保证了皮肤毛发的健康，故中医美容的效果能持久和稳定，在美容效果上充分显示了其优越性。所以在治疗原则上，一定要遵循中医的理论，注意发挥中医药的特色和优势。

一、养生防衰

健康的皮肤必须以饱满的精神和健康的身体为前提，美容应该特别注重这一点，在美容手段的使用和美容目的上，注意从整体来认识皮肤，从整体保护皮肤和须发，达到健美的目的。人是一个有机的整体，颜面、须发、五官、爪甲是这个整体的一部分，只有身体健康，气血流通，脏腑阴阳平衡，容貌才不会衰老，须发才不会斑白，五官、爪甲才能得到濡润；反之，仅崇尚涂脂抹粉化妆美容，是舍本逐末。正如《圣济总录》所说："血气者人之神，又心者血之本，神之变，其华在面，其充在血脉，当以益血气为先。"

传统美容从整体观念出发，融外用品、内服方药、药膳、针灸、按摩、气功为一炉，既注重外用药滋养皮肤、治疗皮肤疾病，或适当予以染色，又注意从内部以补益气血、协调脏腑；既强调药物的美容效果，又重视食物、针灸、按摩、气功在美容中的整体调节作用，如唐·孙思邈《备急千金要方》、《千金翼方》中，既有外用美容面膏面脂，又有以饮食为主或以药食为主的内服美容法；既有美容的多种功法，又有针灸行间、太冲去面部黑色的针刺美容法。对同一种疾病的治疗，主张内服药物的同时，予以外搽药品。如明朝陈实功治疗肾阴不足、火滞而成的雀斑，内服六味地黄丸滋肾补阴，外用玉容丸祛风活血行滞；治疗粉刺等面部皮肤疾病时，更体现了这种整体综合治疗法，他认为："粉刺属肺，鼻属脾，总皆血热郁滞不散，所谓有诸内形诸外，宜真君妙贴散加白附子敷之，内服枇杷叶丸、黄芩清肺饮。"针灸美容，也充分显示了整体、综合的特点，如取足三里、关元、神阙、气海补益脏腑气血，培补元气；又局部取阳白、太阳、四白、地仓去除皱纹。治疗粉刺用合谷、曲池清泄肺热；又加迎香、鼻准、耳穴放血泄热活血。这种多途径、整体调理、局部治疗、综合平衡的美容法，不管是在同一种美容手段、同一种损容性疾病的治疗，或是在一种美容目的中，都得到了充分体现。另外，使用一种外用美容器与一种内服美容方药或药膳结合，如能配合针灸、按摩或气功美容效果更佳。

除了滋养形体、补益脏腑气血之外，还要注意心身并调以驻颜。俗语说："笑一笑，十年少；愁一愁，白了头。"七情不要过激，长期保持心情愉快，对于驻颜美容也是很重要的。气功不仅能够强身健体，还可通过意守丹田、以意导气、摒除杂念来调理情绪。故长期练气功的人，多数心情开朗，红光满面。

二、欲美求本

标本是变化的。辨证论治是中医的一大特色，而追求美容也必须治病求本，针对其原因进行治疗，这是辨证论治的一个基本原则。

临床需要注意的是"本"和"标"是相对而言的，标本是一对相对的概念，理论上分类，如正邪双方比较，正是本，邪是标；病因与症状比较，因是本，症是标；病位分析，内脏是本，外表是标；病史归类，旧病是本，新病是标；原病是本，继发病是标。

求本之法需要透过现象查本质，有诸内必形诸外。疾病的发生发展到一定阶段，总要通过若干症状显示出病态来，这是人自我保护本能的表现，也是病症的发生发展规律。但要注意的是，症状只是疾病的现象，不是疾病的本质。只有利用四诊、病史、了解病程，充分地搜集、把握疾病的各个方面，综合分析，才能由表及里，由标识本，从而确立正确的治疗原则。比如面部黄褐斑，可由脾虚水湿上泛、肾虚本色外现、肝郁气滞血瘀、气虚风邪外袭等原因引起，治疗时就不能简单用祛斑增白方法，而应该通过全面综合分析，找出致斑的原因，分辨病在表还是里，邪实还是正虚，病性寒还是热，从而分别采用健脾化湿、温肾行水、理气化瘀、固表祛风方法，这就是美容求本的意义所在。

正治（逆治）是求本的常法。正治是一般常规的治疗法则，即针对求诊者的目的，疾病的性质、病机，从正面治疗。如寒证用热药，热证用寒药，虚证用补法，实证用攻法，因药性与此病性相逆，治疗是逆其证候而拟定的，故称逆治。因临床上多数疾病的征象与疾病的性质相符，如寒病见寒象，热病见热象，虚病见虚象，实病见实象，所以正治法则是最常用的治则。

反治（从治）是求本的变法。有的疾病，特别是长期反复发作的慢性疾病、复杂性疾病，严重的疾病，其临床表现出假象，而与病变性质不符，这时拟定治疗法则就不能逆其症而行，而应顺其症而拟，即通常说的见寒治寒，见热治热，寒因寒用，热因热用，塞因塞用，通因通用。如肥胖，本因摄食过多脂肪，水饮内停，但临床却要使用健脾、益气药如白术、黄芪、山楂、薏苡仁、茯苓等，因为肥胖者必有少气乏力，四肢倦怠，动则气喘等气虚证，其本是脾气虚，这是一个塞因塞用的例子。但是因保健美容的大多是健康人，而损美性疾病多不严重，故使用反治也较少。

而正治和反治，在作为治疗原则时，可以分而叙述之，但在临床制方使用具体分法时，却往往"寒热混用，补泻同施"，这是方剂配伍之奥妙，因为疾病本身就是寒热错杂，虚实同处的多，临床当慎之。

如果是由情志引起的损美性疾病的治疗，当"心病还用心药医"，首先去除不良刺激因素，使情志正常，解除致病之因，必要时可求助于心理医师，用心理治疗法。

三、病证结合

病证结合，指医生在为皮肤美容病人拟定治疗原则时将疾病和证候结合。中医的证候也包括了临床症状，所以这个结合是将疾病、证候、症状三者结合在一起综合考虑，拟定治疗原则。治疗损美性疾病必须首先解决症状问题，即解决皮肤问题，所以必须考虑皮肤证候和症状，而不一定治疗疾病本身。如雀斑，是遗传性疾病，本身是一个疾病名称，病人就诊是想去掉皮肤的斑点或减淡皮肤的斑点，而不是改变遗传问题；从疾病来考虑，是肾水不足，可滋补肾阴，同时外用消风祛斑美白的诸品，肾水是有形之阴，不可速生，故拟定治则是标本兼治，顾本为辅，美白为主。

一般情况下，治病是一个根本法则，但在皮肤病专科门诊的情况下，则应采取"急则治症、缓则治病"的法则，先治其症状，后治本病证候。例如急性湿疹，皮肤灼热红斑、水疱丘疹、渗出明显，皮肤瘙痒时，急需解决渗出、灼热、瘙痒等皮肤问题，病人就诊的目的也是解决皮肤问题，可用清热解毒、收湿止痒的外用药物湿敷，尽快缓解病人的临床症状；内服药可用清热燥湿，祛风止痒之药。待皮肤问题解决后，可用健脾渗湿，调和营卫，实卫固表诸法。所以皮肤美容医生，一定要证症结合。

四、补泻同施

1. 滋补五脏，补益气血 五脏功能正常是面部美容的根本，气血是面部美容的物质基础。故中医非常重视从滋养气血而美容。常采用内服中药及药膳、针灸按摩、气功等方法，使五脏功能正常，即脾能运化吸收水谷之精微而化生气血；肺能宣布气血津液滋养面部；心能推动血液荣于面部；肝能疏泄、贮藏调节血液，使血液不致于瘀滞；肾能受五脏之精而藏之，并使精化为血濡养，而起到益容驻颜，防治疾病的作用。常选用黄精、地黄、百合、茯苓、补骨脂、胡桃肉、莲米、胡芦巴、枸杞、天门冬、麦门冬、何首乌、怀牛膝、灵芝、当归、白芍、燕窝、羊肉、猪肉、牛乳、人乳、芝麻、鸽肉、蜂蜜、葡萄、鸡蛋、粳米，糯米、胡萝卜等药物和食物组成滋补五脏、补益气血的内服美容方和药膳。方如交藤丸、纯阳红妆丸、莲子龙眼汤、骨髓颜糕、胡桃粥、仙人粥等。

2. 祛风清热，凉血解毒　六淫之中，以风邪和热邪对面部美容的危害最大，且热极容易化毒入血，使血分热炽，导致面部疾病的发生，故祛风清热、凉血解毒，是治疗面部疾病，使面部容貌美化的一个重要方法。临床上常选用白芷、防风、藁本、荆芥、细辛、连翘、白蔹、黄芩、黄连、黄柏、山栀、苦参、赤小豆、赤芍、玄参、紫草、丝瓜等组成祛风清热、凉血解毒的方剂。如凉血四物汤、清肺散、荆芥散、美容膏、枇杷清肺饮、黄连散、七白膏、疣洗方、丝瓜散、白雪散等。

3. 消肿散结，燥湿止痒　中医认为，面部的疾病内则多因邪气郁结于皮肤、血脉，外则多表现有局部的红肿、瘙痒。特别是有些久病缠绵难愈的面部疾病，又多与湿邪有关。因此，还适当配伍了一些消肿散结、燥湿止痒的药如密陀僧、露蜂房、山慈菇、白及、木鳖子、蛇床子、贝母、夏枯草、地肤子。方如令面生光方、留颜悦泽方、平痤去斑方、山慈菇散、面目光净悦泽方、玉屑膏等。

4. 润肤增白，红颜减皱　如羊乳、牛乳、人乳、猪脂、白面粉、白石脂、杏仁、桃仁、绿豆、蜂蜜、猪胰、朱砂、紫草、鸡蛋清、冰片、醋等，直接涂敷于面部，可以起到润肤增白，红颜减皱，嫩肤香肤，细面防裂等保健、化妆美容效果。方如半年红方、羊髓膏、红玉膜、洗面玉容丸、玉容粉、白玉散等。

五、协调阴阳

人体的强健、长寿和阴阳的协调及气血的营养滋润有很重要的关系。血属阴，能濡养滋润，灌溉四肢百骸；气属阳，有温煦、摄纳、推动之力。气血是构成人体的基本物质，是机体进行生理活动的物质基础。气血随着人的年龄增长而衰退，欲使脏器充满活力，就必须保证像年轻人一样的气血供应，而年老气血亏虚，往往是衰老的重要原因。根据这个理论，传统美容方法遂借种种手段，使气血流动，经气通畅，经脉疏通，气血津液等营养物质能保证输送到外部器官，而起到美容作用。

阴阳是运动和消长的，所以，美贵在动，动即协调。以动为要，在动中求美的观点，贯穿整个传统美容。气功，以意念引导真气在体内运行，以达到健身美容目的；针灸，刺激某些特定点，使经气疏通，气血运行流畅以美容；按摩，靠按摩器具的作用，使皮肤肌肉运动，从而使气血流畅以滋养器官而美容。就是局部的药物美容品，也多用味辛、芳香组成，并配以活血之品。因辛香走窜，能行血散邪散瘀，助气血运行；香能避秽，抵御外邪。如面部用美容品、口腔美容品、腋下美容品和发用美容品都大量使用了藁本、川芎、麝香、丁香、檀香等香药。

具体方法上，体现在疏通经络，活血祛瘀。经络是气血运行的通道，贵在通畅。气血运行不畅，势必停而为瘀，皮肤肌肉得不到气血的滋养则面色无华，甚至导致面部疾病的发生。可以这样说，几乎所有影响美容的疾病都与气血失和、瘀血停滞有关。故不论是内服美容方，还是外用美容品，均常配伍一些通经络、活血化瘀药。如桂枝、益母草、麝香、冰片、樟脑、当归、赤芍、丹参、血竭、大黄、桃仁、红花、泽兰等，一方面使经络保持通畅，气血运行无阻，面容因此而荣润；另一方面可使已成的瘀血消散，阻滞的经脉复通，消除由此而产生的影响面部的疾病。方如化瘀散结丸、五参丸、痤疮平、桃仁洗面液、灭瘢痕方、颠倒散、白附子散、玉女粉等。至于气功、按摩、针灸更是使用方便、通络活血效果较好的方法。

六、三因制宜

根据不同季节的气候特点，来选择适宜的美容方法，就是因时制宜的治疗原则。比如春夏季节，气候由温渐热、阳气升发，人体腠理疏松，汗孔常开，宜选用一些不致闭塞汗孔，不妨碍皮肤排泄汗液的美容品如美容粉、美容液，或选按摩美容法、针灸美容法。尤其是在夏、季炎热的时候，更不宜使用油脂较丰富的美容油膏，以免闭塞面部皮肤汗孔，阻碍皮肤排泄，使阳气闭郁于内而诱发或加重面部疾病。内服则宜选用性味比较平淡，又可补益脏腑气血的内服美容方，如汤剂、丸剂、散剂，最好是清淡平补的美容药膳。但不宜选用美容药酒，特别是不要选用含辛温发散力强的药物，如附子、肉桂、麻黄、羌活、细辛、桂枝等，以免发散太过，耗伤人体气血，反而影响面部皮肤的滋养。秋冬季节，气候由凉变寒，阴盛阳衰，人体腠理致密，阳气敛藏于体内，汗孔常闭。可选用任何一种中医美容方法，特别宜选用一些带温补性质的美容药膳和内服美容方。若病性不属火热，一般内服美容方中应慎用凉品，如黄芩、黄连、山栀等，以免苦寒败伤人体阳气。

根据不同地区的地理环境特点，来选用适宜的中医美容方法，就是因地制宜的治疗原则。不同的地区，由于气候条件和生活习惯不同，面部皮肤的生理功能和病变特点也各有差异，所以，选用美容方法应当因地而异。如北方多风，气候干燥，人的皮肤也较干燥，宜选用一些润肤效果较好的美容品，如美容膏、美容液、面膜。西北地区，尤其是少数民族地区食肉较多，其皮脂分泌旺盛，不宜选用含油脂较多的美容膏，而应以较干燥的美容粉为主美容。对那些长期生活在牧区，风吹日晒较多的人，则宜选用面膜以护肤，减轻紫外线对皮肤的照射。

根据人们的年龄、性别、体质、生活习惯等特点，来选择适宜的中医美容方法，就是因人制宜的治疗原则。妇女一般35岁左右面部就渐有皱纹，皮肤开始变粗糙，故应养成定时按摩面部的习惯，再内服美容方药及药膳，外用美容膏、美容糊剂、美容面膜等，则可延缓容颜衰老，美化面容。但单用外用美容品，对老年人就不一定十分合适了。老年人一般宜选用外用美容药膳和气功美容法，通过药膳补益五脏气血，气功锻炼疏通经络，才能逐渐收到驻颜美容效果。又如皮肤类型不一样，所适用的美容方法也不尽相同。干性皮肤的人，宜用含脂较多的美容软膏，特别宜用油性面膜；油性皮肤的人，宜用美容粉或美容液，并注意忌辛辣刺激之品。

第三章

中医美容学的传统美学基础

中医美容学是在美学思想和中医药学理论指导下，研究损美性疾病的防治和损美性生理缺陷的掩饰或矫正，以达到维护、修复和创造形体容貌的目的。中医美容学是中医学和中国传统美学结缘的一门以人体健美为研究对象的学科；中医学和中国传统美学都受中国古代哲学的影响，具有共同的思想、文化渊源；二者水乳交融的结合，使中医美容学的人体审美具有独特的视角。因此在中医美容事业发展迅猛，中医美容实践审美化日趋提高的今天，更加迫切需要与之相应的传统美学思想的指导。可以说，没有传统美学的介入或者没有传统美学的应用，中医美容技术水平就难上新的台阶，学科发展就难以取得突破性进展。

第一节　基本概念

一、美学

美学（Aesthetics）是研究美、美感、审美、现实美与艺术美的科学。美学的研究已有数千年历史，但是真正成为一门独立学科，始于 1750 年德国哈利大学教授鲍姆嘉通写的 *Aesthetik* 一书，首次提出了美学的概念。

美学的研究对象为研究人和物；人的美学即美育，这是人类自身美化的课题，物的美学即客观世界的美。美学的研究也可分为美论（美的本质、形态、范畴）、审美认识论（美感、审美心理、形象思维）、艺术论三大部分。

中国传统美学思想源远流长、内容丰富。中国传统美学思想的研究侧重于情，具有形象性、综合性、描述性特点，讲求气韵意境；西方美学研究侧重理性，具有抽象性、分析性、思辨性特点，讲求逻辑推理。两种研究方法各有所长，应该相互融合，取长补短，从而创造全新的美学。

二、医学美学

医学美学（Medical Aesthetics）是一门遵循医学与美学原则，运用医学手段来维护、修复和再塑人体美，以增进人的生命活力美感和提高生命质量为目的的科学。

医学美学的基本研究对象是医学领域中的美与审美，即医学美与医学审美。医学美的基本形态，可分为医学自然美、医学社会美、医学艺术美和医学科学技术美四类。所谓医学美，是指人体美和人体健美，以及对这类特殊美的维护、修复和再塑的医学实施和医学理论。医学美学主要应用在人体各部分的医学美容方面；而医学美容的实施，则是具体运用医学美学原则的典范性学科。任何形态的医学美都是以维护人体美和人体健美为基础而展开的，因此，人体美是医学美的核心，也是医学美学研究的基本对象的核心。

三、医学人体美

人体美是指人体在正常状态下的形体结构、姿势动作、生理功能的协调统一。狭义的人体美主要指人的形体和容貌的形态美；广义的人体美包括人的身材、相貌、五官、体态、装饰的美，也包括人的风度、举止、言谈所表现出来的一种精神风貌和内在气质之美。具体来说，人体蕴藏着大量的美学法则，几乎反映了所有形式美的规律，如：对称、均衡、整体性、和谐、统一、黄金律、韵律等。所有这些只有在审美行为的指导下才能充分表现，所以人体美既需要人体解剖学作为支架和体型来展示，也需要美学法则和审美行为来表现。

医学人体美是指人的形式结构、生理功能、心理过程和环境（自然的和社会的环境）适应等方面都处于健康状态下的合乎目的的协调、匀称、和谐的统一体；它以维护人的健康为目标，采取一切医学手段研究影响人体美的各种疾患的病因病理及防治措施，用以维护、修复和塑造人体美。它一方面采取多种科学手段研究正常状态下的人体的形态、结构、生理功能和心理过程怎样才能达到协调、匀称、和谐与统一，并从众多的现实人体中找寻出美的数据和规律；另一方面又采取医学手段和方法，来维护、修复和塑造人体美。

医学人体美是从医学和美学两个角度来确立的人体美，是一种富有形体美和生命活力美感的人体之美，它是一种人的自然美和社会美的高度和谐统一的多层次系统；这一概念在中国传统的"天人相应"的人体美学思想中得到了充分体现。

医学人体美学是从医学目标出发，将人体作为医学审美对象，是一门运用观察和实验的手段来研究人体美的胚胎发生学、解剖生理学、体质人类学基础及其形态特征和气质要素的科学。它是由来已久的"人体美学"与医学相结合的产物；它既是人体美学的分支学科之一，又是当代医学美学的重要组成部分，更是当代医学美容的专业学科之一。

第二节　中国传统美学思想

中华民族五千多年的文明史，创造了灿烂辉煌的文化，同时也积累了无比丰富的传统美学思想。这些思想散见于各朝代史书、医著、诗歌和民俗中，虽然在历代古籍中找不到"美学"、"人体美"的字词，但是在几千年浩如烟海的中医药及其他古籍中，充满丰富多彩的传统医学人体审美观和传统美学思想的论述比比皆是，具有中国特色的传统美学思想拾俯可得，可以说是源远流长、内容丰富。许多中医药及其他经典古籍中无处不在地散发着传统美学思想的耀眼光芒，时至今日，仍然对中医美容学的学科建设、发展及其临床实践产生巨大影响。因此，继承和发扬中国传统美学思想，"去粗取精、去伪存真"，古为今用，进一步研究与弘扬传统美学思想，对提高人们的审美能力、指导中医美容学应用实践、培养中医美容师的高尚审美情操与修养等将会起到积极的指导和推动作用。

一、传统美学的人体审美观

医学人体美学的最基本的研究方法是人体测量法，包括活体测量和尸体测量。早在2000多年前的中医经典著作《黄帝内经》，不仅《灵枢·骨度》篇较详细的阐述人活体测量，在其他篇章也有阐述人体胚胎发生学、解剖生理学、体质人类学基础和形态特征及气质要素等医学人体美学思想的内容。可以说《黄帝内经》是一部内容丰富的充满传统医学美学思想的经典医籍，对今天的中医美容实践仍然产生重要影响。

（一）提出"天人合一"的整体审美观思想

现代医学审美活动中的审美要求，首先表现为构建整体审美观，认为医学人体美是人与自然美和社会美处于健康状态下合乎目的的高度和谐统一的、富有形体美和生命活力美感的人体之美。中国传统美学思想亦十分推崇医学整体审美观，提出"人与天调"、"天人合一"，强调人与自然的和谐统一、渗透交融，强调的是人体与大自然在运动规律方面的统一。古人认为：在万物（包括人）未始成之时，就已经有了一个"万理所稽"，"万物所成"的道。这个太始之道生成宇宙，宇宙就产生阴阳，阴阳二气相感运动而创造万物万事；因此，人的形体各部分都有阴阳对应的归属。这就是"上撰天，下验地，中审人"的阴阳模式，在"阴阳五行"平衡思想指导下的中国传统美学审美思想。

"天人合一"哲学思想对中医学和中国传统美学都有重大影响，其强调的整体观念既是中医学的基本理论之一，也是中医美容理论体系的核心。中医经典《黄帝内经》就十分强调整体观，认为人是自然的一部分，"人以天地之气生，四时之法成"（《素问·宝命全形论》），说明人来源于自然，是出于宇宙的共同本源，人体与自然、社会是一个有机的整体，所以自然环境的变化对人体有影响，人的行为如果违背大自然的基本规律，他也不能维持身体的健康；而人体本身又是一个有机的整体，须保持相对的稳定状态才能保持形神健美；在这一理论指导下，人体自身、人与自然之间都是协调统一的整体；形现于外的面、发、齿、目等都是脏腑气血的升华，脏象学说中具体地阐明了这种关系：如心主血脉，其华在面；脾主肌肉，其华在唇；肝主藏血，其华在爪；肺开窍于鼻，外合皮毛；肾主骨，其华在发。故肌莹面润，形体健美是阴平阳秘，气血旺盛，脏腑功能强健的标志；反之，容颜憔悴，形体枯槁，发坠齿脱，是机体阴阳失调，精血亏虚，脏腑功能异常的反映；机体内外任何生理病理改变，必然影响其他部分乃至整个机体，都会影响人体的整体美；如果形神不能相依，则发生诸多损美性疾病。所以，中医美容不局限于美化局部，而是在整体观念的指导下突出强调整体调节，诸如养肝肾以明目乌发，健脾胃以丰肌调形，理肺胃以消疮洁肤，补脾肾以健美抗衰等等，无一不着眼于整体调摄，将整体统一观用于指导美容实践，的确是中医美容的独到之处。

此外，中国传统美学崇尚"清水出芙蓉，天然去雕饰"，把这看成是美的创造的最高境界。所以中医美容学推崇人体的自然健康美，也是"天人合一"的具体反映。

中国传统美学思想的这种"形神统一"、"天人相应"整体审美观，与现代医学审美活动强调构建整体审美观有异曲同工之妙；仍然是今天中医美容基本原则，又是医学人体审美的理论指导。

（二）强调健康是人体美的基础

医学的宗旨是维护人体健康，所以中医美容学根据健康和审美的双重标准对人的颜面五官、须发爪甲、肌质肤色、体型姿态、精神面貌、气质风度等进行综合评价，以此判断人体健美与否。

中医美容学认为人体健康与人体美有着密不可分的联系。人体健康包括躯体健康和心理健康。一个人只有躯体健康，脏腑机能正常，才能皮肤红润、肌肉丰满、身躯挺拔、动作矫健，从而给人以外形上的美感；而只有心理健康，才能精神愉快、思维敏捷、豁达大度、积极向上，从而给人一种气质上的美感。

从躯体健康而言，任何损美性疾病和损美性生理缺陷，都是人体内在脏腑、气血功能紊乱所致。如《黄帝内经》认为，五脏气血亏虚，可导致"面焦"、"面黑"或"如黄土"、"如地苍"、"发堕齿搞"、"发鬓颁白"，皮肤"色白，夭然不泽"。正由于认识到健康是美的基础，所以传统中医美容对维护人体的外表美，往往采取内治的方法，通过内服药物来调理脏腑功能，恢复人体健康，达到内健而外美的目的；即使是采用一些外治的方法，如外用药、针灸、按摩等，其着眼点也是"内治"，"外治之理即内治之理，外治之药即内治之药，所异者法耳"；因为，经络连通内外，当药物或手法作用于皮肤时，治疗信息会通过经络传入于里，达到调理内部脏腑的目的。无论外治还是内治，都要先"明阴阳，识脏腑"，继而调理阴阳脏腑；外治内治的区别只是给药的途径或手段的不同。此外，古籍所载大量中药化妆品配方中，既有可起外部修饰作用的中药，如含油脂、黏液质、蜡类、色素成分的中药，又有针对皮肤毛发疾病或缺陷的中药，就是希望通过恢复皮肤或毛发的健康来增进皮肤毛发之美。这些具有治疗作用的中药往往是针对某一脏腑或某一条经脉的，很多中药化妆品都针对皮肤疾病的主要病因配药，使这些中药化妆品能起到预防疾病的作用。如面色黑若为肾虚所致，化妆品配方中则添加补肾药之组分；痤疮若为手太阴肺经有热，化妆品配方中则会添加清肺热药。传统中药化妆品鲜明地体现了健康是美的基础这一思想。

现代医学心理学研究证明，人的心理变化对机体健康、容颜姿色的影响是很显著的；人在心态异常、情绪忧郁时会抑制中枢神经系统，使之对机体某些器官和腺体的功能失去调节作用，引起代谢紊乱，不但会导致许多疾病发生而影响人的健康，同时它还会促使早衰、诱发肥胖、导致眼袋形成，引起白发秃发、导致面部损美性色素病、损害人的神态风貌等，对人的容貌形体美有着巨大的影响。

从心理健康而言，中国传统美学思想十分强调心理情志对健康延寿与美容的密切关系；认为过极的情志可以内伤脏腑，其病理信息若发于外，则可影响人的外表美；提出"神形共养"是养生美容的关键，积精全神不仅能益寿养形，而且有利于驻颜美容；若七情过极，首先伤及五脏，"怒伤肝"、"喜伤心"、"思伤脾"、"悲伤肺"、"恐伤肾"，进而导致气机的逆乱，"怒则气上，喜则气缓，思则气结，悲则气消，恐则气下"，最终伤形损容，使人面容憔悴，发白早衰、频生痤疮、黄褐斑；而养神畅志，则五脏安和，气机舒畅，身心和谐，容光焕发，生机勃勃。

传统中医美容还讲究养生术，追求心身健与美的统一：通过自身运动、饮食调节、修身养性、起居宜忌、房中术等保健方法，求得长生，达到驻颜的目的，使人年七八十仍"面如童子"，"色如少女"，"发白再黑"，体态上则是"身轻若风"。养生术追求的是自然的、而不是矫揉造作的心身健美，推迟衰老的来临，避免心身衰老造成的皮肤、毛发和体态上的美的缺陷。养生术能增进人体的心身健康，心身健康所表现出来的美如皮肤红润、有弹性、肌肉丰满、形体矫健才是人体美的极致，这是一种体现了人体心身健康的本质的美。

（三）对人体形式美的详尽表达

现代人体美学认为人体美是通过比例、线条、对称、均衡、色彩、立体感、姿态及多样统一等形式美显示出来的，容貌美是人体审美的中心环节和对象。而中国古代传统美学思想早就高度重视容貌审美，典型代表就是绵延近3000年、其现存最早记载可追溯到《春秋左氏传·文元年》的中国传统古相术，已经对整齐一律、平衡对称、符合比例规律与和谐有了较深刻的认识：详尽地描述了作为五官端正的条件，人体面部的额、眉、眼、鼻、嘴、颧等基本组合结构必须平衡与和谐，认为健康和美好的人体形式是旺盛生机表现，也是事业成功的基础。吉人自有天相，贵相便是好命；即使是封建统治者，在选择官员时，也注重容貌；类似的专论人体容貌审美观思想历代相传，一直以来影响着古人审美观的形成和人的形体美的审美趣味，因而对中国传统美学思想的人体审美观产生广泛影响。

中国传统人体美学审美趣味及审美思想，与现代医学美学认为人体形式美是比例、对称、均衡、色彩及多样统一的理论不谋而合，至今对中医美容实践仍然有指导意义。

1. 人体美的本质是比例和谐　中国传统美学思想强调人体形式美的调和式多样统一，指出符合一定比例的和谐是人体容貌美的本质，人体容貌美由多点形的整体组合，虽然人的长相个个相异，人体容貌的点的组合不可能有固定的单一模式，但是这些诸多的点组成的立面，只要符合调和式的多样统一，就符合人体美的审美标准（上相）：如额较高者，相应地耳门也要宽大些；又如五大之人或五小（头、眼、腹、耳、口等五个部位均大或小）之人，只要人体各部位都生得五大（或小）俱全，相互对应，端正而无缺陷者，都属"和为贵"的"贵相"，都被认为是和谐美观的容貌；而如果只生得三四个部位小，一二个部位大，那就是不相应，不能给人以和谐的美感。

我国著名美学教授蔡仪在《美学原理提纲》中指出："自然事物中发展到最高阶段的美是人体的美。"人生存于大自然之中，与自然界的变化相应，故人体美与自然美相辅相成。中国传统美学思想还将人体的审美放在与对大自然审美的同等地位，从对大自然的美的欣赏和理解中，寻找对人体美的欣赏、理解途径，并以对大自然审美观念为前提，对人体美进行比较和充分肯定；认为"面为人之仪表，列百部之灵居。五岳朝拱有势，三才配合有情"；五岳即额（南岳）、左右颧（东岳、西岳）、鼻（中岳）和颏（北岳）；五岳之中，中岳的鼻相最为重要，从审美角度看，鼻要隆耸，还须得左右颧的互相呼应；鼻子不隆不峻便无气势，中岳陷薄无势谓四岳无主；而东西两岳要挺直，南岳要广平高阔，北岳要丰阔，才能称为五岳拱朝有势。"三才"又称"三停"。三停又分面上三停和身上三停。面上三停自发际下至眉间为上停，自眉间下至鼻为中停，自鼻下人中至颏为下停，三停皆匀称，即各占1/3，称为上等容貌，属美的容貌。身上三停以头为上停，肩至腰为中停，腰至足为下停。头部虽小，却居高而突出，为百部之首。中停居中为重心，应显稳重之感。下停上载一身，下运百体。三停比例适中，才能达到纵向平衡和谐的人体美。

中国传统美学思想强调人体美的重要因素，是人体身材相貌各部位之间的比例协调美和动作姿态的和谐协调美。中国传统医学审美观中的"自然类比性"带有科学美的素质，因而具有典型的美学特征。

2. 体质学说　早在2000多年前的中医经典《黄帝内经》就已经涉及美学领域的体质学说，并按阴阳五行法则，对人的天赋体质和气质品性划分类型，较早探讨了气质差异和不同气质类型之间的审美关系。提出人的个体间存在着体质的差异，并按阴阳、五行、肥瘦、勇怯、情志等对体质进行分型，把人分为肥壮人、瘦人、常人（肥瘦适中）、壮士、婴儿五类；而肥人又分为膏、脂、肉三型。同时指出体质差异形成于胎儿期，而定型和变异取决于后天生长发育期以及外界各种因素对脏腑气血功能的影响，体质的演化变异会影响形体美："故东方之域……其民食鱼而嗜咸……故其民皆黑色疏理……西方者，金玉之域，沙石之处……其民华食而脂肥"；"多食咸，则脉凝泣而变色；多食苦，则皮槁而毛拔"，"有病口甘者……此人必数食甘美而多肥也"；若"起居无常""以酒为浆，以妄为常，醉以入房，以欲竭其精，以耗散其真"，则"半百而衰也"；"久视伤血"、"久行伤筋"、"久立伤骨"、"久卧伤气"、"久坐伤肉"；而疾病可亦导致体质的改变，使"肌肉消，腠理发泄……令人消烁脱肉"。

此外，中国传统美学思想还通过审美角度阐述女性人体美的体质标准："妇人之质，贵静而贱动，贵重而贱轻，贵厚而贱薄，贵苍而贱嫩"（张景岳《妇人规》），指出"婉娩淑慎，妇人之性美矣，夫能浓纤得宜，修短合度，非徒取说心目，抑乃尤益寿延年"。"多肌肉，丝发小眼，目精白黑分明者，面体濡滑，言语声音和调而下者，其四肢百节之骨皆欲令没，肉多而骨不大者，……"（《玉房秘诀》），"骨肉莹光，精神纯实"（《广嗣纪要》），认为女性内在美的特质表现应仪容柔顺温和，有美好善良的品质，谨慎持重的性格以及心神安祥；而形体美方面应高矮胖瘦得体，身材修长，骨架细小匀称，曲线优美，肌肤鲜嫩光滑柔顺，呼吸平和，声音语言轻柔细微，眼睛明亮，黑白分明，头发浓密而黑，身体健美丰满、四肢骨节处饱满，比例协调。这是多么可贵的"形神俱佳"的人体审美标准！另一方面，中国传统美学思想还从择偶婚配角度认为："若恶女之相，蓬头憎面，捶项结喉，麦齿雄声，大口高鼻，目精浑浊，口及颔有高毛似鬓发者，骨节高大，黄发，少肉……"为择偶婚配孕育之忌（《玉房秘诀》）。从审美角度看，这是身体素质太差或性格气质与品行不佳。类似的传统医学美学思想在历代医籍数不胜数、汗牛充栋，许多对今天的中医美容实践仍具现实的指导意义，值得我们去发掘整理，发扬光大。

3. 人体容貌美的基本图式　中国传统美学思想认为整齐一律，平衡对称是人体容貌美的基本图式。人体颜面部以额、眼、嘴、颧、颊、耳、眉、鼻等器官组合而成。因此人体面部及其五官的组合，对于体现容貌美的整齐一律、平衡对称审美原则非常重要。中国传统美学思想就以"阴阳五行"为纲，以面部鼻额、眉眼、嘴、颧等基本组合结构的平衡与和谐为"五官端正"容貌美的条件；又以鼻中轴的左右五官、颧颊平衡对称，作为容貌美的基本图式：鼻上连眉、眼、额，下通嘴和颊，故称鼻是天柱，为通天、地、人三才之总路；所以鼻梁应该丰满挺直而隆起，方正无偏，鼻尖两边高低大小要一致；两眼及两眉毛的高低大小都要左右对称；嘴的位置要不偏不倚；两侧颧、颊部及耳朵也要对称均衡、牙齿也要直而坚牢密固。此外，长在人面部对称轴位置上的痣是秀美的表现，称为含珠；如生在两眼中间、中轴线上鼻梁与额之间的痣称"双龙戏珠"，认为此人具有中正的美质和博大的胸襟，为人们所器重。

传统中国人体审美观还有鲜明的美、丑辨别标准，比现代医学美学的人体审美标准毫不逊色。如战国时代就提出："增之一分则太长，减之一分则太短，着粉则太白，施朱则太赤"（宋玉《登徒子好色赋》）的人体审美认识；又如张景岳《妇人规》还从医学美学角度论述女性人体审美标准："唇短嘴小者不堪，此子处之部位也；耳小轮薄者不堪，此肾气之外候也；声细而不振者不堪，此丹田之气本也；形体薄弱者不堪，此藏蓄之宫城也；饮食纤细者不堪，此仓廪血海之源也；发焦齿豁者不堪，肝亏血肾亏精也；睛露臀削者不堪，藏不藏而无后也；颜色娇艳者不堪，与其华者去其实也；肉肥胜骨者不堪，子宫隘而肾气诎也；袅娜柔脆，筋不束骨者不堪，肝肾亏而根干不坚也。"此外，还指出女性如虎头熊项、横面竖眉、豺狼之质、刚狠阴恶、奸险刻薄皆为不美，为婚配择偶、优生优育之忌。

4. 追求神韵之美　神韵是指人风度的自然、飘逸、潇洒，表示审美对象的内蕴之美、精神之美，也称"气韵"。它与形体之美相对应。中国传统美学思想认为气韵是人品的外在表现，人品高，气韵就会高，而人品是可以靠后天的修养来提高的。《诗经》中的"巧笑倩兮，美目盼兮"，正是对美人内在神韵的把握和体会；古人认为精神美胜于形体美："德有所长而形有所忘"，意即当一个人具有很高尚的道德之时，即使他的外形不美，也会以他的精神之美吸引人的注意，受人爱戴。

虽然人的精神美可以超越形体而受到人们的赏识，但在现实审美中，是很难将精神美与形体美截然分开的，古人并不舍弃形体美，提出完美的神韵美之"神人"应该是"肌肤若冰雪，绰约如处子"，"执道者德全，德全者形全，形全者神全，神全者圣人之道也"。把形神兼备作为圣人德的体现，表达了古人对精神美和外貌美相统一的向往。这也是中医美容学对人体美的主要着眼点，即因于中国传统美学思想的影响，而注重追求人的本质美、气质美。

中医对"神"极其重视。当一个人思维清楚、言语清晰、面色荣润、目光明亮、反应灵敏、动作灵活、体态自如时，则为"得神"，是人体生命活力美的象征，是健康和美的表现；反之则为"无神"。正因为神对人体美的重要性，所以，在神韵美和形体美这一对人体美学范畴中，中医美容学是特别强调神韵美的。根据中国历代文学著作中对人形体、容貌美的描述之多以及中医著作中追求"色如少女"、"颜如童子"、"丰肌悦色"、"白面"、"玉容"等人体形貌美的医药处方数量之巨，可以认为中医美容学追求的是神形俱美，当一个人具有在健康基础上的美的形体的同时，又具有潇洒的气质和高尚的品德时，会被认为是最理想的美人。

神韵美还强调人体静态美与动态美的一致性，不但重视静态的人体形式美，还十分注重动态的人体形式美，强调人体动作姿态要和谐协调的审美要求。如面部是表达人类感情最敏感的部分，眼睛就像日月一样重要，眼光要秀，形体要正，眼睛要细而长，眉与眼的距离不宜过低，眉应长过眼，这样的眉眼产生的笑容会给人以秀媚可爱的感觉，人的两嘴角也要向上；这样的笑容会给人一种愉悦的美感，而嘴角向下，会给人产生悲伤的情感。又如看腰，凡人行走时腰部显得舒缓轻盈，坐立时腰部挺直平正，从前面看去，腰部像负有东西，从后面看去，腰部呈甲字型，都是健康美的腰相；此外，要做到"坐如钟、站如松、行如风"等。上述强调面部眉眼嘴配合相一致的整齐平衡、和谐对称、符合比例、动静结合的音容笑貌审美认识，以及强调腰部审美要结合行走、坐立、前后动静的审美观，对于我们今天医学人体审美仍然有启迪和指导意义。

总之，对神形美的双重追求是中医美容学人体审美的重要特点之一。神形美是人的躯体和心理健康的表现，而美的形体通过人的感官作用于人体，使人愉悦，美的精神通过人的情志作用于人体，使人向上，都对人的健康起着推动作用。

现代医学美学亦认为，形体美与神态美两者相互结合与渗透，构成了人的精神风貌，它是由感性的生命形象与理性的人格形象相结合而构成的活的整体形象美。人的完整生命活动具有两个层次，即生理基础层和上层建筑层；一个人即使先天嘴唇红润、眼睛圆大、头发乌黑、身段匀称及身体曲线流畅，但却心态异常，或郁郁寡欢、愁眉苦脸，或洋洋得意，不可一世，傲慢无礼，同样不能给人以美的感受，因为他的生命形象和他的人格形象没有构成整体的形象美，或者说他的精神风貌很差，自然就谈不上美了。

5. 强调中和平衡之美　中国传统文化素以中正平和为贵；"中和"的基本含义是协调适中，不偏不倚，刚柔相济。儒家思想认为"中和"为处理天下万事万物的根本，这对我国以后的文化以至美学思想，都发生了长期而重大的影响；中和思想对美学的影响极其深刻，使"中和"成为最有中国特色的传统美学范畴之一；中和之美表达了一种艺术诸因素配合协调适度的美感。中和美成为中国艺术的传统风格；因此对于人体美的欣赏，也体现出"中和"思想；如宋玉在《登徒子好色赋》中形容一美女，"增之一分则太长，减之一分则太短，着粉则太白，施朱则太赤"，就是对中和适度的人体美的欣赏。中和之美倡导的是和风细雨、含蓄淡雅、怨而不怒，这种美学思想使中国各个艺术领域的风格偏重于阴柔美者多，偏重于阳刚美者少；在对人的审美上，同样是偏重于欣赏阴柔之美。在中国，温柔敦厚、贤淑至今仍是女子美的重要标准。西方女子健美追求的和男子一样肌肉刚硬、壮实，在中国不会受到普遍欢迎，这种阳刚之美只适合于男性，若体现在女子身上，不符合中国传统审美情趣。中和之美思想还使中国人对美的追求含蓄不露，与西方的热烈奔放截然不同。

中和的目的是为了趋于平衡，中医美容无论在基础理论和临床治疗及美容保健等诸方面，都蕴含了"中和"的思想，实际上也就是平衡性的体现。按照美学原理分析，在具有科学美的事物中，对称与平衡是其基本内核；中医美容在辨证思维过程中，将着眼点放在阴阳平衡上，以"阴平阳秘"为人体健美的保证，"阴阳失调"则为一切疾病的根源，"谨察阴阳所在而调之，以平为期"是治疗各种损美性疾病最重要的原则。可见，中医衡量健美的标准是"中和"，检测疾病的手段是"中和"，甚至治疗的方法也还是"中和"。中国传统美学思想崇尚人体的自然动态特性，所以在施展养生保健、驻颜抗衰手段时需要一个限量的标准，以防失之偏颇。因此将客观事物的自身规律性作为"中和"的标准，一切美容保健医学活动都必须"以平为期"，这也是中医对美的评价标准。

中国传统美学思想还强调文质结合之美："文"即文饰，"质"即不加修饰的本质。"文"和"质"的内涵是丰富的，"文"不仅指色彩、形状的美化，还包括语言、文笔等一切外在形式的美化；"质"不仅指人的躯体，还指人的精神。由于在中国美学思想中，形体美和精神品德美难以截然分开，所以在中医美容学的人体审美中，还包括精神的审美。我国历代医家大多是重视人品之美的，如葛洪，在向人们提供大量中药化妆品配方以美化人的外貌的同时，又反对论人美丑仅求之以外貌，只看皮肤，不看心志，认为只有"俗人"才会对人只看外形之粗简，不察其精神之风貌，强调从精神品德判断人的美丑的重要性。

在中国传统美学史上，对文质关系的论述较多，有人重文轻质，认为天生丽质的人，如果外表不修饰，也会让人厌恶，但如果在天生丽质的基础上再梳妆打扮，就将让所有的人动心；也有人重质轻文，即比较重视美的内容，认为人的本质如果很美，根本就不用妆饰，就好比一块美玉，不用再在它上面描上色彩；更有人文质并重，能辨证统一地看待文和质的关系，既强调质的重要性，又重视后天的文饰。但综观历代文献，中国传统美学较倾向于求质美，故中医美容学也是较重视对质美的追求的。求质美的美容效果长，文饰美的美容效果短，但前者即时效应差，需时较长，而后者的即时效应好，立竿见影，既能掩瑕藏丑，又能锦上添花，所以中医不排斥对人体美的文饰手段。葛洪曾说："粉黛至则西施以加丽，而宿瘤（古丑女）以藏丑"，所以他所著的医书以及中国历代医书中有大量中药美容化妆品的配方和制法。

（四）美学疗法

常用的美学疗法有音乐治疗、舞蹈治疗、书画治疗等，属医学美学范畴。中医经典《黄帝内经》早就有许多关于美学疗法的精辟论述，如："往古人居禽兽之处，动作以避寒，阴居以避暑"，"余闻古之治病，惟其移精变气，可祝由而已"指出在洞穴群居，钻木取火的远古时代，针药知识还很少，其主要治病方式是心理治疗；阐明当时已出现巫医用语言、歌唱行为等方式为病人治病；提出通过语言、行为、舞蹈等形式的"移精变气"法、暗示疗法、默坐澄心法、情志相胜法等等美学疗法。可以说《黄帝内经》是世界上最早记载"美学疗法"的古代典籍。中国古代的传统美学疗法，是在人类不断与疾病作斗争的过程中逐渐发展的。随着原始社会发展，到了尧、舜时代，人们从过去患病后第一个希望就是"邪去病愈"，所谓"本能的治疗时代"，发展到以生存为目的，加强自身养生保健以抵御疾病发生。《逸士传》第一条记载在远古尧帝时，有成群八九十岁的老人"击壌而歌"。这里的"击壌"是一种古老的舞蹈形式的游戏，"击壌而歌"是人们一边舞一边唱歌，可见远古人，在畜牧和农耕生活之余，已知歌舞游戏能增进人体健康，防御疾病发生，甚至可以疗疾，而获延年益寿之功效。到了殷代，随着甲骨文的出现，商朝工艺高超的"青铜器"和书画得到了发展。到了春秋战国时期，出现了学术上"百花齐放、百家争鸣"的好形势，促进了中医"美学疗法"的发展，音乐治疗，舞蹈治疗及书画治疗等法则已初步形成。如音乐治疗"五音导引"的出现，利用了"同声性相应"之理论。即以宫、商、角、徵、羽五音之调式，与五脏之脾、肺、肝、心、肾，与五行之土、金、木、火、水及人体其他部位的对应分属理论，利用音乐的不同调式，旋律，作用于人体听觉器官，进一步影响人的心神及脏腑组织，从而达到补偏救弊、平秘阴阳作用的一种疗法。以后历代医学都倡导"美学疗法"治身心疾患，如《北史·崔光传》云："取乐琴书，颐养神性"，清代医家吴尚先《理瀹骈文》中云："七情之病者，看书解闷，听曲消愁，有胜于服药者矣"，《临证指南医案》说："情志之郁，由于隐情曲意不伸……盖郁证全在病者能移情易性"，都倡导琴、棋、书、画、曲艺、舞蹈在治疗身心疾患及养生保健美容中的作用。如宋代欧阳修患抑郁症，经多方医治未获效，后经友人劝抚琴，以"宫调式音乐"疗之，果然获效。这是音乐使欧阳修排遣情思，改易心志，使心情愉快，身心很快得到调整，而趋于康复；其二是"宫音"属上，与脾胃相通，有培补脾胃，以增强充实后天生化之源之功效，使欧阳修饮食增进、睡眠好转，体质增强，抑郁之症则可很快消失。又如《儒门事亲·卷十》载："项关令之妻，病怒，不欲食，常好呼叫怒骂，欲杀左右，恶言不辍；众医处药，半载无功；戴人视之曰：此难以药治。乃使二蝠，各涂丹粉，作伶人状，其妇大笑，次日又令作角抵，又大笑。复于其傍，常以两个能食之妇，夸其美食，此妇亦索其食一尝，不数日，怒减食增……"此例系名医张子和医治项关令之妻，分析病因系情志刺激，由怒而伤肝，发为狂症，经多方医治未效，便采用"情志相胜"以"喜胜怒"的心理治疗，运用"舞蹈治疗"，结果获愈。又如隋炀帝由于贪恋酒色，身体逐渐虚弱，这时有人举荐京都名医莫君锡为其诊治，莫太医诊隋炀帝之病后，思之良久，却不提笔开药方，而是凭借自己绘画技艺，给隋炀帝画了两幅画，一幅为"梅熟时节满园春"，另一幅为"京都无处不染雪"，嘱咐其品味画中之含意。隋炀帝一见其画，十分喜悦，以致入了迷，每天在画前流连忘返，想象那梅子的酸甜，白雪的晶洁，雪飘时的奇寒，渐忘却了"酒色"，而陶醉于画中，见画而生情，不禁口中唾液频生，身感冷凛寒意，便觉心情舒畅，过了半月，其喉干舌燥、心烦等症消失，一月后康复。此例不以药疗，而用绘画治疗，终使病愈。一是"移情易性"，改变其指向性，更易其消极的情绪因素；二是运用"精神顺逆原则"，以绘画诱导病人，顺和病人的意志、情绪和精神需要，使病人在精神上快乐，心情愉快，从而助病人生生之气，很快恢复健康。

二、传统美学思想的道德规范

中医美容师除了精湛的中医美容技能外，还应加强美学修养和道德修养；在钻研技术的同时，加强传统美学修养和道德修养是十分必要的。

中国传统美学思想的道德规范以唐代名医孙思邈《大医精诚》一文为代表。《大医精诚》通篇论述医术和医风医德修养，虽只字未提美字，但充满了中国传统美学思想的道德规范。

孙思邈的医学美学思想同儒学美学思想是一脉相承的，如"以仁义为美"、"以充实善信为美"等。孙氏认为行医者必须具备高尚的品德和精湛的技艺，此乃"大医"。孟子云："充实之为美。充实而有光辉之谓大……"现代美学认为，大本身就是美的一种较高的形态，含"伟大"、"崇高"的美学特征，"大医"，就属于这一美学范畴。大医要精要诚；"精"指精湛的技艺，"诚"指高尚的品德。具备了高尚的品德和精湛的技艺，能够治病救人起死回生就是大医。

孙氏的医学美学思想有许多地方同现代美学不谋而合。孙思邈所指的诚和精。其实就是现代美学中的两个最基本的概念"真"和"善"，由此可见，真善美和精诚大，虽表述不同，其实质是一脉相承的。在精与美的相互关系之中，精所占地位是相当重要的，孙氏深深懂得这一点，为此文章伊始，他首先用四分之一篇幅论述这一问题。他认为医术是"至精至微之事"，如果不认真探求，是会害己害人的。所以孙氏告诫学医人，必须"博极医源，精勤不倦"，也就是不断充实自己，精湛技艺。他对那种"读方三年，便谓天下无病可治；及治病三年，乃知天下无方可用"的人，讥之为愚者。

同真（精）与美的关系相比，善（诚）与美有着更为直接更为密切的关系。孙思邈更加重视善，他用四分之三的篇幅，从心、体、法三个方面，对加强医风医德的修养提出了严格要求。孙氏对心方面的要求就是心灵美，其核心是"发大慈恻隐之心"，"普救含灵之苦"，要求医生"不得恃己所长，专心经略财物"，"不得以彼富贵，处以珍贵之药，令彼难求"。在这一总原则指导下，强调医者"传神"的外表美，"澄神内视，望之俨然，宽裕汪汪，不皎不昧"，同时强调医者在"行为美"方面，要重"仁"，不得拿生命当儿戏，草率行事，沽名钓誉，"省病诊疾，至意深心，详察形候，纤毫勿失；处判针药，无得参差"，"纵绮罗满目，勿左右顾眄，丝竹凑耳，无得似有所娱，珍羞迭荐，食如无味，醽醁兼陈，看有若无"。在语言美方面，孙氏要求诊病时"不得多语调笑，谈谑喧哗，道说是非，议论人物，訾毁诸医"。诊病时不论"贵贱贫富……怨亲善友，华夷愚智"，都应"普同一等，皆如至亲"，不得"瞻前顾后，自虑吉凶，护惜身命"，要深心体察患者痛苦，"见彼苦恼，若己有之"，做到全心全意为患者服务，"勿避险巇、昼夜、饥渴疲芳、一心赴救，无作功夫形迹之心"。做到以上数条，就可为"苍生大医"，就是老百姓心目中的大医，也即孙氏心目中的大医。如此看来，孙思邈是将善当作美来直接论述的。孙氏所述大医之体，相当于美学中的外表美、行为美、心灵美的完美结合。

可见，《大医精诚》精辟论述医风医德修养的许多教诲，也是中国传统美学思想的典型代表，同现代美学不谋而合。孙思邈从精和诚两方面论述了美（大）。大离不开精、诚，精和诚是大存在的前提，只有熟练掌握和深刻理解医学规律，精湛医术，用高尚的医德来规范医生行为，达到治病救人的目的，才能成为大医。

从今天来看，认真学习孙思邈《大医精诚》的中国传统美学思想道德规范，自觉抵制目前美容医学存在的种种不正之风和丑恶现象，仍然具有极高的现实指导意义：要成为现代中医美容师的"大医"，应严格要求自己，加强医风医德的修养。在心灵美上要树立"普救含灵之苦"，"发大慈恻隐之心"；在中医美容临床实践的行为美上要"省病诊疾，至意深心，详察形候，纤毫勿失；处判针药，无得参差"，更不得利用人们求美心切而沽名钓誉，"恃己所长，专心经略财物"，"不得以彼富贵，处以珍贵之药，令彼难求"；在中医美容临床实践过程中更应注意语言美"不得多语调笑，谈谑喧哗，道说是非，议论人物，訾毁诸医"。而且，中医美容医术是"至精至微之事"，须"博极医源，精勤不倦"。若不认真探求，急功近利，求一方治百病，或者"读方三年，便谓天下无病可治"，不要做"及治病三年，乃知天下无方可用"的浅薄庸医，那样只能害人害己。

因此，中医美容从业人员要不断学习新理论、新概念，丰富自己的知识，不仅要掌握过硬的专业技术本领；还要不断地陶冶自己的情操，丰富自己的精神世界，修饰自身的仪态，使自己具有优美而不浮华，自尊而不高傲，融知识与修养、慈心与博爱为一体的高雅、端庄的美学形象。

三、传统美学思想对中医美容实践的指导意义

维护、创造人的形体美、功能美和精神美是医学美容各学科共同的审美行为与审美要求。但作为审美主体的人，因所处时代、地域、教育、文化背景等不同，其审美内容和审美价值也不同，从而形成不同的人体审美评价标准，东西方差异特别明显。因此，根植于传统文化的中医美容在维护人体美的实践中，应尊重在历史长河中沉淀下来的传统美学思想对当代人审美心理的影响，在应用医学美学思想指导美容实践时，注意"中西和参"、取长补短、灵活应用，不应全盘生搬硬套西方审美观，这才利于促进中医美容学科的建设与发展。

中医美容学是一门涉及中医药、传统美学与现代美学等多学科知识相结合的综合学科，这就要求中医美容师在努力钻研中医药专业理论知识的同时，全方位地加强包括传统美学思想在内的医学美学修养，才能适应时代的需要，更好地为求美者服务。

中医美容师应学会灵活应用传统医学审美思想，通过中医内调脏腑经络气血、外养皮毛肌肤形体，使各部体围比例和谐匀称，达到"形神俱佳"的人体生命活力美的最高境界。同时，在美容临床上，中医美容师还要懂得利用整体和谐统一、对比、衬托、错觉等美学规律来指导临床实践，由于求美者素质良莠不齐，若单纯按求美者为赶时髦提出美容要求进行中医美容治疗时，很难达到理想美容效果，有时反而造成损美伤害。如：只以体重标准衡量减肥效果，盲目大量长期服用大黄制剂，势必造成习惯性便秘，或者体重虽下降而体围比例未改变，甚至面部皮肤早衰等。此外，在中药增白祛斑过程中，有时正常皮肤已显增白效果而色斑未褪，由于对比衬托和错觉，显得原来色斑更明显，这并非病情加重而正是治疗取得较理想效果的表现等等。这就要求中医美容师提高传统医学美学修养，有较高的审美能力和审美品位，给那些盲目赶时髦而审美情趣较低的求美者提出合理化的建议，才能不断提高中医美容的临床疗效。

现实生活中大多数人不可能完全符合理想的人体美标准，而墨守成规、死守原则、过分单一的审美标准是有害的。因此，我们要牢固树立中国传统美学思想有关"大医精诚"的道德规范，学会灵活应用中国传统美学"天人合一"的整体审美观思想以及美学疗法，在把握好人体美本质的同时，追求中国传统美学思想神韵之美及中和平衡之美。

第四章

中 医 美 容 方 法

　　中医美容方法包括药物美容、食膳美容、经络美容、其他美容方法。药物美容分为内治法与外治法。内治法是中医美容的主要方法。它从整体观念出发，应用中医辨证论治的方法，用药物调整人体的阴阳气血脏腑，祛除病邪，达到消除多种疾病和美容缺陷的目的。中医美容重视内调，但亦强调外治。在美容治疗中，外治法发挥着不可缺少的作用。食膳美容和药物美容一样，以中医基础理论为核心，强调整体观念，进行辨证施膳，食物治疗或美容的基本作用，不外乎是祛除病邪、消除病因，调整脏腑功能，纠正阴阳偏颇的病理现象。"药食同源"，食物治病或美容与药物同理，食物都具有不同性味，对人体相应的脏腑经络具有一定的调理和保健作用。此外，食物对美容的影响，中医学也有深刻的认识，如《素问·五脏生成篇》曰："多食咸，则脉凝而变色；多食苦，则皮槁而毛拔；多食辛，则筋急而爪枯；多食酸，则肉胝而唇揭；多食甘，则苦痛而发落"，明确指出了饮食与损美性疾病的关系。如煎炸、辛辣食品多燥热，多食则易引起痤疮，膏粱厚味之品酿生湿热，多食易致湿热上蒸肌肤引起酒渣鼻、面疱等等。以上说明食膳美容不仅包括了食物的治疗作用，还包括食物的禁忌，饮食偏嗜的禁忌以及病中"忌口"、均衡膳食等内容。

　　中医经络遍布全身各处，经络能够流通气血，调理全身脏腑组织，并供给营养，使人体保持皮肤泽润、毛发乌黑密度良好、耳聪目明，健康长寿。如果经络功能失调就会引发人体疾病，影响健美，因此，人体的健美与经络功能的关系十分密切。经络美容就是用针、灸、推、拿等方法来调节经络的气血，使人体脏腑组织得到充分的滋润和营养，从而达到美容美体的作用，此外又能祛除病邪。在临床上可据此作用特点来治疗一些损美性皮肤病。气功美容可以使人体阴阳平衡，气血旺盛，身形健美，延缓衰老，达到青春常驻的目的。音乐疗法作为辅助疗法，参与治疗多种疾病与保健，可以取得良好的效果。不同的乐曲对人体产生不同的效果，如缓慢轻柔的音乐可使人体舒适平静，有利于大脑皮层的休息，对神经衰弱患者或亚健康人群尤为有益。芳香疗法是指用天然的纯植物精油通过对人体生理、心理方面的影响达到美容的方法。芳香疗法起源于古代，如西汉景帝（公元156年），对沐浴较为重视。太子舍人汲郑"每五日沐浴"。当时美容香身药物零陵香、白芷、菖蒲、泽兰等使用已很普遍。芳香疗法可与按摩同时应用，提升美容的效果。

　　综上所述中医美容方法，内容十分丰富，在中医美容中应用广泛，堪称一绝，它是祖国医药宝库的一份珍贵遗产，我们要加以发扬光大。

第一节 药物美容

药物美容是以中国医学的基本理论为指导，采用中药进行美容的方法。药物美容是中医美容疗法重要的组成部分。药物美容的治疗方法可分为内治法和外治法两大类。内治之法要从整体出发，进行辨证论治。而外治法的外用美容药物、面膜疗法、离子导入法等则为美容的独到之处。大部分损美性疾病必须内治与外治并重。在临症时病情较轻或某些疾病可以单用外治获效。

一、内治法

中医认为人体是一个统一的整体，人体各系统组织之间，在生理上有着密切的关系。"治外必本诸内"是整体观的体现，因此治疗损美性疾病，必须注重整体功能的调整，从而达到理想的疗效。美容内治法是根据辨证，通过内服药物治疗损美性疾病的疗法。中药美容常见的内治法有祛风法、清热法、祛湿法、活血化瘀法、化痰软坚法、疏肝解郁法、益气补血法、养血润燥法、滋阴补肾法、温补肾阳法等。

（一）祛风法

祛风法是用清宣辛散疏风或清热潜镇、滋阴养血熄风的方法以疏散外风或平熄内风的治法。

外风常因风邪袭于肤表所致，风善行而数变，具有升发向上向外的特点，易伤及人的上部、体表，导致各种损美性疾病的发生。

内风是由于体内阳盛，肝风内动，热极生风或阴血不足导致血虚生风，阳虚生风等。

治疗时，外风宜散，治法上有疏风清热、疏风散寒。内风宜平熄，治法上有镇肝熄风、凉血熄风、养血祛风等。

1. 代表方剂 疏散外风如消风散、桂枝汤、荆芥败毒散等；镇肝熄风如镇肝熄风汤、养血熄风如阿胶鸡子黄汤、凉血熄风如凉血消风汤。

2. 适应证 疏散外风法用于外感风寒或风热引起的粉刺、面游风、桃花癣、唇风、疣目等病症。镇肝熄风法用于肝阳化风所致的口眼喎斜。养血熄风法用于血虚生风导致的牛皮癣、瘾疹等。凉血熄风法用于热极生风引起的油风、发蛀脱发等。

（二）清热法

清热法是用寒凉的药物，使内蕴之热毒得以清解。也就是《内经》所云："热者寒之"的治法。由于火热毒邪是损美性疾病的重要致病因素之一，故清热法应用较广泛。火毒之邪有虚实之分。实火指阳盛化风，痰湿、食积、瘀血等邪郁而化火，情志化火等；虚火多为阴血亏虚，阴虚导致内热。临床应用时，分清火之虚实。火毒炽盛宜清热解毒，热在气分宜清气分之热，热在血分宜清血分之热，清虚火宜用养阴清热的法则。

1. 代表方剂　清热解毒如五味消毒饮、清热泻火如黄连解毒汤，清热凉血如犀角地黄汤；养阴清热如知柏地黄丸。

2. 适应证　清热解毒法用于局部红、肿、热、痛，脓疱或扁平状丘疹或伴有发热、口咽干燥，舌红苔黄，脉数等。如日晒疮、酒渣鼻、粉刺、扁瘊等病症。清热泻火法用于伴口渴引饮、口苦、口臭，大便干结，舌苔黄或黄腻，脉洪数之漆疮、粉刺、热疮、日晒疮、粉花疮、热疮等病症。清热凉血法用于热火入营血，口渴不欲饮，皮肤有红斑瘀点，局部掀红灼热等，舌红绛，脉数之日晒疮、毛细血管扩张症、丹毒等病症。养阴清热法用于虚火上炎，五心烦热，口渴，舌红少苔，脉细数之黧黑斑、雀斑、油风、白屑风、皱纹等病症。

（三）祛湿法

祛湿法是用芳香化湿或淡渗利湿的药物祛除湿邪的治法。

湿邪致病，有外湿、内湿之分。外湿多由居处潮湿，涉水淋雨，气候潮湿等湿邪侵袭人体所致。内湿多是饮食不节，膏粱厚味过度则湿从内生所致。肌肤与脏腑表里相关，外湿可以内传脏腑，内湿可以外渗肌肤，两者互为影响。

湿邪伤人易与风寒、暑热兼挟而致病，损美性疾病常见湿邪与风、热之邪相兼并见，人体又有虚实之分。治疗上风湿蕴肤用祛风胜湿法；湿热内蕴用清热利湿法或燥湿清热；湿热下注用淡渗利湿法；温固脾阳用温中化湿法；脾虚湿阻用健脾化湿法。

1. 代表方剂　祛风胜湿如豨莶丸；清热利湿如龙胆泻肝汤、甘露消毒丹；淡渗利湿如萆薢渗湿饮；温阳化湿如实脾饮；健脾化湿如参苓白术散；燥湿清热用平胃散。

2. 适应证　适用于风、湿、热邪互结或脾虚湿阻的损美性病症。治疗湿热内蕴的粉刺、面游风、黧黑斑、白屑风；温固脾阳的单纯性肥胖症；风湿蕴肤的白驳风；脾虚湿阻的粉刺。

（四）活血化瘀法

活血化瘀法是指用活血祛瘀的药物疏通瘀阻，使血液得以流畅的治疗方法。瘀血的形成多因气滞、寒凝、血热、气虚等原因而导致血瘀。故治疗上活血化瘀可与补气、理气、凉血、温阳药物同时使用，达到良好的效果。瘀血是损美性疾病常见病因之一。

1. 代表方剂　桃红四物汤、血府逐瘀汤、失笑散、通瘀活血汤等。

2. 适应证　用于瘀血所致的黧黑斑、雀斑、白驳风、粉刺、油风、毛细血管扩张症、黑变病、褐青痣、太田痣、眶周过度色素沉着症等。

（五）化痰软坚法

化痰软坚法是用祛痰软坚的药物以化痰浊、疏气机、散结的治法。疾病成因很多，《医宗必读》中说："脾为生痰之源，治痰不理脾胃，非其治也。"治痰可以通过健脾化痰取得疗效。运用祛痰剂时应辨别疾病的性质，即寒热燥湿的不同选择，如清热化痰法、软坚化痰法、温化寒痰法、润燥化痰法、燥湿健脾化痰法等。

1. 代表方剂　二陈汤、温胆汤、清气化痰丸、贝母瓜蒌散、海藻玉壶汤等。

2. 适应证 适用于痰湿阻于肌肤或脾虚湿阻内停阻于肌肤的粉刺、睑黄瘤、脂瘤等。

（六）疏肝解郁法

疏肝解郁法是指用疏肝理气的药物调畅气机的治疗方法。肝气郁结是损美性疾病的主要致病因素。

1. 代表方剂 疏肝解郁如逍遥散、清肝解郁汤；理气解郁如开郁散。

2. 适应证 疏肝解郁适用于肝气郁结所致的黧黑斑、粉刺等。患者可伴有胸胁胀痛，胸闷善太息，月经不调，舌苔薄白或黄，脉弦等。

（七）益气补血法

益气补血法是用益气扶正的药物，使体内气血充足，消除各种虚弱现象、恢复人体正气的治法。《内经》云"虚则补之"、"损者益之"。补益法具有现实的临床意义。

1. 代表方剂 益气用四君子汤；补血用四物汤、归脾汤；气血双补用八珍汤、十全大补汤等。

2. 适应证 用于气血耗伤或素体气血不足者，出现黧黑斑、雀斑、白屑风、油风等。患者可伴面色苍白，四肢乏力，气短，头晕目眩，毛发稀少，舌淡苔少，脉沉细无力。

（八）养血润燥法

阴血虚弱者，肌肤失养而生风生燥，用养血滋阴药以润燥，称为养血润燥法。

1. 代表方剂 四物汤、六味地黄丸、祛风换肌丸等。

2. 适应证 用于血虚风燥或阴虚血燥引起的唇风、漆疮、日晒疮、粉花疮、药毒、鹅掌风等。

（九）滋阴补肾法

滋阴补肾法是用滋阴补肾脏的药物治疗肾阴不足的方法。肾为先天之本，肾阴不足则变生诸症。

1. 代表方剂 六味地黄丸、左归丸等。

2. 适应证 用于肾阴不足，水亏火旺的黧黑斑、雀斑、油风、白屑风、皱纹等证及皮肤老化的干燥、松弛、粗糙等美容缺陷。患者表现为头晕眼花，咽干唇燥，腰酸膝软，虚烦不寐，便赤便干，舌红少苔，脉细数。

（十）温补肾阳法

温补肾阳法是用温补肾阳药物治疗肾阳虚弱的治法。

1. 代表方剂 金匮肾气丸、右归丸等。

2. 适应证 用于肾阳不足、阳气衰微而致的损美性疾病。如：肥胖症，患者表现为形寒肢冷，腰膝酸软，精神不振，大便溏薄，小便清长，舌淡苔白，脉沉细。

二、外治法

美容中药外治法即通过体表给药以治疗损美性疾病和缺陷的方法。外治法是中医美容学重要的组成部分。《理瀹骈文》说："外治之理，即内治之理，外治之药，即内治之药，所异者法耳。"指出了外治与内治治疗机理相同，但给药途径不同。中药外治法是运用中药制成不同的剂型作用于皮肤、黏膜、毛发局部等达到治疗目的的一种方法，在中医美容治疗中，内外兼治，标本兼顾可增强疗效，外治法对皮肤组织的修复发挥着不可缺少的作用。外治法在治则、给药方法、药物剂型上与内治法有所不同。中药外用一般有熏洗、湿敷、扑撒、涂擦、敷贴、喷雾、电离子或超声波透入疗法等。

（一）常用治则

1. 止痒法　止痒法是用祛邪止痒的药物制成各种外用药作用于体表患处，达到止痒目的的治法。

瘙痒是损美性疾病常出现的自觉症状，是由于外感六淫之邪或虫毒等引起肌肤气血不和所致。或因血虚风燥，阴虚生风，肌肤失养而成。

（1）代表方剂　三妙散、硫黄软膏、土槿皮酊、黄柏洗剂、青黛清凉膏等。

（2）适应证　冻疮、湿疹、药毒、粉花疮、面游风等出现局部皮肤瘙痒的病症。

2. 清热解毒法　将清热解毒类的药物制成不同剂型的外用药作用于局部，达到清解局部热毒作用的治疗方法。该疗法适用于热毒症。凡热邪致病，热极化火成毒，宜清热解毒。

（1）代表方剂　如意金黄膏、金黄散、三黄散、玉露膏。

（2）适应证　用于疮疡的阳证，症见局部红肿热痛。如冻疮、日晒疮、面游风、粉刺、药毒等病症。

3. 养血润肤法　用养血润燥的药物制成软膏、油剂、面膜、霜剂等不同剂型的外用药作用于局部，从而达到养血润肤的作用。风邪客于肌肤，耗伤营血或体内血虚风燥出现皮肤的病患，治疗宜养血润肤。

（1）代表方剂　润肤膏、当归膏、青黛膏等。

（2）适应证　由于血虚风燥、肌肤失养的面游风、白屑风、皲裂疮、皱纹等病症。

4. 收湿法　用祛湿的药物配制成粉、散、洗剂等不同剂型的外用药作用于局部达到祛除湿邪的目的。

（1）代表方剂　炉甘石洗剂、青黛散等。

（2）适应证　用于湿邪蕴于肌肤，局部出现水疱、糜烂、渗液、皮脂溢出等疾患。如：湿疹、日晒疮、药毒、粉花疮等病症。

5. 退黑祛斑法　采用具有增白祛斑作用的药物制成软膏、乳液、面膜等不同剂型的外用药，直接作用于局部达到增白祛斑的治疗方法。

皮肤出现"面尘"或"黧黑斑"等的病因有脏腑功能失调或外染铅毒等所致。临床治疗上宜内调脏腑、外用祛斑增白增强疗效。

（1）代表方剂　玉容散、五白散等。

（2）适应证　用于损美性疾病的黧黑斑、面尘、黄褐斑、粉刺疤痕或肤色晦黑等美容缺陷。

6. 腐肌蚀肤法　腐肌蚀肤法是指用具有腐蚀作用的药物制成膏剂、液体等不同剂型作用于局部患处，达到腐蚀痣、疣、赘生物或祛斑作用的治疗方法。该疗法过敏体质的人禁用。湿敷时要掌握操作方法，保护周围正常皮肤。

（1）代表方剂　五妙水仙膏、水晶膏等。

（2）适应证　扁瘊、色素痣、疣目、雀斑、黧黑斑等病症。

（二）美容中药外用剂型

美容中药外用剂型常用的有散（粉）剂、软膏剂、硬膏剂、洗剂、酊剂、油剂、水剂、糊剂、涂膜剂等。

1. 散（粉）剂　又称药粉、药面，由单味或多味中药组成配方，经过煅、炙、焙、碾、水飞后制成均匀混合的干燥粉末剂型，根据配方不同而发挥不同治疗作用，散剂具有干燥止痒、祛湿的作用。

2. 软膏剂　将粉剂或中药提取液与基质混合制成半固体状的外用制剂。软膏作用于皮肤可起到保护皮肤和治疗作用，是中医美容外用药中常用的剂型。润肤养颜、防皱、祛斑等配方多用软膏剂，达到润肤、抗皱、除皱的作用。

3. 硬膏剂　是用药物浸泡植物油24小时后用文火煎熬至中药枯黄，而后去渣，加入黄丹而成，亦称黑膏药。常温时呈固体状态，治疗时宜加温后敷贴于局部，可用于蟹足肿（疤痕疙瘩）、疣目（寻常疣）。该剂型易于携带，储存方便。

4. 洗剂（混合振荡剂）　指用水和不溶性药物混合而成的一种剂型，使用时应振荡均匀。根据病情需要，基质可加入少量甘油或酒精，增强皮肤吸收，达到使皮肤干燥止痒、祛脂、护肤的作用，临床上常用治疗于粉刺、粉花疮、药毒等。

5. 酊剂　将药物用白酒或75%酒精浸泡，提取有效成分，滤过去渣而成。酊剂渗透性较水剂强，有一定的刺激性，酒精过敏者勿用，不宜用于黏膜处。有止痒、杀虫、活血通络的作用。

6. 油剂　药物、植物油加透皮剂调和均匀而成；或将药物浸在植物油中24小时后熬至药物枯黄，去渣加入适量黄蜡制成；也可以直接从动物药或植物药中压榨取油而入药。油剂作用缓和，有润肤、防皱、生肌、润发等作用。

7. 水剂（汤剂）　将中药煎煮后滤出药液的一种剂型，中药美容中用于沐浴、熏法、湿敷，有洁肤、止痒、美发、清热解毒、舒筋活络利关节等作用。

8. 糊剂　将药物加工研成细末过筛，然后将液体作为赋形剂调制成泥糊状半固体。用时，常用水、酒、醋、蜂蜜等液体或乳汁、胆汁、生药汁等液体与药末调匀为泥糊状，或直接将鲜药或生药清洁后捣成泥糊状制成药剂。糊剂是作为中药面膜用的常用剂型，应用方便，应现配现用，不宜久放，易霉变，影响疗效。

9. 涂膜剂　用含高分子化合物的有机溶媒或火棉的醇醚溶液溶解药物制成的外用液体涂剂。应用时涂于患处，溶媒挥发后形成薄膜，对患处有保护作用。中药涂膜剂外敷通过皮肤的水合作用逐渐释放所含药物而发挥治疗或护肤的作用。

（三）常用给药方法

中药外用的给药方法多种多样，中医美容中最常用的是各种中药化妆品外敷法、超声药物透入法、直流电药物离子导入法、药物蒸汽法、面膜疗法等。

1. 超声药物透入法　超声药物透入法是通过超声作用使中草药有效成分经皮肤或黏膜透入而达到治疗损美性疾病或养肤驻颜的一种美容方法，简称声透法。

超声与声波的本质相同，都是物体的机械振动在弹性媒质中传播形成的机械振动波。当它在媒质中传播时，媒质质点发生振动运动，形成交替的疏密变化，构成压力波而传递声能。当振动频率在 16~16 000Hz 时，人的耳朵能听到，称为声音；超过 16 000Hz 时则不能被人听到，称为超声波。频率在 20 000Hz 以上的超声波，具有一定的治疗作用。

（1）操作方法　声透法目前较普遍应用于医学美容中。由于其所用药物不只限于电离物质，药源广泛，具有超声和药物的双重作用，常用于治疗痤疮、面部色素沉着性皮肤病及改善黑眼圈等。使用该法时，事先要清洁皮肤，之后将含药物的耦合剂涂布于受治局部（可将中草药制成浸液或煎剂作为耦合剂），然后将声头置于受治部位，均匀移动，速度约每秒 1~2cm，选用连续波，$(0.5~1)$ W/cm^2 小剂量。每次治疗时间 5~10 分钟，最多不超过 15 分钟，每日或隔日治疗 1 次，或每周 2 次。若采用穴位声透，可选 $(0.25~0.5)$ W/cm^2 剂量，每一部位治疗 0.5~2 分钟，连续波，适当加压将声头固定于受治部位。

（2）注意事项

①注意保护声头，忌碰撞与空载，否则容易使声头中晶片破裂或过热损坏。

②避免烧灼伤，受治者如感觉局部有烧灼疼痛感或其他不适时，应立即关闭机器，在未查明原因前不得继续治疗。

③眼周只能采用小剂量超声波治疗，不要超过 1W/cm^2，每眼时间不得超过 5 分钟。声波方向不要直对眼球，以免造成眼球的损伤。

④对皮肤有较强刺激的药物应禁用，注意药物过敏反应。

2. 直流电药物离子导入法　直流电药物离子导入法是借助直流电将药物离子经皮肤、黏膜或伤口导入组织内以达治疗或美容目的的方法，亦称电-药物离子导入法。

（1）操作方法　将药液棉片裹于电极棒上。带正电荷的药棉裹于阳极棒上，带负电荷的药棉裹于阴极棒上，然后置于面部皮肤缓慢移动。非作用极握于受治者手中。剂量以电流密度为指标（单位：mA/cm^2），一般选用 $(0.1~0.2)$ mA/cm^2 密度。每次治疗时间为 15~25 分钟，每日或隔日治疗 1 次。

（2）注意事项

①带正电荷的药物一定要从阳极棒导入，带负电荷的药物一定要从阴极棒导入，否则药物不能导入体内。美容常用导入药物的极性如下：黄芩"＋"，川芎"－"，毛冬青"－"，五味子"－"，陈醋"－"。

②易引起过敏的药物导入前需做皮肤过敏试验。

③急性湿疹、有出血倾向性疾病、对直流电过敏者禁用此法。

3. 药物蒸汽法　药物蒸汽法是利用电热装置将水加热产生水蒸气，蒸汽通过中草药，将其中的挥发油成分带出，与蒸汽一起喷射到皮肤上，而起到治疗或养肤美容作用的一种美容方法。

蒸汽美容器是美容治疗保健中常用的一种设备，草药蒸汽美容器是在一般蒸汽美容器蒸汽排出的通路中，加一个带筛孔的容器，内盛中草药，蒸汽通过中草药时，则将其中的挥发油成分带出。目前，美容常用的紫外光负离子草药喷雾器，蒸汽通过药物后，再通过装有5W紫外光的金属管喷射出来，这时的雾气除带有药物成分外，还因被离子化而含有丰富的氧离子。一般家庭用的小型蒸面器则无离子化装置。蒸汽美容器有便携式和面罩式两种类型。

（1）操作方法　清洁皮肤，先预热蒸汽美容器，等蒸汽喷出很稳定且呈均匀的细雾时，再将喷雾口对准受治局部。喷雾口需距受治者脸部10cm左右，一般熏蒸10分钟。蒸汽法可随受治者美容时间每1周或10天用1次，家庭用蒸汽法可每天或隔天1次。

（2）注意事项

①喷雾器盛水时，水位一定要在警戒线之下。使用时随时注意喷雾情况，如容器内起密集的水泡且机器发出"咯咯"声，预示将会有水珠随蒸汽喷出，应立即关机，避免烫伤受治者皮肤。

②在进行面部按摩时不应同时使用雾化，以防按摩霜中的不良成分进入皮肤。

③炎症较重或过敏性皮肤患者要慎用蒸汽喷面，如选用应距离面部较远，使蒸汽到面部的温度低一些。

④容器内的水必须是蒸馏水或过滤水，因自来水含有矿物质，会造成机器故障，应避免使用。盛水容器及电热装置应定期用弱酸性溶液去除沉积的污垢，可将弱酸性溶液倒入容器内，隔夜后再倒掉，并用清水冲洗干净后备用。

4. 面膜疗法　面膜疗法是指用倒模面膜材料敷于面颈部而形成硬膜或软膜，以达到皮肤美容保健或治疗目的一种方法。在临床美容保健或治疗中，常和蒸汽美容、药物美容、按摩、理疗配合应用。面膜法是中医美容外治中常用的美容方法之一。面膜的种类很多，一般根据其成模（膜）状态，配方及作用等因素将其分成硬模、软膜、中草药膜等。

（1）硬模　硬模指以面膜粉为主要材料，加入适量低温水调成糊状，均匀敷于面部，约20分钟左右形成的硬壳模。硬膜粉配方中以碳酸钙（石膏）为主要材料。根据美容的要求，必要时可加入药物或营养成分。硬模又可分为冷模和热模。冷模粉主要成分是碳酸钙加入清凉解毒的药物，如薄荷、冰片、菊花等，多用于油性皮肤、痤疮的治疗或护理；热模多用于皮肤护理或损美性疾病的治疗，主要成分是碳酸钙加入治疗性药物，达到美容与治疗的双重作用。

（2）软膜　软膜是以软膜粉为原料，加入适量温水调成糊状，均匀涂敷于面颈部形成膜状面膜，保留一段时间后，轻轻将膜状物清除。软膜粉以白陶土、炉甘石、氧化锌、黏土、漂白泥等为基质，添加不同的药物或营养物质配制而成。软膜大部分为营养类软膜（含牛奶、鸡蛋、花粉、胎盘等）、抗皱软膜（含骨胶原、人参、SOD、水貂油等）、增白祛斑类软膜（含当归、珍珠粉、人参等）、祛痤类软膜（含冰片、樟脑、硫黄、芦荟、黄柏等）。

（3）中草药面膜　配方特点是以中草药为主要成分，在中药粉末、煎液或提取液等中适当添加辅助成分，调成糊状直接涂于面、颈部或以药液纱布、棉片贴敷于面部，保留一定时间后揭去棉片、纱布或用清水洗去。在美容治疗中，中草药面膜有较好的效果，治疗黄褐斑、扁平疣、痤疮等疗效尤为突出。

根据病情可选用不同中药。如针对痤疮、皮脂溢出，常采用黄柏、冰片、薄荷、硫黄、芦荟等，达到抗炎、抑制皮脂分泌、收缩毛孔、收敛疮面；对黄褐斑、皱纹可用当归、珍珠粉、人参等，起到祛斑、增白、抗皱、养颜的作用；用于养颜时可选用胎盘、花粉、蜂王浆等，达到延缓皮肤衰老的作用。

中药涂膜面膜具有保湿、紧肤等作用，主要成分是中草药提取液加成膜材料如聚乙烯醇、聚乙烯吡咯烷酮和明胶等制成，操作方便，易于保存。

（4）其他类型面膜　指以成品面膜膏直接涂抹于面颈部等成膜状，保留一定时间后用清水洗去或用手揭去膜。相对于其他类型倒膜面膜而言，面膜膏的成分最为复杂，包括膏基质、活性成分、成膜物质、营养物或药物等。

根据基质与成膜情况不同又分为两类，一类为乳膏型面膜，基质为乳膏基质，无成膜物质，特点是面膜膏涂抹后无明显胶性膜外观，必须用水清除去之，因而又称为水洗式面膜，常用于美容院。另一类为涂膜型面膜，基质为成膜涂膜物质，如聚乙烯醇、聚乙烯吡咯烷酮和明胶等，特点是面膜膏涂抹后有明显胶状膜外观，清除时可直接用手将膜较完整地揭去，因而又称撕拉式面膜，自我美容较适用。

其他类型面膜还有蜡面膜、电子面膜、啫喱面膜、果蔬面膜等。例如中性皮肤保健采用鸡蛋清适量，面粉2汤匙，牛奶5ml，调匀敷面。皮肤皱纹用香蕉捣成糊状，均匀摊在纱布上敷于面部即可。各种类型面膜应根据皮肤性质、特点、美容的目的、治疗的适应证选择应用，才能达到事半功倍的效果。

5. 其他疗法　除以上4种方法外，中医美容外治还沿用一些既普通又便利、有效的方法，即湿敷、贴敷、涂搽、扑撒等。

（1）湿敷　分为冷湿敷和热湿敷。每种湿敷又分为开放性湿敷和闭锁性湿敷两种。开放性湿敷多用于冷湿敷，闭锁性湿敷多用于热湿敷。操作方法：用纱布6~8层或相当厚度的布在药液中浸透，然后取出稍加拧挤至不滴水为度，覆盖于患处，大小与病损相当。开放性湿敷每隔数分钟更换1次，持续1~2小时；闭锁性湿敷将药垫敷于局部，可用油纸或塑料薄膜（塑料过敏者禁用）扎上小孔，盖在敷料上进行包扎，每隔2~3小时更换1次。冷湿敷以10℃左右为宜，热湿敷可达40℃~50℃。

（2）贴敷　是将软膏、硬膏或药粉摊在消毒纱布上，再贴于患处，每日换1~2次；或贴于穴位上，根据病情保留1~2天不等；或将软膏、糊剂、涂膜剂直接贴于面部，适时取掉。近年有美容保健用品将药物装入布袋内作脐敷，可较长期佩戴。此外还有药枕，类似于贴敷的作用。

（3）涂搽　是将药物涂于或擦拭于机体某部位，通过按摩促使药物的吸收。用于涂搽的有粉剂、洗剂、酊剂、油剂、软膏剂等。

（4）扑撒　是将药物粉剂均匀地扑撒在患处或局部。

第二节　食膳美容

一、概述

1. 食膳美容的概念　食膳美容是指运用食物或在食物中加入可药食两用的某些中药，通过日常饮膳而达到防病治病、保健美容的目的。

食物是维持人体生命和健康不可缺少的，它可以长期食用而不产生毒副作用，其中许多日常食品都具有较高的美容价值；药物是运用药之偏性来纠正阴阳气血的失调，使之恢复平衡。数千年来，我国劳动人民在长期的生产实践中，发现、挖掘出许多天然的食药物，形成了"医食同源"等一系列中医理论，创立了食物疗法。

在本草经典著作《神农本草经》所载的 365 种药物中，具有美容作用的有 32 种，其中食物或食药两用的食物占了很大的比例。唐代孙思邈的《备急千金要方》第 26 卷"食治"在论述谷、肉、果、菜等食物的药疗作用时，就论述了 46 种食物的美容和健美功效，占所载食物的 29.4%，为膳食美容和药膳美容提供了依据。

食膳美容根据使用方法的不同，可分为内服和外用两类。内服法是依据应用者不同年龄、不同体质的需要，食用不同的食物或药膳，从而达到美容的目的。内服法主要是从内部平衡脏腑阴阳，调节气血经络，增加外部器官活力，从而获得整体美容效果。外用法则是将食物根据需要配制成不同制剂，直接作用于体表皮肤及外部器官，以达保健、治疗的美容目的，这种方法直接在局部发挥作用。

2. 食膳美容的特点　食膳美容内外并重，局部与整体结合，内以扶助正气而固本，外以增加美感，寓美寓补于食，使人们在日常生活中获得美，显示出其简朴而实用的传统美容特点。概括而言，食膳美容具有如下特点：

（1）注重整体，内外兼调　强调整体美容是食膳美容的指导思想，也是食膳美容的重要特点之一。人体是一个有机的整体，颜面、皮肤、须发、五官、爪甲等状况直接反映身体的健康状况。此外，人体的形体、容颜状况与五脏的健康状况亦密不可分。因此，食膳美容在应用中特别注重整体的调节，融外用与内服为一体，既有以食物滋养皮肤、治疗有碍美容的疾病的外在作用，更注重滋补气血、调节脏腑功能的内在作用，通过对人体整体的调节，达到美容之目的。

（2）安全可靠，简便易行　食膳美容的选材以食物为主，辅以少量药物，这使得食膳美容较药物美容以及现代美容的其他方法具有更大的安全性和可靠性。该法取材于日常生活中，取用方便，操作简单。

（3）寓美于养，防治结合　食膳美容所讲究的内调外治也是中医养生所要达到的目标，所以说食膳美容与食疗养生密不可分。食膳美容的作用首先体现在对各种美容障碍疾病和症状的预防；其次是对于已产生的各种美容障碍疾病，依病证特点选择适当的食物长期应用，以达到美容治疗的目的。

3. 食膳美容的机理 食膳美容同药物美容一样，以中医基础理论为核心，强调整体观念，运用精气学说、阴阳五行学说、脏器互补学说、四气五味学说，辨证用膳。

从传统医学的角度分析，食膳美容的机理体现在：

（1）补益气血 气具有推动、温煦、防御及气化作用；血滋养人体五脏六腑、四肢百骸。气血均为构成人体和维持人体生命活动的基本物质，共同发挥营养机体、滋养肌肤的作用。无论是气的生成还是血的化生都直接依赖于饮食水谷精微，只有在水谷精微充分合理的滋养下，机体气血才能充盈，气血对于健康及美容的作用才能得到充分的发挥。

（2）调和五脏 五脏通过经脉、气血、津液与人体暴露在外的皮肤、五官、四肢九窍融合成一个有机整体。由于五脏与美容的关系极为密切，因此饮食美容着重顾护五脏正气，调和五脏阴阳，多选用具有补肾填精、健脾益气、润肺滋阴、疏肝理气、益心养血等作用的食物。在应用时需根据五脏阴阳之寒热虚实，选用性味与功效适宜的食物，以调养五脏，改善五脏功能，从而达到祛病健美的目的。

从现代营养学的角度分析，其机理体现为：

① 营养素因素：现代营养学强调均衡的饮食是保持健美肌肤不可缺少的要素。如果膳食结构不合理，长期缺乏或过多摄入某种营养素，势必会造成机体结构和生理功能的变化。

② 食物酸碱性因素：现代医学认为健康的体液应呈弱碱性。如果摄取过量的酸性食物，体液则趋向酸性，体细胞新陈代谢低落，皮肤就会粗糙，产生皱纹、色素沉着，还可导致面黄肌瘦等不良后果。因此，为了保持皮肤健美，应多食用碱性食物，适当减少酸性食物的摄入比例。

4. 食膳美容的治疗法则

（1）祛风法 常用于粉刺、唇风、油风、脱发等。

（2）清热法 常用于酒渣鼻、粉刺、粉花疮、脱发、黧黑斑等。

（3）祛湿法 常用于面游风、脱发、面色萎黄等。

（4）化痰法 常用于黧黑斑、酒渣鼻、皮肤粗糙、面色晦暗等。

（5）化瘀法 常用于黧黑斑、酒渣鼻、白驳风、皮肤粗糙、面色晦暗等。

（6）补益法 常用于粉花疮、白发、白驳风、早衰、皮肤干燥和脱屑、毛发干枯等。

（7）理气法 常用于黧黑斑、肥胖症等。

二、常用美容食物及功效

1. 果品类

（1）胡桃仁

性味归经：甘，温。归肺、肾、大肠经。

美容功效：补肾助阳，补肺敛肺，润肠通便，润肤悦容，生发乌发。

现代研究：主要含有蛋白质、脂肪、钙、磷、铁、锌、锰等，且所含蛋白质富含 18 种氨基酸，其脂肪酸为不饱和的亚油酸和亚麻酸。

临床应用：治疗脱发、白发、白癜风、酒渣鼻。

用法：每天服 2~3 个，2~3 个月有效，宜长期服用。

（2）白果

性味归经：甘、苦、涩，有毒。归肺、肾经。

美容功效：止咳，收涩，去疣，疗痤，除斑。

现代研究：对葡萄球菌、链球菌、白喉杆菌、炭疽杆菌、枯草球菌以及多种皮肤致病菌有抑制作用。

临床应用：治疗粉刺、黧黑斑、扁平疣。

用法：①头面癣疮：白果仁切片涂于患处。②酒渣鼻：白果、酒糟同捣烂，夜涂晨洗。

注：外用可刺激皮肤，产生脱皮。

（3）乌梅

性味归经：酸，温。归肝、脾、肺、大肠经。

美容功效：清热解毒，收敛生津，乌须黑发，去斑除痣。

现代研究：含有枸橼酸、苹果酸、琥珀酸、碳水化合物、蜡性物质、维生素、三萜等。

临床应用：治疗黑痣、白癜风、黧黑斑、白发、腋臭。

用法：外用对湿疹、癣、鸡眼等有效。经常食用可使人面色红润，肌肤光泽。

（4）柿子

性味归经：甘、涩，寒。归肺、胃、大肠经。

美容功效：清热润肺，去黯润肤。

现代研究：柿子中含有丰富的糖分，其汁浓如蜜，冰冻后甘甜凉爽，可清热生津；内含大量鞣质，为可溶性收敛剂；内含大量纤维素，可降压止血、清热滑肠。另外，柿子中还含有丰富的碘，为优秀的补碘食物。

临床应用：治疗黑斑。

用法：食用。另柿叶磨粉或水煎取膏调凡士林外用可治雀斑、黄褐斑。

2. 蔬菜类

（1）白萝卜

性味归经：辛、甘，凉。归脾、肺经。

美容功效：解毒，散瘀，去斑。

现代研究：含葡萄糖、多种维生素、纤维素、淀粉酶以及钙、磷、硼等成分。另外，还含一种辛辣物质——芥子油，与粗纤维共同促进肠蠕动，帮助排便。

临床应用：治疗黧黑斑、皮肤粗糙等。

用法：研汁饮用。

（2）胡萝卜

性味归经：甘，平。归脾、肺经。

美容功效：健胃补脾，润肤美容。

现代研究：含胡萝卜素、多种维生素、蛋白质、脂肪、糖类以及钙、磷、铁等人体必需的营养素。另外，它还含槲皮素、山萘酚，可促进冠状动脉血流；所含干扰素诱生剂、木质素有抗癌和增强免疫力的作用。

临床应用：用于皮肤干燥、老化。

用法：切碎与粳米同煮，早晚空腹服，可滋润皮肤，防止老化。外用：取其横断面擦脸，5分钟洗净，可消除色素沉着，减少皱纹。或取汁早晚擦脸，干后用植物油纱布擦脸，同时喝一杯汁液，可消除雀斑。

（3）黄瓜

性味归经：辛，凉。归脾、胃、大肠经。

美容功效：清热、解毒、利水、消斑。

现代研究：含有丰富的水分、多种维生素和其他成分，有生发作用，可治疗神经性脱发。可清洁和保护皮肤，防止皮肤色素沉着。含有丙醇二酸，可抑制体内脂肪的生成，有减肥之效。

临床应用：治疗白癜风、面部黑斑。

用法：早晚服用，有利于保持形体健美。

（4）马齿苋

性味归经：酸，寒。归大肠、肝、脾经。

美容功效：清热解毒，散血消肿，坚齿黑发，灭瘢除疣。

现代研究：含有大量去甲肾上腺素和大量钾盐。

临床应用：治疗白发、瘢痕、腋臭、白癜风、粉刺、扁平疣。

用法：因其含有大量的去甲肾上腺素，局部外用能使血管收缩，从而减少汗腺、皮脂腺的分泌。另外其还可治狐臭。

3. 肉、蛋、乳类

（1）猪肤（猪皮）

性味归经：甘、凉。

美容功效：清心肺，除烦满，利咽喉，消肿痛，润肤抗皱。

现代研究：其蛋白质的含量是猪肉的2.5倍多，碳水化合物的含量比猪肉高4倍多，而脂肪的含量却只有猪肉的一半。猪肤所含蛋白质主要为胶原蛋白，其次为弹性蛋白。

临床应用：治疗皱纹。

（2）猪胰

性味归经：甘，平。归肺、脾经。

美容功效：益肺，补脾，润燥，润肤，洁面。

现代研究：含有多种消化酶。

临床应用：用于手足皲裂、鼾黑斑、粉刺、酒渣鼻。

（3）牛乳

性味归经：甘，平。归脾、胃经。

美容功效：补虚益胃，生津润肤。

现代研究：含有人体必需的蛋白质、脂肪、乳糖、维生素以及各种矿物质（钙、磷、铁、碘）。

临床应用：用于皮肤干燥、皮肤暗黑。

用法：润泽皮肤常用于饮用，使皮肤白皙细嫩，滑润光泽，富有弹性。

4. 调味品及佐料类

蜂蜜

性味归经：甘，平。归肺、脾、大肠经。

美容功效：润肠通便，润肺止咳，驻颜悦色，乌须黑发。

现代研究：其所含维生素种类丰富，有维生素 A、E、C、D、K、B_1、B_2、B_6、生物素、叶酸；其所含的矿物质有：钙、磷、镁、钠、钾、硫、氯、铁、锰、锌等；此外，还含柠檬酸、苹果酸、琥珀酸、乙酸、甲酸等多种有机酸。

临床应用：用于面部黑斑、白发。

用法：内服可使面如桃花；外用可嫩肤除皱。在众多中医美容方剂中，常用蜂蜜作为基质，一方面取其黏附作用，另一方面加强对皮肤的滋养与润泽。在现代美容中，蜂蜜常作为面膜剂及护肤膏。

三、常用的美容食膳方

1. 润肤白面类

（1）玉颜膏　玉竹 1000g，白蜜 250g。选肥白玉竹切成粗末，加水煎煮，共煎 3 次，去渣浓缩，加白蜜 250g 收膏，瓷坛封存。每日早晚空腹服 30g，白开水冲服。本品中玉竹善养阴、润燥、养颜祛斑；蜂蜜补中润燥、安神定志。二者合用，相得益彰，具有养阴生津、润肤玉颜之效。

（2）增白玉容粉　西瓜仁 250g，桂花 200g，橘皮 100g。将 3 味药共研细末，饭后用米汤调服，每日 3 次，每次 3g。本品中西瓜仁之清润伍橘皮、桂花之芳香，有利于脾之转输津液与肺之敷布津液，相互配合，以达增白益颜之效。

（3）润肤白面汁　乳汁、黄瓜汁、柠檬汁、蒲公英各适量。将蒲公英浸入三汁中待用，每天早晚洗脸后蘸汁擦面。本品具有增白悦色之效。

2. 驻颜去皱类

（1）仙人粥　何首乌 30g，粳米 60g，红枣 5 枚，红糖适量。用刀刮去何首乌皮，切成片，煎取浓汁，去渣；粳米、红枣入砂锅内加何首乌汁煮粥，粥将成时，放入红糖少许以调味，再煮一二沸即成。早晚空腹食用，每 7～10 天为 1 个疗程，间隔 5 天再服，也可随意食用。本品何首乌为主药，滋补肝肾，乌须黑发；大枣补气养血；加粳米益胃和中。三者共用具有补气血、益肝肾、黑须发、美容颜、防老去皱之效。

（2）润肤抗皱洗液　黄柏皮 10g，土瓜根 6g，大枣 7 枚。将上药研细，每天早晚取来煎汤洗面，也可以之洗手。本品可延缓皮肤衰老，润肤抗皱。

（3）蛋黄蜂蜜面膜　蛋黄 1 个，蜂蜜、植物油（橄榄油、桃仁油或玉米油）各 1 匙。混合后涂面部 3 层，20～25 分钟后用温水洗去，本品具有润肤抗皱之功效。

3. 祛除面斑类

（1）祛斑散　冬瓜仁 250g，莲子粉 25g，白芷粉 15g。将冬瓜仁、莲子粉、白芷粉合研为细末，贮瓷瓶中备用。每日饭后用开水冲服 1 汤匙。冬瓜仁润肤祛斑；莲子健脾益气、补血润肤；白芷入阳明经，行头面，祛风通窍，祛斑泽肤，载药上行。三药合用，具有除雀斑、洁颜肤之功效。

（2）除黄褐斑方 胡桃仁 30g，牛乳 200g，豆浆 200g，黑芝麻 20g。将胡桃仁、黑芝麻放入小石磨中，边倒边磨。磨好后，倒入锅中，同牛乳、豆浆一起煎煮，煮沸后加入少量白糖，每日早晚各服 1 碗。本品具有润肤祛斑之效。

（3）清热除斑汤 紫菜 3g，淡竹叶 10g，莲子 10g，灯芯草 6g，红枣 8 枚，瘦肉 250g，鲫鱼 100g，生姜 4 片。先将上药置砂锅中加清水煮 30 分钟，再加鱼、肉入锅烧滚后，改中火煮 40 分钟，以盐、油调味即可。本品具有清热和胃、清补除斑之效。常饮此汤可增强皮肤抵抗力，不易生暗疮、雀斑，而使面洁白如玉。

4. 治疗粉刺类

（1）痤疮汤 海带 15g，绿豆 15g，甜杏仁 9g，玫瑰花 6g（布包），红糖适量。将以上各味置锅内同煮后，去玫瑰花，加红糖调味，喝汤吃海带、绿豆、甜杏仁。每天 1 剂，连服 20～30 剂。本品海带软坚散结；绿豆清热解毒消痈；杏仁宣肺和胃润肠；玫瑰花疏肝活血化瘀。合而为用，具活血散瘀、消痰软坚之功。用于痰瘀凝结型粉刺。

（2）痤疮果汁 芹菜 100g，小西红柿 1 个，雪梨 150g，柠檬 1/5 个。将芹菜、小西红柿、雪梨洗净后放入搅拌容器中挤汁，与柠檬汁混合饮用，每日 1 剂。本品用于痤疮有效。

（3）薏苡仁百合粥 薏苡仁 30g，百合 6g。将薏苡仁、百合分别洗干净，置入锅内，加适量水煮成稀粥，食时放入糖或蜂蜜调味，早晚空腹服食，10～15 天为 1 个疗程。本品具有清热润燥之功。

5. 治疗酒渣鼻类

绿豆汤 绿豆 30g，荷花瓣（晒干）9g，生石膏 15g，枇杷叶 9g，白糖适量。将枇杷叶背绒毛刷净，与荷花瓣、生石膏加水 900ml，煎成 600ml，再加入绿豆煮熟，白糖调味。每天 1 剂，连服 7～10 剂。本品生石膏、枇杷叶、荷花瓣清泻肺胃积热；绿豆清热解毒消痈。合而为用，具有清肺泻热之功。用于治疗肺胃积热型酒渣鼻。

6. 去扁平疣类

黄豆芽治疣法 将黄豆芽洗净煮汤，连汤淡食（不放盐），一日三餐，吃饱为止，不再吃其他任何食物。连吃 3 天，第 4 天改为普通饮食，仍以黄豆芽为菜。本品用于治疗青年扁平疣。

7. 消瘢痕疙瘩、黑痣类

（1）治瘢痕无问新旧必除方 鸡子（鸡蛋）5～7 枚。将鸡蛋煮熟取黄，于铛中炒如黑脂成膏，以布先揩破疮瘢，然后涂膏，日二三次，自然消失，不留疤痕。本品具有柔肤灭痕之功。

（2）去痣除黑斑 李子仁、鸡蛋清适量。将李子仁去皮，焙干，研为细末，以鸡蛋清调匀，密贮瓶中备用。每晚临睡前，用此药涂面，次晨以温水洗去。本品用于治疗黑斑及黑痣。

（3）桃花瓜子蜜 桃花、冬瓜仁各等份，蜂蜜适量。用桃花阴干研末，冬瓜仁研末，相合，调蜂蜜适量，敷面，每夜敷之，黑痣则点之。用于治疗雀斑、黑痣、黑斑。

9. 美形体类

（1）荷叶粥　鲜荷叶 1 张（重约 200g），粳米 100g，白糖适量。米洗净，加水煮粥，临熟时将洗净的鲜荷叶覆盖粥上，焖约 15 分钟，揭去荷叶粥成淡绿色，再煮沸片刻即可，服时酌加白糖，随时可食。本品荷叶清暑生津祛脂；粳米和胃。二者合用，具有清暑生津止渴、降脂减肥之功。

（2）绿豆海带汤　绿豆、海带各 100g，煮食，每日 1 剂，连服见效。本品绿豆、海带均能利水消肿，海带且具良好的降血脂作用。二者合用，具祛脂减肥之功。

（3）乌龙茶　乌龙茶 3g，槐角 18g，何首乌 30g，冬瓜皮 18g，山楂 15g。先将除乌龙茶外的药物共煎，去渣以其汤液冲泡乌龙茶，代茶饮用。本品能消脂减肥。

（4）健乳润肤汤　猪肚 1000g，芡实、腐皮各 30g，北黄芪 24g，白果肉 60g，葱段、精盐、花生油各适量。将制好猪肚与芡实、北黄芪、白果肉砂锅同煮沸半小时，入腐皮再熬 1 ~ 1.5 小时，至汤成奶白色。饮汤。本方为丰乳润肤之有效药膳。方用北黄芪补气升阳，增胸中大气；芡实、白果肉敛涩精气；再以猪肚、腐皮补益气血。共奏健美乳房、白嫩肌肤之功效。

第三节　经络美容

一、经络美容的概念

经络美容是以经络学说为理论依据，运用针灸、推拿、刮痧等方法刺激人体腧穴，通过经络的传导，激发脏腑气血的功能而达到维护、促进或恢复外在美的目的。是中医独有的美容方法，具有简便、易学、无副作用等优点。

针灸美容、推拿美容、刮痧美容都以经络、腧穴为基础，且均具有疏通经络、调和气血、协调阴阳的作用，故三者合称为"经络美容"。

二、经络美容常用的经脉和腧穴

（一）手太阴肺经

1. 经脉循行及腧穴主治　手太阴经属肺，络大肠。外行线起于侧胸上部，沿上肢内侧前缘，经寸口止于拇指桡侧端。腕部支脉从列缺分出，经手桡侧至食指末端。本经腧穴主治肺系、胸、喉部的疾患以及经脉循行部位的其他病证。

2. 美容应用　肺主气，司呼吸，肺外合皮毛，开窍于鼻，可治疗各种皮肤病，如色素沉着、各种皮疹、皮肤过敏、脱屑以及肺热所致的痤疮、酒渣鼻等损美性疾病。

3. 常用穴位　尺泽、列缺、鱼际、少商、太渊等。

（二）手阳明大肠经

1. 经脉循行及腧穴主治　手阳明经属大肠，络肺。外行线起于食指桡侧端，经第一、二掌骨之间的桡侧缘到达肩部，循行于上肢外侧前缘，上肩，入缺盆，上走颈部经过面颊进入下齿过人中沟，止于对侧鼻旁。本经腧穴主治头面、五官、咽喉、热病及经脉循行部位的其他病证。

2. 美容应用　大肠与肺相表里，主传导糟粕，以通为用，同样可以治疗皮肤病证以及因大肠功能失调引起的美容问题。重点刺激合谷、曲池、迎香等穴可防治面部皱纹、肥胖、痤疮、酒渣鼻、口臭等。

3. 常用穴位　合谷、阳溪、曲池、肩髃、迎香等。

（三）足阳明胃经

1. 经脉循行及腧穴主治　足阳明经属胃，络脾。外行线起于鼻旁，沿眶下缘进入上齿龈，环绕口唇，沿下颌角上行到前额。主干线从下颌向下经胸腹，到达腹股沟处，下循下肢外侧前缘，止于第二趾外侧端，分支从膝下 3 寸和足背分出，分别到中趾和足大趾。本经腧穴主治胃肠病、头面五官病证、肥胖症、神志病以及经脉循行部位的其他病证。

2. 美容应用　胃为后天之本，气血生化之源，气血津液充盈则皮肤毛发濡润光泽，胃经有调整内分泌之功，可治疗面部粉刺，改善面部皮肤颜色，具有隆胸丰乳、促进乳腺发育的功能。头面部损美性疾病首先选取本经腧穴治疗。

3. 常用穴位　承泣、四白、地仓、颊车、下关、气舍、膺窗、乳根、梁门、天枢、梁丘、足三里、丰隆、内庭。

（四）足太阴脾经

1. 经脉循行及腧穴主治　足太阴经属脾，络胃。外行线起于足大趾内侧端，沿内踝前面、胫骨内侧后方上行，在内踝上 8 寸处交叉到足厥阴肝经前面，再经大腿内侧前面上行，达胸。本经腧穴主治脾胃病、妇科病、前阴病以及经脉循行部位的其他病证。

2. 美容应用　脾主运化水谷、水湿，为后天之本、气血生化之源。脾主肌肉，脾的运化关系到肌肤的弹性、丰满、口唇的润泽以及一切浮肿、肥胖。可以治疗面色萎黄、皮肤粗糙、神疲乏力、毛发稀疏脱落、肥胖、消瘦等病。

3. 常用穴位　隐白、公孙、三阴交、地机、阴陵泉、血海、腹结、大横、腹哀等。

（五）手少阴心经

1. 经脉循行及腧穴主治　手少阴属心，络小肠。外行线从腋窝开始，沿上肢内侧后缘，至掌后豌豆骨入掌内，止于小指桡侧端。本经腧穴主治心、胸、神志病及经脉循行部位的其他病证。

2. 美容应用　心主血脉、主神志，针灸可调节心经以消除疲劳，治疗神经衰弱、失眠、面色无华、口唇苍白或暗紫等。

3. 常用穴位　极泉、神门、通里。

（六）手太阳小肠经

1. 经脉循行及腧穴主治　手太阳经属小肠，络心。外行线起于手小指尺侧，循行于上肢外侧的后缘，绕行肩胛部，再从缺盆上行经颈上颊。斜络于颧骨，止于耳前。本经腧穴主治头、项、耳、目、咽喉部疾病以及热病、神志病及经脉循行部位的其他病证。

2. 美容应用　小肠与心相表里，对神志和津液方面有调节作用。小肠经经过面部，在面部美容中具有重要的作用，通过调节小肠功能对减肥瘦身有较明显的疗效。

3. 常用穴位　少泽、后溪、腕骨、颧髎、听宫。

（七）足太阳膀胱经

1. 经脉循行及腧穴主治　足太阳经属膀胱，络肾。外行线起于目内眦，向上直行至头顶，到顶后分开，一条沿脊柱旁经背、腰、骶、臀部达腘窝中央，另一条支脉从肩胛内缘下行，经臀部会合于腘窝。再下行，通过小腿后面，沿足背外侧到足小趾端。本经腧穴主治头、项、耳、背、腰、下肢部病证、神志病。背俞穴主治与其相关的脏腑病和有关的组织器官病。

2. 美容应用　膀胱有气化水液功能，与肾相表里。膀胱经上背俞穴可调理全身各脏腑的功能，治疗各种损美性疾病，如减肥瘦身，促进消化，增强体质，调节内分泌，治疗月经不调、雀斑、黧黑斑、皮肤过敏等。

3. 常用穴位　睛明、攒竹、天柱、风门、肺俞、心俞、膈俞、肝俞、胆俞、脾俞、肾俞、三焦俞、次髎、委中、膏肓、志室、申脉。

（八）足少阴肾经

1. 经脉循行及腧穴主治　足少阴属肾，络膀胱。外行线起于小趾下，斜向足心，沿舟骨粗隆下缘、内踝后面、下肢内侧后缘上腹，傍任脉由腹达胸。本经腧穴主治妇科病、前阴病、肾、肺、咽喉病以及经脉循行部位的其他病证。

2. 美容应用　肾主水液，主骨生髓，其华在发，为先天之本，针灸肾经腧穴，可以调节水液的潴留，治疗浮肿、遗传性皮肤病、衰老病症、妇科病以及脱发、耳疾等。

3. 常用穴位　涌泉、太溪、照海、复溜、大赫、四满。

（九）手厥阴心包经

1. 经脉循行及腧穴主治　手厥阴经属心包，络三焦。外行线从胸中出侧胸上部，循行于上肢内侧面中间，入掌止于中指端。掌中支脉从手掌中分出止于无名指末端。本经腧穴主治心、胸、胃、神志病以及经脉循行部位的其他病证。

2. 美容应用　心包为心脏外围，代心受邪。如热邪扰心、湿邪内陷、疹癣疮疡等可取心包经上穴位治疗。

3. 常用穴位　曲泽、内关、大陵、劳宫。

（十）手少阳三焦经

1. 经脉循行及腧穴主治　手少阳经属三焦，络心包。外行线起于无名指端，经手背，沿桡、尺骨之间，向上通过鹰嘴，再沿上臂外侧走向肩部，然后从锁骨上窝循颈部上行耳后，从耳后绕耳前，止于眉梢的外端。本经腧穴主治侧头、耳、目、胸胁、咽喉病、热病以及经脉循行部位的其他病证。

2. 美容应用　三焦主通行元气，为水液运行的通道，水液代谢功能失调所致疾患常取本经穴位治疗。

3. 常用穴位　中渚、外关、支沟、翳风、耳门、丝竹空。

（十一）足少阳胆经

1. 经脉循行及腧穴主治　足少阳经属胆，络肝。外行线起于目外眦，到达颞部，经过耳后，到达肩部，经胸胁部到达髋关节部，再沿大腿外侧、腓骨前面，外踝前下方，到足第四趾端。一条支脉从足背分出，到达足大趾外侧。本经腧穴主治侧头、目、耳、咽喉病、神志病、热病以及经脉循行部位的其他病证。

2. 美容应用　肝胆互为表里，且同主疏泄，故临床上肝胆湿热所致目赤肿痛、带状疱疹、遍身瘙痒、黄疸等症以及眼角皱纹、脱发、耳疾多配合胆经施治。

3. 常用穴位　瞳子髎、听会、率谷、风池、阳白、风市、阳陵泉、光明、悬钟、丘墟、侠溪。

（十二）足厥阴肝经

1. 经脉循行及腧穴主治　足厥阴经属肝，络胆。外行线起于足大趾，从足背内踝前面，沿胫骨内侧面上行，在踝上8寸处交叉于足太阴经的后面，再沿大腿内侧中间上行，环绕阴部，到达小腹部斜向上行，分布于胁肋。经咽喉上连目系，上行出于额部、颠顶部。目系支脉下经颊里，环绕唇内。本经腧穴主治肝病、妇科病、前阴病以及经脉循行部位的其他病证。

2. 美容应用　肝藏血，主疏泄，开窍于目。针灸治疗可促进气血运行，疏肝理气，活血化瘀。临床上治疗黧黑斑、痤疮、肥胖、失眠、心烦、月经不调等症多取肝经腧穴。

3. 常用穴位　行间、太冲、蠡沟、期门。

（十三）督脉

1. 经脉循行及腧穴主治　督脉源于胞宫，外行线从会阴开始，沿躯体后正中线上行到头顶，再往前额下行鼻柱至上唇系带处。本经腧穴主治神志病、热病、腰骶、背、头项局部病证以及相应内脏病证。

2. 美容应用　督脉总督诸阳经，临床上热证、鼻部疾患、毛发病症可取督脉经穴。

3. 常用穴位　长强、腰俞、命门、至阳、神道、身柱、大椎、风府、百会、上星、素髎、人中。

（十四）任脉

1. 经脉循行及腧穴主治　任脉起源于胞宫，外行线从会阴部开始，经过腹部、胸部正中线上行经颈部到面部至下唇。本经腧穴主治腹、胸、颈、头面的局部病证以及相应的内脏器官病证，某些相关腧穴尚有强身、保健以及治疗神志病的作用。

2. 美容应用　任脉总督一身之阴经，临床上泌尿生殖系疾病以及抗衰老、减肥、丰乳、健胸等多取任脉经穴。

3. 常用穴位　中极、关元、气海、神阙、中脘、膻中、承浆。

三、常用方法

（一）针灸美容法

针灸美容法是运用针灸各种方法，通过刺激相应的腧穴，激发经络对人体的良性调节作用而达到形神俱美目的的一种美容方法。针灸美容作为中医美容的一个重要手段，以其操作简便、疗效确切、经济安全、无副作用等优点，已越来越受到社会的认可和欢迎。针灸美容方法分为针法和灸法两大类。

1. 针法

（1）毫针刺法　是针灸美容的主要方法。

临床常用的毫针，以不锈钢针为多，一般选直径 0.28～0.30mm、长 25～75mm 的毫针。损美性疾病以面部多见，故多用直径 0.23～0.28mm、长 13～25mm 的毫针，腹部透穴可选直径为 0.30mm、长 75mm 左右的毫针。进针用舒张法或提捏法，操作多选用浅刺、平刺、透刺（穴位与穴位之间、皱纹下）、围刺（皮损周围）等。行针手法一般以平补平泻为主，面部不用手法，尽量少捻针，以减轻疼痛，其他穴位除提插捻转外，还常用刮柄、弹柄等辅助手法，以加强针感，助气运行。留针时间为 30 分钟左右，出针时面部穴位要多按压，不要揉动，以免出血过多或留瘀斑。此法常用于治疗粉刺、酒渣鼻、黧黑斑、雀斑、黑眼圈、眼袋、扁平疣、口臭、腋臭、白癜风、减肥等。

（2）三棱针法　三棱针是用于点刺放血的针具，即用三棱针刺破患者一定腧穴或体表部位，放出适量血液的方法，又称"刺络法"。它具有行气活血、泄热排毒、消肿止痛等作用。常用针刺方法有：

①点刺法：适用于十二井穴、十宣穴、耳尖放血等。可用于治疗粉刺、黧黑斑、瘾疹、麦粒肿、高热等症。

②散刺法：对病变局部由外缘环形向中心点刺。多用于治疗顽癣、丹毒、神经麻痹、酒渣鼻等多种病症。

③密刺法：在局部皮损处密刺，使微微出血。多用于治疗斑秃等皮肤病。

④挑刺法：将穴位或反应点挑破出血或挑断皮下白色纤维状物。多用于胸背部、腰部，可治疗麦粒肿、便秘、肛裂、痔疮等症。

三棱针操作手法要稳、准、快，出血不宜过多，切勿伤及动脉。需出血量较大时，可在点刺处加拔火罐。每次选穴不宜过多，一般不超过 10 个。每日或隔日 1 次，挑刺法宜 5～7天 1 次。面部一般不用放血法。

（3）皮肤针法　运用皮肤针叩刺皮部，使局部皮肤发红或轻微渗血，通过孙脉、络脉和经脉以调整脏腑功能。它具有疏通经络、调和气血、宣泄皮表邪气的作用。多用于治疗神经性皮炎、顽癣、斑秃等皮肤病。

叩刺部位一般可选用循经叩刺，常选项背腰骶部的督脉和足太阳膀胱经以及四肢肘膝关节以下的经脉。也可根据经络辨证，选择有关的经脉循行路线（如叩刺腿部三阴经可防治面部皱纹等）、腧穴以及病变的局部。叩刺力度由轻至中或重，叩刺头面五官周围时，应选用针尖钝圆的针具，以减轻疼痛。

（4）火针法　将特制的金属针加热烧红后迅速刺入一定部位并快速退出以治疗疾病的一种方法。临床多用于治疗痣、疣、雀斑、粉刺、黧黑斑、顽癣、血管瘤等病。火针用于美容一般采用浅刺法，包括点刺、点灸两种。

①点刺法：多用细火针，将针烧红后，利用腕力垂直刺入，疾速出针，动作要稳、准、快，刺中病灶即止，如治疗粉刺时，对准粉刺尖头迅速点刺，深至粉刺底部即出针。对囊肿性或聚合性痤疮则尚需在隆起部位加刺数针。

②点灸法：是根据病灶大小选用不同型号的平头火针，将烧红的火针轻触治疗部位，由痣的中心向边缘点灸，深度达到痣、疣的基底即可。面部慎用火针，避免针刺过深而损伤皮肤遗留色素沉着或疤痕。火针针刺深度要根据病情、体质、年龄和针刺部位的肌肉厚薄、血管深浅而定。

（5）粗针疗法　应用特制的粗针，针刺督脉经的大椎、陶道或身柱穴，适用于治疗囊肿结节型痤疮、较严重黧黑斑、反复发作严重的面部皮肤过敏、面部疖肿等病。操作时采用双手进针，然后沿皮下组织与脊柱平行缓缓插入，用橡皮胶固定针柄，根据各人体质及病情留针 4 ~ 10 小时，禁沾水。每次选取一组穴，每周 2 次，4 次为 1 个疗程。针刺时应与患者充分沟通，防止精神过度紧张引起晕针。

（6）水针　在人体的一定部位或腧穴中注入中西药物注射液，通过针刺与药液对穴位的渗透性刺激作用以调整机体功能的治疗方法。此法适应证广泛，疗效显著，可用于防治多种疾病，以及治疗美容方面的病证，如脱发、斑秃、黧黑斑、三叉神经痛、瘾疹、蛇串疮、瘙痒症、眼袋、皱纹等。

水针的选穴可采用辨证选穴。作为水针的特点，临床上常结合经络、经穴触诊法选取"阳性反应点"、俞、募、郄、原穴等。选穴以 1 ~ 2 个腧穴为妥。每日或隔日 1 次，7 ~ 10 次为 1 个疗程。应用时要正确、安全使用药物，对能引起过敏反应的药物必须先做皮试。

（7）电针　电针是在针刺的基础上结合通电的一种疗法。是毫针与电生理效应的结合，它具有针和电刺激的双重效应，能客观地控制针刺的刺激量，是临床常用的一种方法。电针多用于治疗斑秃、摄领疮、面瘫等较顽固的损美性疾病，或用于除皱、减肥等。

（8）穴位埋线法　穴位埋线法是将羊肠线埋入穴位，利用羊肠线对穴位产生持久而柔和的物理、生理、生化刺激，对人体起到疏通经络、调和气血、滋养脏腑的作用，达到祛病健身、延缓衰老、驻颜美容等作用。该法具有取效迅速与效力持久的特性，适宜于慢性、反复发作的病证。在中医美容方面，多用于治疗面瘫、眼睑下垂、白癜风、银屑病、粉刺、黧黑斑、肥胖病、更年期综合征等损容损形性疾病。

近年来也有采用一次性专利埋线器具进行穴位埋线的方法。此法不割口，无痛苦，无副作用，省时方便，患者易于接受。这种方法是根据辨证及部位选择不同的线体，施加不同的刺激量，起到补虚泻实的作用，形成融针刺、药物及心理治疗为一体的新型穴位埋线疗法。

（9）耳针法　耳针美容法是指采用毫针或其他器具刺激耳穴以改善容貌和形体美的方法。是中医美容治疗和保健的常用方法，如治疗黧黑斑、湿疮、白驳风、油风、粉刺、摄领疮等以及减肥、驻颜、祛皱、生发等。操作方法多采用针刺法、埋针法、压籽法、放血法等。

取得疗效的关键首先在于准确选取耳穴（耳穴定位见图4－1），针刺前应在穴区内用探针、火柴、针柄按压等寻找明显的压痛点，或用耳穴探测仪探测导电量明显增高的反应点作为刺激部位。一般是选用单侧耳穴，两耳交替。耳穴贴压应嘱其配合定时按压，以加强刺激作用，一般3～5天更换1次，以防感染。放血法一般选用病损处相应耳穴及辨证取穴点刺，针刺前应按揉耳廓充血，刺后应挤血数滴，3～5天刺1次。

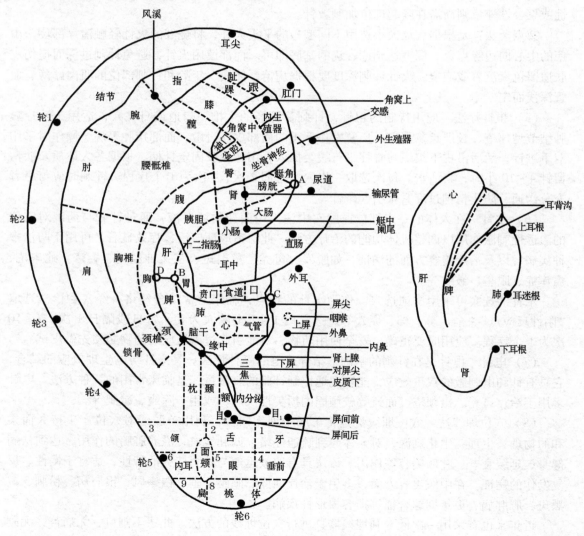

图4－1　耳穴定位示意图

2. 灸法 用艾绒或其他药物放置在腧穴、病变部位上烧灼或熏烤，借灸火的温和热力以及药物作用，通过经络传导，起到温通经络、运行气血、活血化瘀、益中补气、扶正祛邪、强身健体、预防疾病的作用。对于虚寒性损美疾病以及养生保健美容颇为适用。

临床上艾灶灸多用于治疗各种疮、癣、黧黑斑等损美性疾病及驻颜减肥等保健美容。艾条灸多用于头面部，治疗口眼歪斜、白癜风、油风、眼袋、皱纹等。灸面部时应采取坐位，艾条与面部垂直，以避免烫伤面部。灸头部病灶要先用一厚纸，中间剪出病灶范围大小的孔，覆盖在头部，露出刺灸之处，再用艾卷重灸，以免烧焦头发。躯干多用温灸盒灸。

3. 注意事项

（1）严格遵守常规消毒程序，以防感染。

（2）皮肤有溃疡、感染、瘢痕、肿瘤不宜采用针灸法。

（3）热证、实证以及阴虚内热慎用灸法，颜面五官和有大血管部位不宜施瘢痕灸。

（4）慎用火针、三棱针，以防发生意外。

（5）糖尿病患者、精神过度紧张及疲劳者不宜用火针。

（6）有出血倾向、孕妇、体虚者禁用放血法。

（7）出现烫伤、小水疱可不必处理，任其自然吸收；水疱较大应用消毒针头刺破，放出水液，然后涂上龙胆紫。

（二）推拿美容法

推拿美容法是在中医基础理论指导下，通过一定手法按照特定的技巧动作作用于人体体表的经络腧穴或一定部位，一方面通过疏通局部气血促进皮肤新陈代谢，增强皮肤的弹性和光泽，另一方面通过经络的调整功能调节机体内部的功能状态，祛除病因，从而达到祛病、健身、延衰驻颜目的的一种治疗和保健方法。是经络美容常用的一种方法。

1. 推拿美容常用手法 推拿美容是通过手法来完成的，它按照各种特定的技巧动作，有规律、有节奏地在体表进行操作，以达到美容目的。

美容推拿技法多是以中医的理论作指导，以西医解剖学、生理学为基础，选择相应的经络、腧穴辨证施治，也可按照肌肉纹理、血管、神经的分布作向心性和离心性操作，其技法要点为：①局部肌纹理按摩：按肌肉走向理顺纤维，促进其弹性恢复，使肌肉紧实、有弹性，防止皱纹产生。②经穴点按：指压穴位，发挥经络的调整功能，疏通局部气血，调整阴阳，使面色红润、光泽。③淋巴引流按摩：系在淋巴系统上轻施压力，促进淋巴循环，加速淋巴的新陈代谢，促进废物更快地排出体外并增强抵抗力。

推拿美容要求持久、有力、均匀、柔和，从而达到渗透。常用手法包括：

（1）擦法 擦法是以第5掌骨关节背侧为吸定点，用腕关节的伸屈和内外旋转，带动手掌做往返擦动。

此法具有舒筋活血、温经通络、散寒止痛功效。可增强肌肉的活动能力，促进局部血液循环及消除肌肉疲劳。在推拿美容中擦法可用于腰、臀、大腿等脂肪沉积部位，还可用于因肥胖而引起的膝关节疼痛及颈部美容等。

（2）摩法 摩法是用指腹或掌贴附于体表的一定部位或穴位，以腕部、前臂以及掌或指作协调连续有节律的环转摩动。可分为指摩法和掌摩法。频率为每分钟 120 次左右。

此法具有温经散寒、和中理气、消积导滞、增进胃肠蠕动等功效。摩法是按摩减肥常用的手法。多用于腹部。

（3）捏法　捏法是用手指夹挤治疗养护部位。可分类三指捏、五指捏及捏脊。捏压要循序而下，均匀而有节律。

此法具有捏法可舒筋通络、活血祛瘀、行气导滞功效。适用于颈、背、腰、臀、腹及四肢等美形。而捏脊法有调阴阳、理气血、和脏腑、通经络、培元气之功，用途广泛，是美容、美形、保健及治疗多种疾病的常用手法。

（4）揉法　揉法是用手掌大鱼际、掌根或手指螺纹面吸定于一定部位或穴位上，腕部放松，以肘部为支点，前臂做主动摆动，带动腕部和手指作轻柔缓和的回旋揉动的方法。

此法具有舒筋通络、活血祛瘀、消积导滞、增强皮肤活力等功效。其中带动皮肤揉法与点按法复合应用于局部有放松肌肉、活血祛瘀之功，亦可在穴位上应用。不带动皮肤的揉法及一种轻刺激手法，多应用在头面部，可使面部紧张的肌肉放松，促进面部血液循环，是面部美容的主要手法。

（5）按法　按法是用单掌、双掌、双掌重叠，在一定部位逐渐用力深压，用力要由轻到重，在临床上常与带动皮肤揉法合用。

此法具有疏通筋脉、活血祛瘀、放松肌肉等功效，适用于背、腰、臀、下肢等脂肪沉积部位的减肥。

（6）拿法　拿法分三指拿法、五指拿法及辗转拿法。三指拿法是以拇指与食、中二指相对，五指拿法是拇指与其余四指相对，捏某一部位，逐渐由轻至重用力。辗转拿法是在三、五指拿法的基础上加入左右旋转的力完成的。

此法具有舒筋通络、活血散寒功效，可用于颈、肩、下肢、腰、腹等部位。通过提捏、旋转作用于脂肪沉积部位，是减肥美形中主要手法之一。

（7）推法　推法是用指腹、手掌或肘部，贴附在一定部位进行单方向直线推动，用力要稳，速度要缓慢而均匀在推拿美容中常用的有指推法和拿推法。

此法具有理气活血、通经祛瘀之功。指推法多适用于头面颈部，操作时宜轻柔；掌推法适用于腹、背、腰、臀及四肢，操作时可适当加大力度。推法为美容、美发及美形的常用手法之一。

（8）击法　击法是用指尖、手掌尺侧（小鱼际）、拳背等部位叩打体表的方法。用力要快速而短暂，垂直叩击，动作要均匀有节奏。在推拿美容中常用的有指尖击法及小鱼际击法。

此法具有舒筋活络、理气和血功效。指尖击法多用于头面部美容、美发；小鱼际击法多用于腰、臀、下肢等部位的减肥美形。腰臀部脂肪较厚者亦可用拳击法操作。

（9）振法　振法是手掌或手指着力于体表一定的部位或穴位上，连续不断地迅速振动，使被治疗的部位产生振动感的手法。又称振荡法、颤法等。

此法具有消食导滞、调节胃肠、和中理气、活血通络功效。指振法适用于全身各部穴位及面部美容；掌振法为腹部减肥的常用手法之一。

（10）擦法　擦法是用全掌、大鱼际或小鱼际附着在身体一定部位，直线往返擦动。压力不宜过大，频率为每分钟 100~120 次。

此法具有具有温通经络、活血祛瘀功效。适用于背、腰、臀、腹及四肢部，为该部位减肥治疗的常用手法，擦动时多以热透为度。

（11）抹法　抹法是用双手拇指螺纹面紧贴皮肤，上下、左右或弧形曲线往返推动的方法。用力轻而不浮、重而不滞。

此法具有清醒头目、开窍镇静、疏通气血功效。适用于头面及颈项部，为头面及颈项部推拿美容以及治疗头晕、头痛、项强、失眠等病的常用手法。

（12）拍法　拍法是用五指并拢，指间关节伸直、掌指关节微屈以形成虚掌，有节奏地拍打受治者体表一定部位的方法。

此法具有疏通经脉、行气活血功效，多用于肩背、腰臀及下肢疾患，为常用的保健按摩手法。

（13）弹法　用一手的指腹紧压另一手的指甲，用力弹出，连续弹击治疗部位。

此法具有疏经通络、祛风散寒，适用于全身各部，尤以头面、颈项之疾常用。

2. 注意事项

（1）施术者的双手要保持清洁和温暖，不戴戒指，指甲要经常修剪。

（2）推拿手法要均匀柔和，推拿后应有皮温升高，全身舒适，心情平静之感。

（3）操作时，应在推拿局部皮肤涂上介质，以减少对局部皮肤的摩擦。

（4）有下列情况时不宜进行推拿：皮肤感染、严重皮肤损伤、传染性皮肤病、血液病、素有出血倾向者以及严重心、脑、肺疾患或极度衰弱者。

（5）妊娠期、月经期、空腹者、饭前饮后半小时内均不宜进行按摩。

（三）刮痧美容法

刮痧疗法是中医学治疗方法之一，它起源于民间，具有简便易行、随处可施、疗效可靠、适应证广等优点，是深受广大群众欢迎的非药物疗法。近代医者对此疗法不断发掘提高，如吕季儒推出的"经络刮痧法"、张秀勤的"经络全息刮痧法"等，是融预防、保健、治疗、美容于一体的中医外治法之一。

刮痧美容法也属于现代刮痧的一种，它是采用刮具在人体表面的特定部位反复进行刮、点、挑、叩击等手法，使躯体皮肤表面出现局部潮红、紫红、紫黑色瘀斑、小点状紫红色疹（痧痕）以达到疏通经络、调节脏腑、扶正祛邪、排泄毒素、开窍醒神、驱除疾病、增加人体容颜美或形体美的方法。

1. 刮痧常用的器具

（1）刮具　刮痧板是最常用的刮具（见图4－2）。多采用水牛角刮痧板，质地坚韧，光滑耐用，药源丰富，加工简便，具有活血化瘀、清热解毒、软坚散结等功效。水牛角性味辛咸寒，与犀牛角相似。也有选用优质玉块刮板以及铜制掌拭刮板、檀香木刮棒、硬币、木梳等。

（2）介质　目前常用的刮痧介质有刮痧专用的活血剂，它由十几种具有消炎止痛、活血化瘀作用的中药炼制而成。此外还有用各种精油配制的精华油、刮拭霜、维生素 E 油、香油等，民间还用盐水、酒类等，均可视情况选择应用。

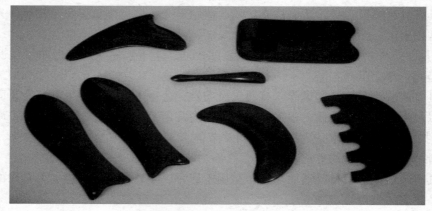

图 4 - 2　常用刮痧器具

2. 美容刮痧的操作

（1）持板法　用手握住刮板，刮板的底边横靠在手心部位，大拇指及另外四个手指呈弯曲状分别放在两侧（见图 4 - 3）。

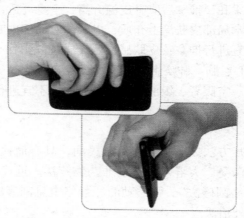

图 4 - 3　持板法

（2）刮拭方法　让病人采取相应的体位，清洁皮肤后均匀地涂抹上介质（或滴几滴在刮板上）。医者右手持刮板，刮拭时刮板的 1/3 边缘接触皮肤，向刮拭的方向倾斜 45°左右，运用腕力和臂力多次向同一方向刮拭，长度 4 ~ 5 寸左右。刮拭方向应根据肌肉、神经走向和经络穴位由内向外，按先阳后阴、先上后下、先左后右刮抹出一道长形的痧痕即可。这种手法多用于身体比较平坦的部位、经络、穴位。

面部刮痧法选用根据面部不同部位弧度曲线设计的专用鱼形刮板，以增加刮拭的舒适感，减轻刮拭过程中的疼痛。刮拭面部时应先清洁皮肤，然后均匀涂抹精华素，用鱼形刮板或玉石美容刮具的边缘在面部从内向外，沿肌肉纹理走向或顺应骨骼走向单方向刮拭，或沿面部特定的经络穴位进行刮试刺激从而使血脉通畅，达到行气活血、疏通毛孔腠理、排出痧气、调整面部生物信息的作用。刮板与皮肤表面形成的夹角尽量要小，以 5°~15° 为宜。刮拭速度均宜缓慢柔和，按压均匀平稳，刮至皮肤轻微发热或潮红即可。

①基本手法：

点法：用鱼形刮板的鱼吻或鱼尾锐面在穴位上轻轻用力向下点压。

揉法：用鱼形刮板头部或尾部侧面在穴位或经络上顺时针或逆时针揉动。

按法：用鱼形刮板头部或尾部侧面平面在穴位上用力缓缓向下按压。

挑法：用鱼形刮板头或尾部尖锐面在穴位上先按压，再横向向上挑起。

扭法：用鱼形刮板的鱼尾锐部点按穴位，再进行顺向或逆时针转动。

刮法：用鱼形刮板的高面沿经络轻盈刮拭。

摩法：用鱼形刮板的任何部位在穴位或经络进行游弋滑动。

托法：用鱼形刮板的头或身侧面用力向上提托肌肉。

②常用手法：

刮动法：用刮痧板边缘延经络轻轻刮拭。

揉刮法：用刮痧板头部侧面和边缘沿经络边揉边刮动。

点扭法：用刮痧板吻部或尾部先在穴位上点按再扭动。

叩动法：用两块刮痧板取各一端在面部对称部位相对间歇用力。

摩游法：用两支鱼形刮痧板在面上沿经络（或部位）轻盈滑动，一前一后，相互追逐。

拍打法：用刮痧板平面拍打、拖压、拍或平拍。

③刮拭力度：面部刮痧保健美容不出痧，以刮拭至面耳有温热之感、稍有红晕即可。

轻（补法）：适用于干性、敏感性皮肤及一般无大碍美观的疾患，如粉刺痊愈后红印等。可消除荧屏前时间过长的倦容，起到保养肌肤的作用。

中（平补平泻）：适用于任何性质的皮肤、保健疗法及人体各部位常用穴位。

强（泻法）：适用于肌肉丰满结实、中央部位或病源疾患处，操作时应逐渐加大力度。

④刮拭方向：应根据肌肉、神经走向及经络穴位，顺次刮拭。头部、背部、肩、胸腹等应由上而下；脸部、颈部应由内而外，由上而下；经络穴位应先通督脉、任脉，刮拭大椎穴，再做脸部穴位。

3. 适用范围与疗程

（1）适用范围　减轻黑眼圈，消除眼袋，减少皱纹；治疗粉刺、黧黑斑、扁平疣等损美性皮肤疾患；适用于养颜美容，滋润皮肤，延缓皮肤衰老的面部保健。

（2）疗程　养颜美容保健可每日或隔日 1 次，面部损美性病症可每周 1~2 次，10 次为 1 疗程。

4. 注意事项

（1）面部刮拭前一定要清洁皮肤并均匀涂抹精油或润肤乳。

（2）刮拭按压力从轻渐重，缓慢柔和，一般不要刮出痧痕，敏感性皮肤一般不用或刮拭时间不宜太长。

（3）面部有皮肤感染一般不做刮拭。

第四节 其他美容方法

一、植物芳香美容法

(一) 概述

1. 植物芳香美容法的含义 植物芳香疗法是指将气味芳香的药物作用于全身或局部以防治疾病的方法。从广义上说，是指用芳香的药物来防治疾病的方法，包括内服和外用；从狭义上说，是指将高香度植物的鲜花瓣、枝叶、根茎、果实及树脂经过现代方法提炼出高浓度、高香气的芳香精油，利用人体嗅觉器官及其他方法渗入内皮深层，调理人体各系统功能，达到美容健身的方法。又称之为"花香疗法"、"香熏美容"、"香氛美容"等。

植物芳香疗法是中医学的一个重要组成部分。早在远古，就有利用植物香油熏蒸、沐浴、按摩以治疗各种皮肤病、外伤炎症以及调适环境与心情的记载。使用的方法多为熏香、佩香、舍香、浴香等。随着中国医药学的发展，尤其是芳香药物的传入，芳香疗法无论从方法上、器具上还是使用的药物、适用的范围上等，均有较大的发展。经过萃取的精质油分子细小，其被吸收能力是一般化妆品的几倍，因此具有见效迅速且显著的优点。精质油是植物性激素。芳香疗法可以调养心身，可增强对疾病的抵抗力以及克服疾病的意志力。

2. 芳香疗法的特点 芳香疗法源远流长，自古在宫廷及民间广为沿用，具有安全有效、简便易行等优点。在心理上，精质油对调适身心有奇特疗效，特别全身性疾病、慢性疾病、精神疾病、缓和情绪及精神紧张和改善行为等疗效较好；在生理上，精质油散发的香气具有一定的杀菌、抑菌作用，它不仅使人精神舒畅，增加抗病能力，还对某些传染病有一定的预防作用。植物性的配方适用于皮肤，没有或少有副作用，它具有不易残留化学毒性物质、不易伤害人体、不遗留后遗症等特点。

3. 芳香疗法的功效

(1) 传递人类与大自然的信息，发挥人体积极潜能力，提升个人魅力。

(2) 调节生理机能，帮助增强内分泌系统功能。

(3) 消除疲劳，舒缓神经紧张、镇定、减压，治疗头痛及失眠。

(4) 增加人体免疫力，抗病，防止过敏。

(5) 促进细胞再生，利于伤口愈合，延缓皮肤老化。

(6) 排除毒素。

(二) 植物芳香疗法常用的方法和剂型

1. 常用的方法 ①香佩法；②香冠法；③香枕法；④香兜法；⑤香熏法；⑥香浴法；⑦香敷法；⑧香熨法；⑨嗅鼻法。

2. 常用的剂型

（1）原药剂　使用原药材料，一般不宜加工，用于香枕法，如菊花枕中的菊花等。

（2）散剂　将药物研成细末，或装制成香囊、香兜、腰带等；或外用于撒、掺、扑、吹等。

（3）煎剂　是将单味或多味药物加工浸泡后，再加以煎煮，而得药汁。可用于全身药浴或局部药浴，适用于蒸气、熏洗、浸泡、足浴、坐浴、含漱等。

（4）膏剂　将药物研细末，或经提取后浓缩，再加入适宜的基质（如水、醋、油、鸡蛋清、凡士林、蜂蜜、麻油、黄蜡等），混合均匀制成一种易于涂抹于皮肤、黏膜的半固体制剂。

（5）滴鼻剂　将药物捣烂取汁，或浓煎取汁，或按现代制剂工艺制成滴鼻剂，滴入鼻内。

（6）气雾剂　将药物用水煎沸产生气雾，或用超声雾化吸入器制成气雾剂，通过吸入直接作用于呼吸道。

（7）烟熏剂　用一些容易燃烧的药物制成烟熏剂，或制成普通香或盘香，用时点燃，用产生烟雾熏口、鼻、衣着或居室。多用于预防感冒及空气消毒。

（8）提炼油　从花、草和树木中提取出来的香精被称为提炼油。用于按摩、涂抹和嗅鼻，以增强人身免疫力、抵抗力，从而达到预防、治疗和美容保健的一种自然疗法，即现今美容界所盛行的香熏美容法。

（三）芳香精质油

芳香油也称为精油，是从花、草、树木提取出来的香精。多半存在植物的油腺或腺毛中，有些则溶在树脂中而充塞于植物体的空腔内。

芳香精质油并非真正的油脂，而是指植物的荷尔蒙，它如同植物的生命能量，通过嗅觉、皮肤进入人体，可以激发人体的活力，达到预防和治疗疾病、美化容貌的目的。

1. 精质油的特性与功能

（1）以天然植物为原料，疗效较其本身植物原形集中，约为原形的 70 倍。

（2）高渗透性，且挥发性好。滴在纸上不留痕迹，若由毛细孔进入皮肤，平均 3 分钟可达真皮，5 分钟可达皮下组织，进入血管淋巴系统。

（3）能溶于酒精、脂肪，不溶于水，且浓度均匀、不沉淀。

（4）一般外观无色透明或带微黄，但有几种例外，如玫瑰油为金黄色；德国甘菊为蓝色；安息香油为红色等。

（5）在人体中运行迅速，4～12 小时内完全排出体外。

（6）抗病毒、细菌及虫害，杀伤力高于植物原形。

（7）调节人体的情绪心理，激发潜意识，平衡内分泌及自律神经，能提神、安抚，可治疗忧郁症及焦虑症。

（8）对皮肤有收敛、促进循环及防止感染的作用，并可促进细胞新陈代谢。

（9）净化空气，改善环境，预防疾病，增强抵抗力。

2. 精油的使用方法

（1）嗅觉吸收法

①熏香式：是维护嗅觉顺畅、呼吸自然空气、不受污染物质伤害的最好方式。也可改善环境卫生，净化空气，避免感染病菌。香气还可安抚情绪、改善精神状况，如善失眠、提升性欲等。

②热水蒸气式：透过水蒸气可以使精油之气吸入肺部循环，进入血液。

③手帕式：将3~4滴精油滴在面纸或手帕上，开会、驾车，搭乘飞机、车、船或上课时皆可使用。

④手掌摩擦式：滴1~2滴精油用双手摩擦生热，可以立即改善疲倦，振奋精神。

⑤喷雾式：于100ml的喷式容器中注满纯水之后，加5~30滴精油摇晃均匀即可使用。

（2）按摩吸收法　精油经过基础油稀释调和后，通过按摩很快就能被皮肤吸收渗入体内。这种方法可运用在脸部护理、全身按摩、减肥健胸及治疗经痛、腹痛、便秘和淋巴引流等方面。掌握的原则有三：

①身体按摩：10ml基础油用5滴精油。

②脸部按摩：10ml基础油用2~3滴精油。

③止痛按摩：10ml基础油用50滴精油，只做局部按摩3天。

（3）按敷法

①冷敷：一般用于发热、流鼻血或运动伤害。头痛、发热或流鼻血时，将精油2~4滴滴在湿毛巾上，置于额头上，加冰块或冰袋。在镇定、安抚皮肤时，用毛巾吸附表层的精油与水，敷约15分钟即可。

②热敷：可深层洁肤、软化角质，对痛经、神经痛、风湿关节炎、宿醉等有效。痛经敷于腹部，宿醉敷于前胸肝脏与后背肾脏部位。肌肉酸痛、关节炎、风湿痛、痛风，除热敷外，还可配合手足、全身的按摩及精油浴或足浴。

③涂抹：用于各种外伤、蚊虫咬伤；治疗止痒、止咳化痰，头痛、关节炎、风湿痛、香港脚、湿疹、轮癣、脓肿等，可直接使用调好的稀释精油（50ml乳胶加10~15滴精油）于患部上涂抹或直接将稀释的精油擦于患部。

（4）沐浴法　常用的有盆浴、足浴、臀浴、淋浴、灌洗。

3. 注意事项

（1）精油是由植物提吸而来，可能与药物有类似的功效，应小心使用。

（2）勿让小孩接触精油，如误吞可服大量清水或牛奶中和，并送医院治疗。

（3）孕妇只适用于香氛治疗。

（4）小心勿入眼部，若误入眼部应尽快用大量清水冲洗。

（5）有些人对精油敏感，故在治疗前应作简单的测试，涂少量精油于臂下或手腕等处，观察皮肤对精油的反应，如发现有发红、发痒或头痛、头晕，应立停用。

（6）成年人最高服量为每周2次，每次2~3滴，不超过3周。

二、音乐美容法

（一）概述

1. 音乐美容的含义　音乐美容是指在中医基础理论和传统音乐理论指导下，以音乐作为调养治疗手段，激发情感，消除精神障碍，调节脏腑功能，以达到防病、治病、健美身心的一种美容方法。

我国对音乐独特功效的认识可以追溯到春秋战国时期，当时主要以音乐作为养生、怡情的方法，并逐渐发展为以音乐作为诊病、治病的一种手段。随着对美的认识不断深入，人们追求形体到精神气质、形神合一的完美状态。而音乐美容以其独特的"以声表情、声情并茂"的艺术形式作用于人体身心，不仅可以治疗损美性疾病，而且在陶冶情操、美化气质方面有明显优势。美容专家、心理学家、生理学家、音乐工作者都认为"音乐是一剂天然美容良药"。许多国家的美容医学研究机构已经在古典乐曲和现代乐曲中选出几百首具有美容功效及健康功能的乐曲制成美容录音带、CD 唱盘和 VCD 光盘，人们可以在欣赏音乐的同时得到美容。

2. 音乐美容的作用

（1）音乐美容的心理作用　音乐美容是一种心理疗法，它主要是应用音乐来调节情绪和行为障碍，使人体健康。历代养生学家都十分重视音乐养生作用，先秦时期《吕氏春秋·侈乐篇》指出："乐出之于情"。通过音乐调节人的惰性而养生。大量的研究和观察证实，音乐不仅能调节情绪、使人精神平和，而且能调动人的记忆与想象。情绪在音乐的旋律中获得释放和宣泄，从而达到陶冶情操、美化心灵、养性调神、益寿驻颜的目的。

（2）音乐美容的生理作用　音乐具有独特的艺术感染力和物理特性，它一方面刺激人体的生理机能，加速新陈代谢，尤其是当人们随着优美动听的乐曲翩翩起舞、舒展身体时，更使人气血调和、精力充沛而美化人体姿态、表情，使人洋溢出青春健康活力。另一方面，随着音乐节奏和旋律进行面部穴位按摩，有针对性地调节人体气血的运行，可改善脏腑器官功能，优化心理、生理状态，从而达到保健美容的效果。

（3）不同音乐的作用　音乐表现形式多样，不同旋律、速度、响度，对人体的生理和心理会产生不同的作用，从而达到相应的治疗效果。在传统音乐中，举凡和缓宁静、节奏优柔、清悠澹远的乐曲较适宜于阳气偏旺、阴血偏弱之士，它有助于使呼吸平稳、心跳脉律正常、血压下降，使精神松弛、情绪和缓、烦躁焦虑皆除；反之节奏欢快、奔放的乐曲多适宜于阳虚阴盛之候，表现为心悸气短、声息低微、面色苍白等，通过听这样的乐曲可振奋情绪、鼓舞心志。在治疗方面，有助于释放情绪、减轻压力、排扰解困、改善身体状况和情绪。音乐的这些优势对于调节人体的心理状态及养生防衰有重要意义，对某些损美性疾病，尤其是精神因素作为主要病因之一的疾病（如黧黑斑、粉刺、斑秃等）的预防治疗起到了良好作用。根据脏腑特点，也可应用五行选乐，它有利于调节五脏的功能。音乐美容治疗须辨证用乐、辨证选曲。

（二）音乐美容的应用原则

运用音乐疗法需要掌握以下原则：

1. 音乐主要是通过乐曲本身的节奏、旋律，其次是速度、响度、谐调的不同而疗效各异。根据怡情养性、以情制情的需要，应在辨证施乐的原则指导下，根据不同的人选择适当的乐曲组成音乐处方，如安神处方、开郁处方、悲哀处方、激怒处方、喜乐处方等。中医音乐疗法强调阴阳辨证，针对病因治疗，注重整体调节，从而达到康复身心的目的。

2. 音乐治疗分集体与个人两种方式。集体治疗通常采用多功能音乐机，用立体声耳机收听。个人治疗可购置治疗磁带，携带收录机，不受时间、地点限制，使用简单方便。治疗时，要求患者专心一意，不做其他事情，以发挥音乐的最佳感染力。若病人为擅长歌唱者，尽量让其弹唱自己选定的内容，并以适当方式加以鼓动情绪。

3. 治疗环境应当宜人。对一些名章、名曲和歌曲，先由医护人员作一番生动的解释，并使用语言进行心理指导，逐渐将患者引入"乐境"。音乐康复室要严防噪音干扰，应设置在清雅幽静、绿荫浓郁之处。室内要求舒适美观，陈设典雅，空气流通，并配有调节心理、养神调情的灯光、色彩和香花等。音乐治疗时医护人员应做好情志心理辅导，这是增强康复效果的必要条件。

4. 每日治疗 1 ~ 2 次，每次 30 分钟至 2 小时，以病人的体力和兴致而定，30 日为 1 个疗程。

5. 根据患者的音乐修养、性格特征、年龄、经历等因人施曲。因为个人阅历不同，对音乐的欣赏亦必有异。

（三）音乐美容的方法

音乐疗法是以传统音乐为主体内容，用以调治病人的情志心理，促进身心健康的一种方法。它包括被动疗法（通过听音乐达到调治目的）、主动疗法（通过音乐教育、学习、排练、表演等方式达到调治目的）、音乐电疗法（以音乐电信号转换成电流，令电流随着音乐的变化而变化，作用于机体达到调治目的）。

1. 音乐安神法　指利用某些具有悠扬旋律与轻柔曲调的乐章以消除紧张情绪的方法。如《幽兰》一曲，通过对深山幽谷馥香兰花的描写，曲调清丽委婉幽雅，令人有宁静、馨香之感。再如《梅花三弄》，表现爱情及离别之情，其音优美动听，曲调朴实，悠扬婉转，使人烦除、安乐、静气。此外，《空山鸟语》以及古筝独奏曲《春江花月夜》、《平沙落雁》等，都是属于较好的乐曲。

2. 音乐开郁法　指利用某些节奏鲜明或具有螺旋式快感的乐曲来开畅郁结的方法。如《流水》一曲，通过山涧深入潺潺溪流汇成浩瀚汪洋的描写，使人陶醉于大自然的优美景色之中而心旷神怡，郁闷顿消。《阳关三叠》创造出一个感人至深的美丽环境，有寄托哀思、开畅情怀、舒肝解郁之妙用。《桃叶歌》以优美动听和谐为特点，能娱心乐神，使人轻松爽快。还有《金水河》、《喜洋洋》、《假日的海滩》等也可选用。

3. 音乐悲哀法　指用节律低沉、凄切悲凉之曲调来抑制过于兴奋的情绪的方法。如

《小胡笳》曲调悲凉，感人至深，听之无不声泪俱下。《哀乐》、《葬花》、《天涯歌女》、《四季歌》等，均有悲哀的效果。

4. 音乐激励法　指以鲜明、高亢、激昂的节律，或悲壮的旋律，激发人的愤怒之情，用以抵消忧思、发泄郁闷的方法。如古乐中屈原的《离骚》、岳飞的《满江红》以及近代的《国际歌》、《松花江上》、《黄河大合唱》、《大刀进行曲》等，或是悲壮的手法，或是用直接烘托的手法来达到激励的效果。

5. 音乐喜乐法　指以具有悠扬的旋律和多变的欢快乐曲消除悲哀、忧思、郁怒等不良情绪的方法。如《百鸟朝凤》、《莺吟》，笛子独奏《百鸟行》、《荫中鸟》，笙独奏《孔雀开屏》、《柳底莺》，古筝独奏《天沙落雁》，打击乐曲合奏的《八哥洗澡》等。这些皆是反映自然界禽鸟之鸣的传统音乐，使人闻之，享受天然之乐，沉浸于自然美景，无忧无思，唤起热爱生活之情，将一切消沉懊悔、悲观失望置之度外。

主动疗法通常以歌咏疗法为主，即让病人采用唱歌的方法，在学习和表演中抒发感情，达到愉悦身心、健康美容的目的。

音乐电疗法通过电疗和欣赏音乐两种途径产生作用，一方面音乐能调整人的心理状态、陶冶情操、美化气质；另一方面音乐控制的电刺激直接作用于局部或经络腧穴，可疏通经脉、调畅气血、美化容颜。

（四）音乐美容的注意事项

1. 由于病人的气质、心境、喜好以及艺术修养的差别很大，一曲轻快、喜悦的乐曲，不一定对每位患者都能起到轻快、喜乐之情。同样，一支激励的，或悲哀的，或安神、开郁的乐曲，也不一定能产生相应的效应。故在选择音乐歌曲时，要联系患者喜好与心境来考虑。许多乐曲是综合性的，包含了悲欢离合、哀怨悔恨等等，要截然分开其情调，确非易事，如《离骚》既有悲疗作用，同时又有激疗作用。在选曲中应灵活掌握。

2. 播放时注意声音不宜过大，以免音乐成为噪音，令人烦躁不安。

三、气功美容法

（一）概述

1. 气功美容的概念　气功美容是气功疗法的一个分支，它是运用各种气功的功法以美化形体、改善容颜、提高气质，达到身心俱美的一种健身方法。

气功源自我国，是历史悠久的养生健体锻炼方法，也是一种以内练为主的自我身心锻炼。中国古代气功广泛应用于医疗保健和武术界，主要着眼于延年益寿，虽不强调健美，却将医疗和驻颜等巧妙地融为一体。由于气功美容顺应当今追求自然形体与内在气质美相结合的时代需求，促使现代新气功健美方法应运而生，如各种各样的健美气功、气功减肥苗条法、气功美颜法等。

2. 气功美容的理论基础　气功疗法是中医学的一部分，气功美容更是中医美容的一个重要组成。它与中医学理论密切相关。

（1）阴阳五行学说　阴阳学说是气功美容的总纲，动功属阳，静功属阴。具体功法又可分为阴中之阴阳，阳中之阴阳。如姿势中，上为阳，下为阴；调息时吸主补养属阴，呼主表泻属阳。因此要祛病延年驻颜美容，就应在阴阳学说原则指导下选择练功方法以调节体内阴阳平衡。练功应遵循"阴者阳之，阳者阴之。寒者热之，热者寒之。虚者补之，实者泻之"的原则。如在养生健美方面，依据"春夏养阳，秋冬养阴"的原则，即在春夏季练功应以静功育阴养阳为主，秋冬季练功应以动功生阳益阴为主。其次，还可根据各人阴阳盛衰情况进行辨证选功，在调身练形功法方面，如"五禽戏"就是用五行学说指导姿势锻炼。

（2）脏象学说　气功美容就是通过调心、调息、调身来调和脏腑功能，使五脏精气充盈聚集，气血脏腑畅通，体质强壮，精神焕发。在脏象学说的指导下，通过气功锻炼，既能调整、恢复和增强某一脏腑功能，又能协调五脏之间的关系，使机体内环境在新的基础上达到更高层次的平衡。干瘦者变得健美结实，臃肿肥胖者变得苗条匀称，令早衰晦暗的容貌悦泽动人。

（3）精、气、神学说　古人认为"精、气、神"为人身"三宝"。"精"为人体有形的精微物质；"气"属无形，是人体的功能状态；"神"是"精"与"气"的综合，是生命的主宰。三者各自独立，也相互转化。气功美容通过"炼精"、"炼气"达到"炼神"之目的。反之"炼神"又调节了人体的"精"与"气"。通过调心练意使心存正念而杂念除，意静则身不外耗，心肾相交，水火共济，则精气充足神更旺，"积精全神"以达到祛病抗衰、驻颜美体。

（4）经络腧穴学说　经络腧穴是气功美容锻炼的基础。气功美容实践中精气神的聚集凝结、气血的运行疏通、脏腑之间的沟通协调都以经络腧穴为基础。

（二）气功美容的方法

1. 基本要素　气功锻炼的方法应包括三个基本要素：调身、调息、调心。

（1）调身　就是调整练功的身体姿势。包括"行、站、坐、卧"四个方面。总不离"松静自然"的原则，即在身体放松、情绪安静的状态下进行。同时，应注意以下几个要领：

①虚领顶项：即头部端正，顶部如悬。

②沉肩坠肘：即两肩松落，两肘下坠。

③含胸拔背：即前胸内含，脊柱挺直。

④收腹提肛：即腹部微收，肛门上提，如忍大便，目的是为保持任、督二脉的通畅。

（2）调息　即调整呼吸。常用的调息包括：自然呼吸、胸式呼吸、腹式呼吸、动舌呼吸、提肛呼吸等。调整呼吸是通向入静的桥梁，只有掌握娴熟，才能达到应有的练功深度，取得满意疗效。调整呼吸应把握"深、长、细、匀"四个要领。

（3）调心　即调整练功过程中人的意识活动，通过意念活动入静，或诱导气机的运行。调心应通过意守丹田、观想、吞津、导引、念诵等方法达到"归一"、"守一"，使体内真气集聚，内气充盈，五脏调和，精气合一，应于外则天人合一，自然能身心宁静，五志调和。通过日常的道德修养达到随时随地都能心神守一、不为物转的境界。最后能随心所欲、挥洒自如，自然体现出豁达大度、高雅脱俗的高贵气质。

调心是气功锻炼的关键环节，它贯穿练功过程中的始终，不仅包括如何控制心神外驰、凝神聚气，也包括如何升华心灵，保持良好的情绪和心境等内容。

气功的功法很多，但以静动为纲，三调为目，可概括一切功法。静功以练功时不做肢体运动为特征，如放松功、内养功、强壮功、站桩功等；动功是运动肢体的功法，如导引运动、保健功、新气功等。

2. 常用功法介绍

（1）辟谷练养功

①运腹消饥法

姿势：取站式。两脚左右开立，与肩同宽，两掌相叠，贴于脐部，身体正中，全身放松，眼视前方。

呼吸：取逆式鼻吸鼻呼法。吸气时，挺胸收腹，两手助力下按腹部；呼气时，缩胸凸腹，双手放松。腹部凹凸尽量充分，但忌过分用力。

意念：呼吸时意想"练功减肥"、"饥饿消失"等情景或腹部的起伏。

此功在饥饿时练，何时饿何时练，不饿不练，也可每日三餐前操练。

②荣颜祛皱法

两掌搓热，遵循下列步骤，用掌指按摩面部。

额中发际印堂－太阳穴－耳前；鼻根两侧－脸颊部－颈后部－后发际－额中部；水沟穴－地仓穴；承浆穴－地仓穴。

在操作辟谷练养功时，应少食或不食，使之消耗体内储积过多脂肪。平时练习，则有健美体魄，保持良好身材地作用。

③吸真运能法

姿势：取坐式，屈膝呈90°，两膝分开，与肩同宽，脚着地；一手虚握拳，另一手握拳，肘部放在同侧膝部；上体稍前俯，低头，额部抵于虚握之拳的拳口上，双眼微闭，抱身放松，一切以舒适自然为宜。

呼吸：摆好姿势后，先用叹气法放松机体，再尽情想象一生中最美的事情。练到心旷神怡时，转入呼吸练功，意念集中于呼吸的方式及腹部的变化。

意念：取腹式鼻吸口呼法。

先随意用鼻吸气，然后用嘴徐徐呼出，使小腹变软变松。再用鼻深吸气，小腹四周逐渐鼓胀饱满，待吸足八九分气时，停闭2秒钟，再短吸至气满。吸满最后一分气，随即用口将气徐徐吐出。如此深吸－停2秒－短吸－再吸，循环不已。

收功：闭眼，将头慢慢抬起，两手搓热，做一遍荣颜祛皱法后，再睁开双眼收功。

操练本功时应避免外界干扰和声响影响，吸气饱满程度因人而异。心血管和消化系统有严重疾病者、妇女月经期应慎练，内脏出血或术后3个月者禁练此功。

每日操作3次以上，每次15分钟。

（2）颜面美容功　历代医家和气功养生者有很多保持颜面部滋润细腻和嫩白洁净的美容功法。这些功法或散见于医籍中或流传于民间。其具有代表性的运气美容法如下：

预备势：多用坐位，排除杂念入境，意守"海阔天空"，松静自然，意气合一。口眼微闭，以鼻呼吸，舌抵上腭，沉肩坠肘，含胸收腹松胯。下肢踝、膝、髋关节均呈90°，双手掌心向上自然放在大腿上。练前手面洗净、搓热双手，自然静息40秒，气沉"膻中"穴。注意：收工也如此。

第一势：左拳掌心向前握起，将食指第三节的突起部放在两眼之间的山根穴处，并以此为起止点，沿双眼眶呈"8"字形旋转，顺、逆时针各旋50~100个"8"字，一呼一吸转"8"字一圈。然后右拳以同样方式旋"8"字。调息运气均要求深呼吸长、细匀而稳。一拳旋"8"字时，另一拳掌心向下松开放腿上。

第二势：握拳同第一势，将食指第三节突起部对准人中穴，并以此为起止点，沿口角下行一圈，在此交叉后上行在面颊与额部划一圈，如此呈"8"字形交叉旋转，方法次数同第一势。

第三势：以太阳穴下耳前动脉搏动处为起止交叉点，下行绕耳朵旋一圈，交叉后下行至唇下沿对侧颜面至上额与发际交界处下行至交叉点，呈一横"8"字循行。握拳方法，旋转次数同第一势。

运气美容法多选在早晚空气清新时进行。通过气功锻炼，运气循行面部，使局部气血运行健旺，久练则可令颜面悦泽红润，具有较好的美容效果。

（3）健美减肥功　本功法是一种以调息为主的静功减肥健美法。

莲花功：坐姿，含胸拔背，双手掌心朝上相叠，拇指相对，男右手、女左手在上，口眼微闭，舌尖轻抵上齿龈。调息，以鼻呼吸。第一阶段，将呼吸自然调得长、细、慢、匀、深，不故意憋气，约2~3分钟，达到意守呼吸；第二阶段，意念只注意呼气，吸气时任其自然，什么也不想，坚持1~2分钟；第三阶段，意守呼吸，似想非想，似守非守，若有若无，约10~30分钟。收功同上。

3. 练功中常见的错误及纠正方法

（1）意念过重　意守或意念引导过重会出现头重、头胀、失眠、口干等症状。纠正方法：可通过"自然呼吸"的一呼一吸把意念逐渐放淡。

（2）呼吸过于用力　常出现胸闷、气短。纠正方法：应将注意力逐渐转移下丹田，通过有意识意守转到自然意守。

（3）姿势不良　常见为坐姿不正，使任、督二脉不能保持通畅，导致局部姿势不正或肌肉紧张。纠正方法：根据调身中的要领逐条对照检查姿势有没有错误，从上到下检查全身肌肉，通过自然呼吸，用呼气时的意念将紧张的肌肉放松。

（4）追求目标过高　容易出现幻觉。纠正方法：应停止练功，找专业医师咨询。

中篇

第五章

中医美容养生

　　养生，指采用各种方法或手段，保养正气，维护身体健康，以达到强身延寿的目的。古人认为，善摄生者，薄滋味，省思虑，节嗜欲，戒喜怒，惜元气，简语言，轻得失，破忧阻，除妄想，远好恶，收视听，勤内固，不劳神，不劳形，神形既安，瘵患何由而致也。故善养性者，先饥而食，食勿令饱；先渴而饮，饮勿令过；食欲数而少，不欲顿而多。中医养生之术，也即美容之术，不外"养神"、"养形"两大类。"养神"主要是采取心理养生术及气功方法，"养形"则有推拿按摩、针灸、药物、食膳、气功、房中术等方法。

第一节　顺应四时

　　"顺应四时"的美容养生观，体现了中医学"天人相应"的整体观。它是指人们的生活、起居必须遵循一年四季的气候变化规律而加以调节，从而达到容颜不老，健康长寿的目的。"顺应四时"的美容养生观，是中医美容养生理论的重要内容。《素问·举痛论》指出"善言天者，必有验于人"，这里的"天"概括了人体以外的整个自然界。从古至今，许多医家通过对自然现象的研究发现人体生理、病理中存在的问题。四季气候各有特点：春温夏热，秋凉冬寒。

一、顺应昼夜

　　自然界阴阳随昼夜更替变化而有升降盛衰的变化。昼夜之中，昼为阳，夜为阴。由夜转昼，阴气降而阳气升，由昼转夜，阳气降而阴气升。人体阴阳在一天之中也有升有降，这种升降是随自然界阴阳升降同步进行的。因此，人体白天阳气盛，脏腑功能旺盛，故一般疾病不易发生；夜间阴气盛，阳气衰，脏腑功能减退，正气相对虚弱，故容易发病。

二、顺应四季

　　一年之中，夏为阳，冬为阴；春季阳升阴降，秋季阴升阳降。人体阴阳在一年之中也有升有降。由于人的面部暴露于外，易受侵袭，故易引起美容问题。春天人体阳气开始升发，至夏天阳气最盛，秋天阳气降而阴气升，冬天阳气沉伏于内，阴气最盛。故人体夏季脏腑功能旺盛，阳气发散，阴液易耗，使面部肌肤营卫失调；冬季脏腑功能减退，阴气凝结，阳气易损，面部颜色呈现苍白或青紫，甚至发生冻疮。在中医学"天人相应"理论思想的指导下，四时气候的变化的确与美容有关，因此，"因时美容"是人们在美容时应当遵循的原则，中医美容只有顺应自然界规律才能健康发展。

综上所述，人体必须顺应自然，顺应四时阴阳变化这个根本规律。根据人体阴阳的具体情况采取相应的措施，以保证五脏之气发挥正常的生理功能。

第二节　防寒避暑

寒与暑是中医所言之风、寒、暑、湿、燥、火六气中最具代表性的两个阴阳属性，故寒与暑是阴阳盛衰的明显征象。《灵枢·口问》说："夫百病之始生也，皆生于风雨寒暑，阴阳喜怒，饮食居处。"中医认为正常的六气对人体是无害的，不会导致疾病发生。只有在气候变化异常，六气才会成为致病因素。如春有乖乱之邪气风；夏有骤变之寒气；长夏有淫辱之雾湿；秋有温、凉之燥气；冬有非时之温暖等。这些非时之气，乘人体之虚，作为邪气而致病，损害人体健美。《黄帝内经》所谓"唯圣人从之，身无奇病"，《管子·形势解》中说："起居时，饮食节，寒暑适，则身利而寿命益；起居不时，饮食不节，寒暑不适，则形体累而寿命损。"明确认识到，起居是否按时，寒温是否调适，对人的健康、寿命有截然不同的影响。经过长期与自然界搏斗的生活实践，人们逐渐认识到了六气变化的特点，总结了一些保健方法与经验。《灵枢·本神》中说："顺四时而适寒温"，《礼记·礼运》云："昔者先王未有宫室，冬则居营窟，夏则居橧巢……衣其羽皮。"这便是人类起居保健的萌芽。因此，中医从养生保健的角度出发，要求人们必须在生活上采取顺四时、适寒暑的各项措施，做好季节性的自我防病保健工作。

一、冬日防寒

冬日冰天雪地，寒风凛冽，万木萧条，昆虫蛰伏，气温最低，万物生机隐伏。人体阳气也潜藏于内，阴精充盛，这才是人体顺应自然的"养藏之道"。外出活动时要避开霜威，加强体格锻炼，防寒保暖，衣着要厚、软、轻、暖，颜色宜深。素体阳气亏虚、阴精不足者，宜采用食补、药补的方法补偏救弊。若防寒不力，风寒湿郁于皮肤，可致发根疏松而脱发；风寒侵袭手耳，可致气血凝滞，发生耳、手部冻疮。

二、夏日避暑

这是一年中的蕃秀之季，天暑下迫、地湿蒸腾，人体阳气最盛，阴气相对不足。劳作宜安排在日间，中午宜午休。锻炼宜在清晨和傍晚气温较低时进行，不宜过于剧烈。衣着应少，宜穿散热、透汗、舒适、凉爽的服装，但不能赤裸身体。居室宜通风、宽敞。可酌情取用绿豆汤、赤豆汤、酸梅汤等清凉生津解渴之品。若避暑无方，火热郁于孙络，可导致雀斑等面部色素斑；肺经被风热所袭，可生酒渣鼻，风热郁于皮肤，可致扁平疣、痱子、日光性皮炎等。

第三节　动静有衡

　　动与静是美容养生中相反相成的两个方面，人体生命运动始终保持着动静和谐、动静有衡的状态。"生命在于运动"是人们所共知的美容保健格言，它说明了运动能够锻炼人体组织器官的功能，促进新陈代谢，可以增强体质，防止早衰，使容颜不老。而静以养神，必须和适当的运动结合起来，是养神和养形两个方面。"形神合一"、"动静互涵"贯穿着中医美容的重要内容，维持着动静对立统一的整体性，从而保证了正常的生理活动功能。总之，动静有衡的养生方法提倡：既主张劳动和锻炼，又反对过度劳累。要动静结合，形神共养，刚柔相济。

一、静以养神

　　近年来还有人提出"生命在于静止"，认为躯体和思维高度静止是养生的根本大法，突出以静养生的思想更符合人体生命活动的内在规律。从我国古代养生理论来看：动以养生，重在养形；静以养生，重在养神。而中医美容的特点就是要强调形神的高度统一。"静以养神"的观点十分重视精神与人体健康的关系，认为"神气清净"可以健康长寿。由于"神"有任万物而理万机的作用，常处于易动难静的状态，"清净养神"就显得尤为重要。老子认为："静为燥君"，要尽量排除杂念达到心境宁静的状态。《内经》从医学角度提出了"恬淡虚无，真气从之，精神内守，病安从来"的摄生防病的思想。安静乐观的情绪能使人抗御外邪的侵袭，减少疾病的发生。孙思邈把养生总结为："常少思、少念、少欲、少事、少语、少笑、少愁、少乐、少喜、少怒、少好、少恶。"闭目以养神，闭嘴以养心。

二、动以养形

　　认为形体的动静状态与精、气、神的生理状态密切相关。只静不动易导致气机郁滞，气血凝结，变生美容疾患，甚则影响健康长寿。运动可以促进精气流动，气血畅达，血脉通畅，面色红润光泽，免疫力增强。

第四节　劳逸适度

　　中医美容强调的劳逸适度包括慎房劳及防劳作伤。慎房劳这是保肾固精，避免生理功能失调的重要措施。一方面要顺应天性，不宜禁欲；另一方面要节制房事，保精养生，特别是阴虚体质的人，当固护阴精。防劳作伤是维护强壮身体，避免形伤的重要措施，在劳作中要坚持循序渐进、量力而行的原则，注意适度地劳动。但也要避免过度安逸，要劳逸适度。

一、重视房事养生

房事养生，是我国古代养生学的一大特色，是美容养生延年益寿必不可少的内容。常处于性爱中并很有规律的人，其眼神、容貌都会焕发出年轻的神采和光彩。但性生活是本于自然之道的，要避免损伤，需要得其保养之术。要节欲保精促长寿，"动而少泄"，重视七损八益保健康的理论，切不可"醉以入房"。性生活过度会导致内分泌失调，免疫防御功能减退等。

二、重视劳作适度

"流水不腐，户枢不蠹"，生命在于劳动和运动。劳动创造了人类，也是人类机体健康的源泉。

1. 避免过劳　运动能使人全身机能活跃，对自然界的适应能力增强，抗御疾病的能力越大。经常劳动和运动，可使人体气血调和，百脉通畅，脏腑机能旺盛，肌肉丰满，关节灵活，精神愉悦，情绪舒畅，从而使人体魄健全，壮实有力，精力旺盛，思维敏捷，动作自如，反应灵敏，容光焕发，容颜不老达到美容健康长寿的目的。但是过度的体力和脑力劳动对人体也会产生损害。中医认为："持重远行汗出于肾，摇体劳苦汗出于脾。"劳动、运动过度，可耗损人体之气，从而出现困倦乏力、懒言消瘦等症状。脑力过劳，思虑过度是现代人的通病，面对工作、生活和社会压力有些人就出现了亚健康的状态，如情绪抑郁、易怒烦躁等，这都是脑力思想过劳的表现。

2. 避免过逸　中医还认为："久坐伤肉，久卧伤气"。形体过逸，肌肉筋骨活动过少，气血凝滞不畅，脾胃功能减弱，就会出现筋骨肌肉痿软无力，面色萎黄等症状。因此劳逸结合、形神兼养是中医美容养生的生命观。

第五节　活动肢体

重视锻炼是中医养生学的基本方法之一。《吕氏春秋·尽数篇》说："形不动则精不流，精不流则气郁。"气郁为众郁之首，可导致火郁、湿郁、痰郁、食郁、血郁等，从而百病丛生。治疗应活动肢体，畅达经脉，"动形以达郁"、"舞以宣导之"。中国古代名医华佗也指出："人体欲得劳动，但不得使极耳；动摇则谷气得消，血脉流通，病不得生。"并创造了"五禽戏"，通过模仿五种动物生动活泼的动姿来锻炼体格，达到强身健体和疗疾的目的。还有太极拳、八段锦、气功、赏景、书画等动静结合的运动形式，也都为中医学所推崇。这些运动可以舒展关节，松动筋骨，调和气血，安神养容，持之以恒必能强身健体、维护和焕发容姿。中医倡导采取灵活多样的锻炼方法，又因病情不同、体质不同而采取相应不同形式的锻炼方式。如老年人、女性，宜采取气功、太极拳、散步等运动量较小的锻炼方法；儿童的锻炼，又应采取跳绳、体操、舞蹈等轻松活泼的形式。

1. 一般活动　如轻快步行、轻松慢跑、爬楼梯、骑车、游泳等。

2. 韵律活动 如瑜伽、健美操、韵律操、舞蹈、体操等。韵律活动不是单纯的运动，而是配合了音乐美容疗法的一种运动形式，在颅腔、胸腔、腹腔以及内脏、皮肤全方位地感受音乐节奏和声波后，产生能量及情感变化，并使之影响生理功能。与此同时又加以运动，使人体的生理、心理都处于一个良好的状态下健美身心。

3. 中医传统益寿美体活动 如五禽戏、八段锦、十二段锦、易筋经、太极拳、太极剑、气功、传统武术等。

总之，适当方式、适量强度的肢体活动，既可健身疗疾，矫健身姿，使"静如处子，动如脱兔"，又可延寿驻颜，保持勃勃的生命力和自然美，使经脉畅利、精气流通、气机和畅、饮食易化、二便通利，有益于维护和增进心身健康和健美。

第六节　平和情志

人的情志活动即人的精神活动，中医概括为"七情"。七情的变化既可以改变人的行为活动方式，又可以改变人的脏腑机能状态，从而导致人体生理病理变化。通过怡养心神、调摄情志，保护和增强人的心理健康，达到形神的高度统一。欲长寿，当神全，即"形与神俱"。然"形弊血尽而功不立者何？神不使也"，说明神对形所发挥的重要作用。因此，中医美容养生主张形神俱养，首重养神。

一、清静养神

《内经》论述养生注重"精神内守，独立守神"，属于静功。这是精神意志及脏腑功能活动的一种综合效应。清静养神强调：无心于事，无事于心，恬淡虚无的意境。"静则神藏，躁则神亡"，养神之道贵在一个"静"字，使人的精神情志活动保持在淡泊宁静状态，做到摒除杂念，内无所蓄，外无所逐。李东垣《脾胃论》中提出的"远欲"方法，即安于淡泊以养肝气，少思以养心气，寡欲以养肾气，省言语以养肺气，节饮食以养脾气。那么"安、少、寡、省、节"就属于"静"功。但是清静养神的方法，并不是要人无知无欲，无理想，无抱负，也不是人为地过度地压抑思想或毫无精神寄托的闲散空虚，而是主张专心致志，保持精神静谧，在生活中保持达观的处世态度，避免无原则的纠纷。

二、调摄情志

人有各种各样的七情变化，这是人对外界刺激的反应。生活中难免产生这样或那样不良情绪的刺激，而情志因素引起的损美性疾患，如：黄褐斑、痤疮等，已是众所周知，屡见不鲜。关键是我们如何控制和调节好自己的情绪。历代养生家都非常重视精神情志的调摄，具体方法多种多样，归纳起来可分为：

1. 节制法 即调和、控制情感。《吕氏春秋》云："欲有情，情有节，圣人修节以止欲，故不过行其情也。"就是通过节制、调和情感，防止七情太过，达到心理平衡的目的。如遇事戒怒，处事荣辱不惊等。

2. 疏泄法 即把积聚、抑郁在心中的不良情绪，通过适当的方式宣达、发泄出去，以尽快恢复心理平衡。俗话说："不如人意常八九，如人之意一二分。"人的一生处于逆境的时间多于顺境的时间，身处逆境，苦闷、惶恐之时不能郁闷在心，应一吐为快，"郁而发之"。

3. 转移法 即通过一定的方法和措施改变人的情绪和意志，以解脱不良情绪刺激，从而从情感纠葛中解脱出来，或转移到另外的事物上去。此种方法很多，应根据不同人的心理、环境和条件，采取不同的灵活措施。如有升华超脱、移情移性等。

4. 以情制情法 中医根据情志及五脏间存在的阴阳五行生克原理，用互相制约、互相克制的情志来转移和干扰原来对机体有害的情志，借以达到协调情志的目的。如：喜伤心者，以恐胜之；思伤脾者，以怒胜之等。但这只是一种情志制约法，也有其局限性。

5. 沟通法 以解释、鼓励、安慰、劝勉的方法解除其思想顾虑，消除其不良的情绪，提高自信心。人与人之间的沟通、交流在治疗中很重要，其实也是一种心理疗法，它能够影响人的心理与行为，进而影响人的生理机能。

第七节　饮食适宜

调和饮食，即根据不同人的生活环境、体质条件和美容需要，应用日常食物的营养来调和饮食、美容养生，从而达到防治疾病，悦容增颜，健康长寿的目的。这是历代医家所推崇的养生方法，也称食养或食疗法。《内经》早就有"谷肉果菜，食养尽之"的论述。中医认为生命就是生物形体的气化，气化运动的本质就是化气与成形。而化气与成形是由于饮食水谷通过胃的游溢，脾的散精，内而五脏六腑，外而四肢百骸，使形体的每个部分都能得到营养。那么这种营养的获得，必须在饮食调和的情况下才能获得。

一、饮食有节

现代研究发现，人体不仅消化吸收有昼夜节律，体内的各种代谢酶也有昼夜特征。不同时间进餐对人体的影响有所差异。《内经》虽然没有具体认识到规律的饮食应与生物节律同步，但已经充分认识到按时饮食的重要性，强调做到"有节"，"有常"。

1. 按时饮食 一日三餐按时吃饭，不管工作再忙也要保证吃饭时间，定时定点。

2. 按量饮食 "早饭饱，午饭好，晚饭少。"因为人的基础代谢白天比晚上旺盛，对食物的需要量比较大。如晚饭吃得过饱往往影响睡眠，中医认为"胃不和则卧不安"，还可造成热量堆积，导致肥胖；或影响脾胃的运化引起痰湿阻滞、湿热内蕴等，引起一系列美容问题。

3. 按质饮食 饮食宜清淡，多吃水果、蔬菜，一定要限制动物脂肪的摄取；饮食宜温、熟、软，勿食或少食生冷，以"热不炙唇，冷不振齿"为宜。不要吃刺激性、兴奋性的食物。常吃健脾益气的食物，如大枣、莲子、薏米仁、黄芪、党参、茯苓等。

二、四季与饮食

中医美容养生理论特别强调"饮食与美容"的养生内容。中医美容养生理论认为：人的健康受四时气候变化的制约，中医素有"春夏养阳，秋冬养阴"之说。如是阳虚体质的人应在春夏季节食服壮阳之品，以配合天地阳旺之时；如是阴虚体质的人应在秋冬季节食服补阴之品，以配合天地阴盛之时。另外《本草纲目》还有"春食凉，夏食寒，以养阳；秋食温，冬食热，以养阴"的记载，强调了人体应从根本上顺应四时气候的变化来调摄饮食。根据春、夏、秋、冬四季的变化来调摄饮食是中医美容养生学的基础。春天阳气开始升发，宜宣补，以助机体正气的升发；夏季气候炎热，宜清补，少食油腻多饮水；秋天气候干燥，宜润补，以养阴清热润燥；冬天气候寒冷，宜温补，多食热性食物以散寒。这是饮食与美容养生必须遵循的基本原则。

美容养生的目的不是靠一时一事的功夫就能达到的，而需要在一生中坚持不懈地进行，当然，美容养生的方法不止局限以上几个方面，还有音乐养生、气功养生、体质养生等，需要把美容养生的措施融入日常生活中，使美容养生成为日常化的事情。一个"智商"、"情商"都很高的人，其"健商"几乎等于零，不顾及自己的身体状况透支生命的人，是中医美容养生内容所摒弃的。特别强调的是中医美容养生必须持之以恒，才能美容驻颜，健康长寿。

第六章

精、气、神的保养

一、精

（一）精的概念

精的概念有广义和狭义之分。广义的精，泛指一切精微物质，包括人体内的水谷精微、脏腑之精、肾所藏的精气等以及自然界的精微物质等。《素问·金匮真言论》说："夫精者，身之本也。故藏于精者，春不病温。"吴鞠通在《温病条辨》中解释说："不藏精三字须活看，不专主房劳说，一切能摇动其精者皆是，即冬日天气应寒而阳不潜藏，如春日之发泄，甚至桃李反花之类亦是。"可见，广义的精是构成人体和自然界的本源。

狭义的精，是指藏于肾中一种具有生殖能力的物质，也称为"生殖之精"。这种精先身而生，是构成生命的基础，出生以后，又得到后天脏腑之精的不断培育充实，成为人体生育繁殖的基本物质。

（二）精的功能

《灵枢·本神》篇中说："生之来，谓之精。"所以，就人体而言，精是构成人体与营养人体的物质，人的生殖机能、生长、发育、壮盛衰老的全过程及脏腑组织器官功能活动，都是由精作为物质基础的。唐代孙思邈所言："精少则病，精尽则死。"精是生命之根，精壮则形神强健，延年益寿，精虚则致形体消瘦，不能任劳。

（三）精的保养

1. 节欲保精 《灵枢·经脉》指出："人始生，先成精，精成而脑髓生"，说明精是生命的原始物质，当男女之精结合后，在母体内形成胚胎，构成身形而产生生命。此精禀受于父母，与生俱来，故称之为"先天之精"，肾所藏的精包括"先天之精"和"后天之精"，"后天之精"是指出生以后，来源于摄入的饮食物，通过脾胃运化而生成的水谷之精气，以及脏腑生理活动中化生的精气通过代谢平衡后的剩余部分。二者相辅相成，在肾中密切结合而组成肾中精气，源源不断地供给脏腑组织器官。肾精亏耗，则精气衰竭，必早衰折寿。纵欲耗精，节欲保精。古代《长生秘典》曾指出纵欲耗精对人体的危害，"内劳神明······外劳形质，具足夭折，唯房劳较甚，为其形与神交用，精与气均伤也"。

所谓节欲，此处是指对男女之间的性欲要有节制，孟子云："食色性也"，独身或禁忌不利于健康长寿，但房中之事亦不可过度，如果纵情泄欲，会使精液枯竭，真气耗散而未老先衰。意欲太过也会使相火妄动，暗耗阴精，所以要淡泊清心，节制邪念，不使相火妄动，阴精得保。

2. 节劳保精　保精，既要做到清心寡欲以保"狭义之精"，还要保"广义之精"，精禀于先天，养于水谷而藏于五脏，若后天充盛，五脏安和，则精自然得养，故调养五脏不使其过伤，劳逸适度，才是保精之法。孙思邈《备急千金要方·道林养性》说："养生之道，常欲小劳，但莫疲及强所不能堪耳。"纵欲耗精，人人皆知，但日常疲劳过度，损伤真精却易被忽视，如用脑过度，天长日久，思虑必耗真精；如果用眼过度，久视而耗血，日久亦会耗损真精。

3. 调情保精　喜怒失节，情志失调，导致气机不畅，肾不封藏，相火妄动，损伤阴精。意欲太过，虽不交合则精自走，暗耗阴精，损生折寿。精神内守，固护精气，有益于养生。

二、气

（一）气的概念

气，是古代人们对于自然现象的一种朴素认识，古代朴素的唯物观认为，"气"是构成物质世界的本源，宇宙间的一切事物，都是由物质的气的运动变化而产生。中医学把人体看成自然界的一部分，应用这种朴素的唯物观认识人体，就形成了中医学中的气的基本概念。

气，是构成人体的最基本物质。《素问·宝命全形论》说："人以天地之气生，四时之法成"；"天地合气，命之曰人"。气，又是维持人体生命活动的最基本物质。《素问·六节藏象论》说："天食人以五气，地食人以五味。五气入鼻，藏于心肺……五味入口，藏于肠胃，味有所藏，以养五气。"

由于无形之"气"本身难以用肉眼直接观察到，只能通过人的生理活动或病理变化而觉察其存在，所以，中医学即以气的运动变化来阐释人体的生命活动。如"脏腑之气"、"经络之气"，既是物质构成也是其功能活动的概括。

（二）气的生成和运动

人体之气，来源于禀受父母的先天之精气、饮食物中的营养物质（即水谷之精气，简称"谷气"）和存在于自然界的清气，通过肺、脾胃和肾等脏腑的生理功能的综合作用，将此三者结合起来而生成，因此，气和肾、脾胃和肺的生理功能密切相关，尤以脾胃为著。

人体的气，是不断运动着的，它流行于全身各脏腑、经络等组织器官，无处不到，无处不有，时刻推动和激发着人体的各种生理活动。气的运动，称作"气机"，气的运动形式，虽然有多种多样，但升、降、出、入，则是其最基本的形式，人体的脏腑、经络等组织器官，都是气升降出入的场所。气的升降出入运动，是人生命活动的根本，气的升降出入运动一旦止息，则意味着生命活动的终止而死亡。从局部来看，升降出入各有所侧重，如肝、脾主升，肺、胃主降等。从整个机体的生理活动来看，则升与降、出与入之间协调平衡，方能维持正常的生理活动，构成对立统一的矛盾运动。

（三）气的分类

人体之气根据组成部分、分布部位和功能特点的不同，又可分为以下几种：

1. 元气 又称"原气"、"真气"。是人体最基本、最重要的气，中医学认为元气是人体生命活动的原动力。

生成：元气以肾所藏的精气为主，依赖于肾中精气而化生。《难经·三十六难》说："命门者……原气之所系也。"元气由先天之精化生，又依赖后天水谷精气的培育而旺盛，《灵枢·刺节真邪》说："真气者，所受于天，与谷气并而充身者也。"

分布：元气通过三焦而流行于全身，《难经·六十六难》说："三焦者，原气之别使也。"

主要功能：元气是人体生命活动的原动力，是维持生命活动的最基本物质。机体的元气充沛，则各脏腑、经络等组织器官的活力就旺盛，机体的素质就强健而少病。

2. 宗气 又称"大气"，是积于胸中的后天宗始之气。

生成：宗气以肺从自然界吸入的清气和脾胃从饮食物中运化而生成的水谷精气相互结合而成，肺的呼吸功能与脾胃的运化功能正常与否，直接影响着宗气的旺盛与衰少。

分布：宗气积于胸中，在胸中积聚之处，称为"气海"。

主要功能：一是走息道以行呼吸，凡语言、声音、呼吸的强弱，都与宗气的盛衰有关。二是贯心脉以行气血，凡气血的运行、肢体的寒温和活动能力、视听的感觉能力、心搏的强弱及其节律等，皆与宗气的盛衰有关。

3. 营气 营，是营养、营运之意。营气，是与血共同运行于脉中之气，又称为"荣气"。营气与血液关系极为密切，可分而不可离，故又常常"营血"并称。营气与卫气相对而言，属于阴，故又称为"营阴"。

生成：主要由脾胃所运化的水谷精气中的精华部分所化生。

分布：营气分布于血脉之中，循脉上下，营运于全身。

主要功能：具有营养全身和化生血液的功能。

4. 卫气 卫，有卫护、保卫之意，卫气，是运行于脉外之气。卫气与营气相对而言，属于阳，又称为"卫阳"。

生成：主要由水谷精气所化生，源于中焦脾胃，开发于上焦。

分布：卫气具有"慓疾滑利"的特性，其分布不受脉管的约束，运行于皮肤、分肉之间，熏于肓膜，散于胸腹。

主要功能：具有护卫肌表、温养肌肉皮毛和调节腠理开合、汗液排泄的功能。

营气和卫气，虽都以水谷之精气为其主要的生成来源，但是"营在脉中"、"卫在脉外"（《灵枢·营卫生会》）；营主内守而属于阴，卫主外卫而属于阳，两者之间的运行必须协调，不失其常，方能维持正常的腠理开合、"昼精而夜瞑"，以及正常的防御外邪的能力；反之，若营卫失和，则可出现恶寒发热、无汗或多汗，"昼不精而夜不瞑"（《灵枢·营卫生会》），以及抗御外邪能力的低下等等。

人体的气，除了上述最重要的四种气之外，还有"脏腑之气"、"经络之气"等。在中医学中，气的名称尚有很多。如把营养物质称作"水谷精气"、"谷气"；把致病因素称作"邪气"；把体内不正常的水液，称作"水气"；把整个机体的生理功能和抗病能力，称作"正气"；把中药的寒、热、温、凉四种性质和作用，称作"四气"等等。"气"在中医学中，使用广泛，具有一字多义的特点，有作为"性质"，有作为"功能"，亦有作为"气候"等。但这些都和我们所论述的构成人体基本物质的"气"，有区别。

（四）气的功能

气，是维持人体生命活动的根本物质，分布于人体不同部位的气对于人体的功能不同，气的生理功能主要有如下几方面：

1. 推动作用　气是活力很强的精微物质，它对于人体的生长发育，以及经络等组织器官的生理活动，血液的生成和运行，津液的生成、输布和排泄等，均起着推动和激发其运动的作用。此外，人体的整个水液代谢过程，也都要依赖于气的推动而完成。如果气有所虚衰或气的推动、激发作用减弱，则均能影响及人体的生长、发育，或出现早衰，或使脏腑、经络等组织器官的生理活动减退，或使血和津液的生成不足及运行迟缓，从而引起血虚、血液运行不利和水液停滞等病理变化。

2. 温煦作用　气是人体热量的来源，《难经·二十二难》说："气主煦之。"人体的体温主要靠气的温煦作用来维持和调节；脏腑、经络等组织器官在气的温煦作用下进行正常的生理活动；机体内的血和津液等液态物质，依靠气的温煦作用维持正常的循环运行。故又有"血得温而行，得寒而凝"等说法。如果气的温煦作用失常，则可出现畏寒喜热、四肢不温、体温下降、血和津液运行迟缓等虚寒之象；如果因某些原因，引起气聚而不散，温煦过度会出现恶热喜冷、发热等实热之象。

3. 防御作用　气的防御作用，主要体现于护卫全身的肌表，防御外邪的入侵。如《素问·评热病论》所说："邪之所凑，其气必虚。"气的防御作用减弱，则全身的抗病能力必然随之而下降，外邪则易于乘虚侵袭，从而使机体罹患疾病。气的防御外邪的作用还表现在一旦外邪侵入人体，气能趋于病所，积极与邪抗争，驱邪外出，使人体恢复健康。

4. 固摄作用　气的固摄作用主要指对于血液、津液等液态物质具有防止其无故流失的作用。具体可表现在：固摄血液，使之在脉管中循行，防止其逸出于脉外；固摄汗液、尿液、唾液、胃液、肠液等，控制和调节其分泌排泄量，以防止其无故流失；固摄肾精，使其不妄泄而耗损；摄纳清气，能维持呼吸的深沉及清浊之气的正常交换。气的固摄作用还表现在提固维系内在脏腑器官，使之保持正常的位置，而不致虚陷下垂。

气的固摄作用与推动作用是相反相成的两个方面，正是由于这两个方面作用的相互协调，构成了气对体内液态物质的正常运行、分泌、排泄的调节和控制，方才维持了机体正常的血液循行和水液代谢的正常进行。

5. 气化作用　气化，指通过气的运动而产生的各种变化。通常是指精、气、血、津液等的新陈代谢及其相互转化。如饮食物转化成水谷之精气，然后才能再化生成气、血、津液；津液经过代谢气化之后，方能转化成汗液和尿液；饮食物经过消化吸收之后，其残渣方能转化成糟粕等，这些都是气化作用的具体表现。气化作用的过程，实际上就是体内物质代谢的过程，即是物质转化和能量转化的过程。

如果气化功能失常，则能影响到气、血、津液的新陈代谢，影响到饮食物的消化吸收及汗液、尿液和粪便等的排泄，从而形成各种代谢异常之病变。

6. 营养作用 作为物质的"气"，对人体脏腑、经络等组织器官，具有营养作用，它不仅能"肥腠理"、"荣四末"，而且能"内注五脏六腑"，营养内外上下。

气的六个功能，虽然各不相同，但都是人体生命活动中不可缺一的，它们密切地协调配合，相互为用，共同维持着人体生理活动的正常进行。

（五）气的保养

《素问·举痛论》说："百病生于气也。"《类经》亦进一步注释说："夫百病皆生于气，正以气之为用，无所不至，一有不调则无所不病，故其在外有六气之侵，在内则有九气之乱。而凡病之为虚为实，为热为寒，至其变态莫可名状，欲求其本，则止一气字足以尽之。"所以气有不调，则变生他病，故《医方考》曰："良医以气为首务也"。养气首先要重视环境之气，污浊的空气不利于健康，生活起居最好在空气清新、安静清洁的环境。中医认为天人相应，《素问·上古天真论篇》中有"呼吸精气，独立守神"，呼吸是一种吐纳养生的方法，可以沟通内外精气，吸取天地精华。其次重视水谷之气，要健运脾胃，善于摄取营养丰富的食物，搭配均衡，以濡养脏腑。气很重要的一种成分是元气，元气是人体生命活动的原动力，元气由肾中精气而化生。又依赖后天水谷精气的培育而壮大，若后天调养失宜，或久病耗损，则可致元气损耗太过，而产生种种病变。养气还要注重调摄情志、道德修养，在健康的机体中气的升降出入运动协调平衡，七情过度会影响气机，"怒则气上，喜则气缓，悲则气消，恐则气下，寒则气收，热则气泄，惊则气乱，劳则气耗，思则气结"，导致所谓"九气之乱"，损伤真元。

三、神

（一）神的概念

神的概念有广义和狭义之分。广义的神，是人指体生命活动的外在表现，通过整个人体的形象、神情、言谈举止、肢体活动等反映出来。狭义的神，指人的精神意识活动。

（二）神的生成

《内经》说："神者，水谷之精气也。"先天之精是神的基础，在出生以后，不断得到后天水谷之精气的滋养、充实。

（三）神的作用

神是人体生命的根本，主宰着各脏腑经络等组织的功能活动、气血的正常运营以及人的精神意识思维活动，在人体生命活动中具有重要作用，中医学认为"得神则昌，失神则亡"，"精神内守，病安从来"，在养生学上认为："形恃神以立，神须形以存。"强调形神兼养。

神是脏腑气血盛衰的外露征象，它通过机体的形态动静、面部表情、语言气息等方面表现出来。神气旺盛，则精力充沛，面色红润光泽，脏腑功能协调统一；神气衰败，则精神萎靡，面无光泽，脏腑功能失调。临床中察神的存亡，对判断正气盛衰、病情轻重以及预后好坏都有重要意义。

"神藏于心，外候在目"，目为五脏六腑之精气所在，所以察眼神的变化可反映神的状况，在疾病的发生发展过程中，如患者两眼灵活、神志清楚、反应灵敏、语言清晰、声音洪亮、呼吸正常者为有神，表示正气未伤、脏腑功能未衰、病情较轻、预后多良好；而病人表现为目光晦暗、瞳仁呆滞、精神萎靡、反应迟钝、呼吸气微，甚至神志昏迷等为"无神"或"失神"，表示正气已伤、病情危重、预后不好。

（四）神的保养

1. 静以养神 《内经》云："静则神藏，躁则消亡。"《淮南子》亦云："夫精神志意者，静而日充者以壮，躁而日耗者以老。"说明了以静养神的必要性。具体来说，日常起居在安静的环境中，工作繁杂，但心情平静，工作之余，闭目养神以静养心神。

2. 养心安神 中医认为，神与五脏均有联系，但与心的关系最为密切。《内经》云："心者，五脏六腑之大主也，精神之所舍也，其脏坚固，邪弗能容也，容之则心伤，心伤则神去，神去则死矣。"所以养神重在养心，不可思虑劳心过度，古医籍《寿世保元》有诗云："惜气存精更养神，少思寡欲勿劳心。"心脏有病也可能导致伤神，如心血虚则神不守舍，可治以养血安神；心火亢盛，扰乱心神，则降火安神；痰火扰心，神志不安，则当清心豁痰；若肝郁化火、扰乱心神，则当清肝安神；若心肾不交，心神不宁，则当交通心肾。

3. 顺时调神 《内经》指出："食饮有节，起居有常，不妄作劳，故能形与神俱，而尽终其天年"、"起居有常，养其神也"。也就是说，必须重视生活规律、调节饮食、锻炼身体，保证身体健康，精神才能健旺。

4. 调情安神 神只可得，不可失，只宜安，不宜乱。调情安神者在于七情适度，喜、怒、忧、思、悲、恐、惊各有法度，适可而止。"喜伤心，怒伤肝，思伤脾，悲伤肺，恐伤肾"，五脏所伤则精神涣散，《内经》也指出："怵惕思虑者则伤神"，"喜乐者，神荡惮而不藏"，"恐惧者，神惮散而不收"。所以人欲延年百岁，首先要敛气保精、固摄情志。

四、结语

中医学认为，精、气、神乃人身之三宝，是祛病延年的内在因素，精是气之根，气为精所化生，精与气又都是神的物质基础。《素问·六节藏象论》说："天食人以五气，地食人以五味。五气入鼻，藏于心肺……五味入口，藏于肠胃，味有所藏，以养五气。气和而生，津液相成，神乃自生。"神是整个人体生命活动的外在表现，惟有神的存在，才能有人的一切生命活动现象，"得神则昌，失神则亡"，只有神的强盛健全，才能主宰生命活动、脏腑协调、五官通利，达到阴阳平衡的正常生理状态。所以精、气、神三者皆不能少，缺一不可，只有精盈、气充、神全才能身心健康，延年益寿。

第七章

皮肤的保养

皮肤，包括了皮肤及其附属器等组织，它是人体最大的器官，总重量占人体体重的16%。红润细腻、光泽少皱、色泽一致、红活而富有弹性的皮肤是皮肤保养的目标。马雅可夫斯基说："没有任何一件美丽的外衣比得上健康的皮肤。"皮肤美的重点是颜面皮肤美，颜面皮肤美是容貌美的重要组成部分，而容貌美又是第一印象产生的最重要的生理基础之一，容貌美的人在社会环境中更具亲和力，更容易成功。因此，希腊哲学家亚里士多德说："实际上在任何社交场合，一个陌生人的美貌，往往胜于任何介绍信。"本章将从皮肤保养的原理、祛皱驻颜、润泽荣面、白面洁肤等四个方面介绍中医对皮肤保养的认识。

第一节　皮肤保养的原理

一、养肺卫，润皮肤

皮肤的保养首先与肺脏关联，故《素问·五脏生成》篇谓"肺合皮毛也"。肺主气，司呼吸，肺气的宣降功能正常，卫气和津液才能到达皮肤、毛窍。只有这样，卫气才能发挥护卫体表，温养皮毛，调节腠理的开合和汗液的排泄的作用，即《灵枢·本藏》中言："所以温分肉，充皮肤，肥腠理，司开合者也。"也只有这样，津液才能正常输布，起到滋润皮肤的生理功能。同时，肺气的宣降功能正常，则卫气和津液作用协调，使皮肤细腻致密，柔润少皱。

肺为娇脏，与大气相通，肺阴易受损，肺气宣降功能易受影响。因此中医保养皮肤多采取宣降肺气防外邪、滋养肺阴润皮肤的措施，临床大都采用宣降肺气、滋阴润肺之品。另外，肺在五行属金，五色属白，药物选择上尽量选择色白之品。常用药物如杏仁、百合、天冬、麦冬、玉竹、乳汁、鸡子白、蜂蜜、牛乳、动物脂肪、珍珠等。

二、填肾精，充皮肤

肾藏精，肾精是构成人体的基本物质，《素问·金匮真言论》说："夫精者，生之本也。"肾精化生元气，激发皮肤的生长；肾精充实，闭藏得所，百脉得肾精的充填，皮肤才会正常生长。肾精衰竭，经络空虚，皮肤失其充养，则会皱纹丛生。

因此，在皮肤保养方面常采用补肾填精之品：如首乌、枸杞子、菟丝子、桑椹、地黄、补骨脂、黄精、肉苁蓉及血肉有情之品鹿茸、动物髓和血等。临床常见唾液少的人皮肤往往干燥多皱。唾为肾之液，是肾精所化。传统保健"炼精法"就是要求吞唾液而不吐，从而补养肾精。

三、调气血，美皮肤

气血内至脏腑，外达皮肤，营养全身。《素问·五脏生成篇》言："肝受血而能视，足受血而能步，掌受血而能握，指受血而能摄。"气血对皮肤的充养作用在《素问·邪气脏腑病形篇》中有精辟的阐述："十二经脉，三百六十五络，其气血皆上注颜面而走空窍。"经络把气血精微物质输送到皮肤，皮肤得养则红润；正气存内，可有效地防御外邪，则皮肤得护；气血运行正常，气血至，濡养皮肤，则感觉灵敏。如气血生成不足或运行障碍，均可引起肤色不华或萎黄，肌肤干燥，感觉异常，这些都是皮肤不美的表现。正如《灵枢·决气》中言："血脱者，色白，夭然不泽。"

脾为气血生成之源，脾气健，则气血充足。气血充，气血运行调和，则皮肤得养，红润光泽。临床上大都选用健脾益气、淡渗利湿之品，如党参、黄芪、白术、茯苓、苡仁、黄精、燕窝等，并适当加入活血行气之品，如当归、川芎、桃仁、红花、月季花、玫瑰花、腊梅花、益母草、小茴香、陈皮、生姜、砂仁等。局部护理多采用按摩、针灸的保健方法，以促进气血运行，调和气血。

四、畅情志，悦皮肤

情志，在一般情况下是人对外界的正常反应，但是突然、强烈或持久的情志刺激，对皮肤美的影响是非常大的。明代医家龚居中对此有深刻的认识，他说："颜色憔悴，良由心思过度。"

"笑一笑，十年少"，心情愉快则营卫通利，气血畅、经络通，皮肤营养有度，代谢有常，光泽少皱，神采奕奕。正如《长生秘诀》中说："人之心思，一存和悦，其颜色现于外者，俨然蔼美。"情志不遂，七情内伤，最易影响脏腑气机和气血运行，导致和加重皮肤失养。

中医美容在皮肤保养方面十分注意情绪的调节，气功、推拿均强调祛除杂念，心境乐观。平常保养，注意时时保持心情舒畅，如"照镜美容法"。

五、去污垢，洁皮肤

污垢不及时清洗，会阻塞毛孔，影响肺气宣降，妨碍津液和卫气的运行正常，使皮肤失养，并易导致风、寒、暑、湿、燥、火六淫邪气侵袭。

中医在长期的实践中，对皮肤的保养总结出了一些行之有效的保养措施，在清洁的同时，调和气血的运行。孙思邈在《千金翼方》中指出："身数沐浴，务令洁净，则神安道胜也。"临床实际运用中多选用祛风、芳香、润肤及豆类药物、食物。如大豆、赤小豆、豌豆、茅香、麝香、公丁香、猪胰、皂荚、零陵香、商陆、白芷、藁本、青木香、甘松香等。

六、防外邪，护皮肤

皮肤是人体最外层的器官，六淫邪气可直接侵犯。头面、颈项、手足等部位长期暴露于外，最易受邪。六淫邪气中风为百病之长，致病常善行数变，易致粉刺、白癜风等；寒为阴邪，易伤阳气，收引毛窍、经络，易致皮肤苍白、冻疮；燥邪易损伤津液，使皮肤脱屑。无论何邪侵袭皮肤，均会引起气血失和，津液运行障碍，血液凝滞，使皮肤失养、色暗、粗糙、干涩、少弹性、无光泽。

因此，中医清洁皮肤的"澡豆"、"面脂"等方剂中，多使用祛风散寒药、辛香走窜的香类药，如白芷、藁本、细辛、防风、独活、羌活、檀香、藿香、公丁香等。

第二节　祛皱驻颜

祛皱驻颜是颜面保健美容首先考虑的。祛皱，指祛除或减少面部皱纹，防止或延缓皱纹的产生。驻颜，即留止容颜，缓其衰老。另外，颜面与颈部、下颌相连，浑然一体，因此，祛皱驻颜不仅是颜面，还包括颈部、下颌。

皱纹的产生是自然规律，青春永驻是不可能的，但延缓衰老却是可行的。因此，祛皱驻颜的实际意义是，尽力推迟皱纹的出现和使已出现的细小皱纹隐去。

祛皱驻颜应该坚持两个正确观点。第一，及早、长期。人在25岁以后，皮脂腺和汗腺功能渐衰，皮肤变得干燥；同时皮下脂肪也逐渐减少，皮肤失去衬托，开始变得松弛。在30岁左右逐步出现眼角皱纹，40岁以后额纹逐渐出现。第二，祛皱驻颜应以身体健康为基础。皮肤相对于人体整体而言，仍然是局部和部分。皮肤是人体整体健康的一面镜子，脏腑功能正常，气血运行协调，则皮肤健康，衰老延迟。

【保养原理】

中医美容学理论认为，祛皱驻颜应以全身调理与局部养护结合，以前者为本。全身调理重在补肺、脾、肾，调理气血、舒畅情志；局部养护以滋润展皱，运行气血，增加皮肤弹性为法。

补肺，重在滋养肺阴、宣降肺气，从而使卫气和津液正常输布，发挥养肺卫和润皮肤的作用；补脾，重在健脾益气，使气血生成充足，利水渗湿，使脾气健运。补肾，重在充填肾精，封藏肾精，进而皮肤得到充养。调气血和畅情志，都是保证气血运行正常，发挥美皮肤的作用。

【保养方法】

一、内治

却老养容丸（《太平圣惠方》）　黄精6000g（生者，取汁），生地黄2500g（取汁），白蜜1500ml。上药相和，于铜器中搅匀，以慢火煎之，令稠，可丸即丸，如梧子大。每服以温酒研一丸服之，日三服。泄泻便溏者忌用。

本方以延年驻颜的常用要药黄精为君，配以滋阴补肾的生地和美容佳品蜂蜜，共同发挥补益脾肾、延年驻颜之功。

二、外治

1. 杏仁膏（《普济方》）　杏仁100g（浸汤去皮，研如膏）、鸡子白适量。上药相和，如煎饼面即可。以米泔洗之。本方以祛风润肤，减皱祛皱为主，兼可治疗面部黑斑。

注意：鸡蛋清易丧失水分，并容易被细菌污染，所以，最好随用随做。

2. 面上皱裂方（《援生四书》）　桃仁适量。研为末，合猪脂熬数次。夜卧涂之。本方对皮肤干燥的人极为适宜，可作为冬季润肤和防皱防裂的常用方。

3. 三花除皱液（《实用中医美容》）　桃花、荷花、芙蓉花不拘多少。春取桃花，夏取荷花，秋取芙蓉花，冬取雪水煎三花为汤，频洗面部。功能：活血润肤，泽颜除皱。

4. 鹿角膏（《太平圣惠方》）　鹿角霜60g，牛乳600g，白蔹30g，川芎30g，细辛30g，天门冬（去心焙干）30g，生白附子30g，白术30g，白芷30g，酥90g，杏仁30g（开水浸去皮尖，捣为膏）。上药除牛乳、酥外，均研细，和杏仁膏捣匀；加入牛乳及酥，放银器内，以慢火熬至软硬适中停火。瓷器内贮，每夜净肤后擦用，第二天早晨用米泔水洗净。本方细腻润肤、祛皱防皱的功效比较明显，原书云："令百岁老人面如少女，光泽洁白"。

三、食疗

燕窝粥（《补养篇》）　糯米100g（为一人量），燕窝3~6g（干品）。先用温水将燕窝浸润，去杂毛质，然后用清水洗。文火煲两小时即可食。功能：润肺补脾，延年驻颜。

四、推拿治疗

1. 浴面驻颜法（《寿世青编》）　将两手自相搓热，覆面擦之，如浴面之状。经常摩浴面部，能调和气血，驻颜乌发。

2. 面功（《寿世传真》）　先用两手掌相互摩擦使发热，随即向颜面上上下下摩浴，尽量每处都抹到。再以口中津唾于手掌，擦热，揩面多次。注意施用本法时，宜闭口屏息。功能：通络润肤，令皱斑不生，容颜光泽。

五、针灸治疗

除皱穴道（《穴道美容健身法》）　主穴：丝竹空、攒竹、太阳、巨髎、迎香、颊车、翳风。配穴：中脘、合谷、曲池、足三里。根据皱纹生长之处选择2~3个主穴，2个配穴；主穴用泻法，配穴用补法。功能通经活络，补益气血，防皱除皱。

六、气功疗法

佛家童面功（《达摩秘功》）　自然盘坐，思想集中，排除杂念。双手掌放在膝上，上体端正，双目微闭，舌舐上腭，意守丹田，呼吸要细、匀、深、长。用意念将气血引导到丹田处，丹田有四个部位：两眉间谓之上丹田，心窝处谓之中丹田，脐下小腹谓之下丹田，命门谓之后丹田。以意领气，口中默念"上丹田，中丹田，下丹田，后丹田"，气血即可随着意念沿任督两脉循行到四个丹田部位，循行一圈为一次。如此反复十八次。功能益气血，驻容颜。

第三节　润泽荣面

润泽荣面是一种使颜面红润光泽，细腻嫩肤，光彩照人的保健美容方法。中国人是黄种人，我们所说的红润光泽是指红黄隐隐、含而不露，是"有血色"的反映，是健康的外露。细腻嫩肤是指皮肤光滑，沟嵴变浅，肤感柔润细嫩，它是健美皮肤的基础。只要颜面皮肤滑嫩细腻，无论其偏黑红或偏白红都是健美的。

【保养原理】

1. 红润颜面，关键是使面部气血充、气血畅　《灵枢·邪气脏腑病形》说："十二经脉，三百六十五络，其气血皆上于面而走空窍"，经络是体内运行气血的通道，只有经络畅通，气血才能输送到皮肤，颜面皮肤得到气血的滋养，才能红润光彩。所以，欲红润面色，须内服补虚固本药与局部外用活血养肤之药及按摩、针灸等疏通局部经络相结合，方能标本兼顾。

脾为后天之本，主运化水谷精微，是气血生化的源泉。脾气散精，经络通畅，方能营养四肢百骸及颜面五官。因此，欲使面色红润，宜用培补脾土、养血活血、行气理气之品，使气血化生源源不竭，以补养、调理全身和局部气血，发挥其润肤泽面的功效。

肾藏精生髓，精血同源，精气盛则可化生为血，所以填精补髓（尤其是动物髓）可使血液充盛，血盛则能上荣于颜面，润肤养颜。

非药物局部调理也很重要，它能推动面部血液运行，促进经络畅通，使气血充盈于面而红润颜面，如按摩、针灸等方法都是行之有效的。

2. 细腻皮肤，关键是益肺脏、养肺阴　细腻嫩肤，和红润面色是不可截然分开的，它除了需颜面部气血充足外，关键是保持皮肤内含有足够量的水分，并使皮肤表面有一定的油脂滋润。

肺主宣发肃降，外合皮毛，《灵枢·决气》篇说"上焦开发，宣五谷味，熏肤、充身、泽毛，如雾露之溉"，所以，肺脏生理功能正常，津液、卫气就能输布于皮肤，并能调节腠理的开合和汗液的排泄，发挥细腻嫩肤的作用；否则，津不能布，卫不能行，汗不能常，皮肤就会变得干燥、多屑，易受外邪的侵袭。

值得指出的是，细腻嫩肤是比较重视局部保健的。局部使用富含油脂之品如猪胰、酥、澡豆、桃仁等，可在颜面皮肤表面形成一层薄膜，既可借其本身的脂腻滋润皮肤，又有助于防止表皮水分的丧失，和发挥固表、祛风药物的作用。如用冬桑叶一味，浓煎汁收贮，冬月早晨用酒杯捣入水中，洗面。冬桑叶既祛风邪，又富含维生素 A、B 等，能祛风润肤，令面光滑如镜，面亦不冻，具有预防和保健的双重作用。古代宫廷也有用牛乳直接沐浴的。

【保养方法】

一、内治

1. 容颜不老方（《医部全录》） 生姜 500g，大枣 250g，白盐 100g，炙甘草 150g，丁香、沉香各 25g，小茴香 200g。各药研细末。每晨空腹，水煎随意适量。功能：健脾补肾，抗衰美容，令面容不老。

2. 神仙驻颜延年方（《太平圣惠方》） 熟地黄、干地黄、甘菊花、天门冬各 500g。天门冬去心焙干，捣诸药为散。每服 12g，空腹服，温酒送下。久服可令面色红润，肌肤光滑，身轻目明，容颜不老。

二、外治

1. 永和公主澡豆方（《太平圣惠方》） 白芷 100g，川芎 100g，栝楼仁 100g，鸡骨香 60g，皂荚（晒干，去皮、筋和仁）200g，大豆 100g，赤小豆 100g。上药捣为末，入大豆、赤小豆，和匀。日用洗面。功能祛风活血，润肤香肌，悦泽面容。

2. 蹄浆面膜（《备急千金要方》） 大猪蹄一具。净治如食法，以水 2 升，清浆水 1 升不渝，釜中煮成胶。以手洗面，又以此药和澡豆，夜涂面，且用浆水洗面。功能润肤祛皱。

3. 玉肌散（《经验良方》） 绿豆粉 240g，滑石、白芷各 30g，白附子 15g。上药共研成细末备用。每晚临睡前洗面后拭干，以末敷之，晨起洗去。功能：祛风去斑，润颜泽肤。可治疗雀斑、酒刺、白屑风、皮肤瘙痒等。

4. 白蔹膏（《圣济总录》） 白蔹、白石脂、杏仁各 15g。捣罗为末，更研极细，以鸡子白调和，稀稠适当，瓷盒盛。每晚临睡前卧涂面上，明旦以井华水洗之。功能：清热祛风，润肤除皱。善治黑斑及粉刺。

三、食疗

1. 红颜酒（《万病回春》） 胡桃仁（泡去皮）120g，红枣 120g，白蜜 120g，白羊酥 60g，甜杏仁（泡去皮尖，不用双仁，煮四五沸晒干）30g。粮食酝酿美酒适量。先将白蜜、白羊酥溶开入酒，随将其余三药捣碎，置入酒中。入陶罐中，密闭浸泡，每日振荡三次。功效：补养元气，补肾润肺，健脾红颜。

2. 红枣粥（《滋补中药保健菜谱》） 红枣 50g，大米 90g。将大米洗净，红枣用温水洗净，放入锅中。添适量的水，煮熟变稠，即可食用。长期食用，能补血、健脾、悦颜。

3. 骨髓养颜糕（《补养篇》） 用骨髓粉和炒米粉混合，鲜奶冲服，可起到滋阴补髓，悦泽面容的效果。

四、针灸治疗

1. 美容灸（《保健灸法》） 穴位：巨髎、颊车、下关、阳白、印堂、曲池。每次选

1～2穴，悬灸，各灸10分钟，经常使用。能温经通络，行气活血，悦泽容颜，减皱祛皱。

2. 红颜减皱（《美容化妆健美》）　在双耳的"心"穴上常规消毒皮肤后，埋一揿针，用胶布固定。每天按压埋针处数次，以加强刺激。秋冬两季留针5～7天，春夏留针3～5天。本法操作简便，能红颜、减皱。

五、其他疗法

真人起居法（《寿世青编》）　①以大拇指背于手掌心劳宫穴处摩令极热，再拭目之大小眦各九遍，并擦鼻之两旁各九遍。②以两手摩令热，闭口屏气，然后摩面，不拘遍数，以多为上。③以舌舐上腭，搅口中华池上下，取津漱练百次，候水澄清，一口分作三次，急速咽下。

第四节　白面洁肤

白面洁肤，就是使颜面白皙明净，呈现牛乳一样乳白色的美容方法。一般而言，皮肤的颜色是先天禀赋所决定的，也和后天因素如脏腑功能、日照、工作性质有关。先天禀赋主要是人种决定，对皮肤颜色的追求，不同人种有不同的审美情趣，汉族人属于黄色人种，历来以面白如玉，洁净光滑为美。我们追求白面洁肤，后天因素就显得比较重要了。脏腑功能的失调，气血失和，阴阳失衡，是导致皮肤变黑晦暗的最重要因素。而平时避免日照，对增强疗效、预防和调养也是必不可少的。

【保养原理】

1. 防外邪，护皮肤，补肺养肺白皮肤　肺主皮毛，在五行属金，在五色属白，若欲令皮肤白皙明润，在皮肤保健方法上也应立足于润肺补肺。皮肤变黑，多由肺气虚，不能宣发卫气于肌肤，六淫邪气（尤以风寒、风热、火毒为多）乘虚而入，导致局部气血不调，皮肤血络瘀滞；或肺失宣降，肺阴不足，津液失于输布，皮肤失养，憔悴晦暗。

所以，中医在白面洁肤的方剂中常选用防外邪和补肺养肺的药物。另外，古人根据天人相应的观点，也常采用许多冠以"白"字的药物，认为多可"令人肥白"、"令人面洁白"、"洁白如白雪"。再者，祛风活血药既能驱除六淫邪气，又能使局部气血调和，经络疏通，在白面洁肤的方剂中也是常用之品。

2. 补肾阴，助肾阳　肾阴不足，虚火凝结颜面不散，致面色黧黑，或肾阴不足，肝之真脏色外现，色黧黑。肾阳虚衰，肾阳不足，气不化水，聚而生痰，痰湿停聚导致颜面晦暗色泽不明。所以，临床多用温肾壮阳制水或滋补肝肾之阴的方法，选用肾气丸或六味地黄丸加减内服治疗。

【保养方法】

一、外治

1. 玉容西施散（《东医宝鉴》）　绿豆粉 60g，白芷、白及、白蔹、白僵蚕、白附子、天花粉各 30g，甘松、三奈、茅香各 15g，零陵香、防风、藁本各 6g，肥皂荚两锭。上为细末，每洗面时用之。功能：祛风润肤，通络香肌，令面色如玉。

2. 面上黑气方（《本草纲目》）　半夏适量，研为细末，米醋调匀，敷面部。不可见风，不计遍数，从早至晚，如此三日，皂荚汤洗下。功能：散结行瘀，悦白面容。

3. 白雪面膜（经验方）　鸡蛋浸泡酒中 4 周后，取其蛋清敷面。

二、食疗

1. 隋炀帝后宫面白散（《医心方》）　橘皮 3 份，白瓜子 3 份，桃花 4 份。三药捣筛，食后酒服 1g。功能：祛瘀活血，令身面均白。尤适用于饱食终日，懒于行动者。

2. 葛氏服药取白方（《肘后备急方》）　冬瓜仁 60g，白杨皮 150g，桃花 300g。捣末。食后服 3g，日 3 次。欲白加冬瓜仁；欲赤，加桃花。功能：祛风活血，悦白面容。治疗头面、手足皮肤颜色黑黯。2 个月为 1 疗程。

3. 胡桃粥（《养生保健集》）　胡桃、粳米适量。胡桃去皮研膏，米熟后加入。常服，能润肤白面，益容，黑发。

三、按摩治疗

彭祖乌发白面法（《千金翼方》）　晨起以左右手摩双耳，从头上挽两耳又引发，则面气流通。又摩掌令热，以摩面从上向下二十七遍。功能：疏通气血，乌须黑发，悦白容颜。本法尤适用于中年人。

四、针灸治疗

千金白面针法（《备急千金要方》）　用毫针刺行间、太冲两穴。体质强盛者用泻法，虚弱者用补法。功能：疏泄条畅肝气，调和气血，白皙皮肤。

第八章

五官的保养

第一节　润唇美齿

润　唇

润唇是指通过对口唇的濡润，使其丰满润泽，光华红艳以达到美化口唇的目的。口唇除了吃饭、讲话、唱歌外，还可表达性格、情感，是面部美的重要组成部分。古人以"朱唇皓齿"、"齿白唇红"为美，现代人也因轮廓清晰，厚薄适中，色泽鲜红，形态丰满，质地润泽，两侧口角对称并稍向上翘的口唇而焕发神韵。由于多种因素可使口唇变得色泽苍白、紫黑、紫红，形态干瘪，质地枯焦、干裂、脱皮、生皱，通过中医美容能够润脾容唇，改善口唇的色泽、质地，使其重现光彩。

【口唇异常病因病机】

唇色、唇质异常的病因病机如下：

1. 脾经蕴热　《望诊遵经》言："唇枯槁者，病在脾……唇枯槁无泽者，脾热也。"感受热邪或过食肥甘厚腻致脾经蕴热，热灼津伤，无以上润口唇；脾开窍于口，其华在唇，言语过多伤津耗液，均会导致口唇枯槁，脱屑皲裂，焦而无泽。

2. 肾虚失养　年高肾亏、久病延肾、房劳过度，引起肾之阴阳不足，阴虚火灼于上，则舌瘦唇焦；阳虚寒盛于下，气血失于温运，不能上荣，则口唇干瘪、无泽、生皱。

3. 气血津液不足　《素问·五脏生成篇》云："脾之合肉也，其容唇也。"因饮食失宜导致脾胃虚弱，运化无权，气血津液匮乏；或感受热邪，泄热伤津耗液；或汗吐下过度，气血津液过分丢失，不能上荣于唇，出现唇色苍白或淡白，唇燥唇裂。脾虚不能统摄血液，血液运行失常，血不归经可致出血，失血过多则口唇苍白。脾在色为黄，脾气虚，则口唇黄。

4. 感受风寒之邪　正气素虚，复感风寒之邪，寒性收引凝滞，致气涩津亏血少，不能上荣于唇，或又经舔舐，出现口唇干燥皲裂。《诸病源候论》言："唇口面皱者，寒时触冒风冷，冷折腠理，伤其皮肤，故令皱劈。经络之会，皆在于面，其脉有环唇夹于口者。若血气实者，虽劲风严寒，不能伤之；虚则腠理开而受邪，故得风冷而皱劈也。"

5. 唇脂、唇膏应用不当　使用劣质的唇膏、唇彩，或涂抹时间过久，也会导致急慢性唇炎的发生。

6. 唇部疾病 唇风、唇疮等疾病后期，也会出现口唇干燥、脱屑甚至皲裂。本节仅介绍润唇的保健方法，因疾病引起的将在损美性疾病中介绍。

西医认为，机体缺水可导致皮肤干燥、脱屑，口唇更是如此，甚至还会开裂。此外，口唇化妆品可引起接触性皮炎，轻微的接触性皮炎仅为脱屑，而长期不愈的患者，可表现为弹性差、干燥、皲裂。口唇色淡一般是贫血所致，颜色紫黯为血液循环障碍所致。

【保养方法】

一、内治

1. 脾胃蕴热

治则：清热生津润燥。

药物：①升麻泻热散（《太平圣惠方》）。升麻45g，射干45g，黄柏60g，大青30g，炙甘草30g，玄参30g，黄芩30g，犀角屑（水牛角代）1g，黄连30g。上药用纱布裹，酒浸一宿，以猪脂1000g煎令药黄，滤去滓，放入锅中，加地黄、天冬汁500ml，熬至黏稠即成。入瓷器中盛，服用不计时候，每次含咽半匙。②润脾膏（《医方类聚》）。生地黄汁200ml，生麦门冬125g，生天门冬（切）125g，葳蕤125g，细辛、甘草、川芎、白术各62g，黄芪、升麻各93g，猪膏6000g。上药除地黄汁、猪膏外，余药以醋浸一宿，然后以布包药，加水与地黄汁及猪脂同煎，待水气尽，猪脂沸即成。取膏细细含之。

药膳：玉竹炒芹菜（经验方）。玉竹30g，芹菜250g，葱、姜、蒜、油、盐、味精各适量。先将玉竹洗净，然后加入葱、姜、蒜和芹菜、玉竹翻炒，加适量盐、味精。佐餐食。

2. 气血津亏

治则：益气补血，生津润燥。

药物：①白术丸（《太平圣惠方》）。白术60g，陈皮60g，人参30g，炮姜30g，荜茇30g，神曲30g。上药研末，枣肉为丸，如梧桐子大，每次服30丸，粥汤下，每日1次。②唇干方（《春脚集》）。生地、麦门冬、山药各9g，当归、白芍各6g，党参3g。上药水煎取汁。取药汁调白蜜服，每日1剂。

药膳：①八宝鸡汤（《中国食膳大全》）。党参10g，茯苓10g，炒白术10g，炙甘草6g，熟地黄15g，白芍10g，当归15g，川芎15g，肥母鸡肉500g，猪肉1500g，葱100g，食盐少许。将8味中药用纱布袋装好扎口。将洗净的猪、鸡肉、杂骨和药袋一起放入锅中，加水适量，用文火烧开，撇去浮沫，加入生姜、葱，用文火炖至鸡肉烂熟。将汤中药物、生姜、葱捞出不用，再捞出鸡肉、猪肉，鸡肉剁成方形块，猪肉切成条，按量装碗中，掺入药汤，加少许食盐调味即成。②八仙糕（《外科正宗》）。人参180g，山药180g，茯苓180g，芡实180g，莲子肉180g，糯米1500g，白糖1250g，蜂蜜500g。上药各研细末后和匀，再将白糖和蜂蜜隔水炖化，随即将以上细末趁热和匀，摊于笼内，且切成条糕状，蒸熟，烘烤至干。每日清晨或饥时泡服数条。

3. 血络瘀阻

治则：活血化瘀生津。

药物：桃红四物汤（《医垒元戎》）。熟地黄 15g，川芎 8g，白芍 10g，当归 12g，桃仁 9g，红花 6g。水煎，日服 3 次，每日 1 剂。

二、外治

治冬月唇干坼出血方（《备急千金要方》） 桃仁、猪脂。捣桃仁如泥，与猪脂和合。用时涂于口唇。

三、针灸治疗

1. 取外关（双）、承浆、少商（双）、关冲（双）。毫针刺，隔日 1 次。治唇吻破裂，血出干痛。

2. 取内关、合谷、足三里、地仓、曲池，每次选 3~4 个腧穴，留针 30 分钟，每日 1 次，连续 10 天。

3. 灸法：取合谷，承浆。将艾绒捏成米粒大小的艾炷，先灸合谷，再灸承浆，每穴 3 壮。

4. 耳穴：取耳、口、胃、大肠、脾、胃、内分泌、肺、神门。肝胆有热者加胆、耳尖；迁延日久者加耳迷根，每次选穴 5~7 个。每日或隔日 1 次，10 次为 1 疗程。

四、推拿治疗

唇部健美操。将口张开，上下排牙齿距离约 3cm 左右，两拇指置于上排牙齿两侧与牙床之间，将上唇轻轻伸展 8 次，再维持伸展动作 5 秒，让上唇放松。将两食指扣在下唇两侧，拉着下唇伸展 8 次，然后放松 5 秒钟左右。此法有助于锻炼上下唇，增强弹性，维持唇线之圆滑。每周 3 次，操作前先洗净双手。

五、刺血疗法

取穴：厉兑、大椎、合谷。

方法：用三棱针点刺出血，每个穴位放血 0.5ml，隔日 1 次，5 次为 1 疗程。

六、美容科护理常规

用生理盐水反复清洁唇部，中药局部喷雾 20 分钟，用蜂蜜调茯苓、当归膜粉，外敷于唇部，30 分钟后去膜，涂上黄连保湿乳膏即可。2 日 1 次，连续 2 周。

【注意事项】

1. 如因疾病引起的唇干裂或色泽不正，应先以治疗原发病为主。

2. 不用低劣唇部化妆品，不到非专业性美容院进行护理。

3. 防止不适宜的文、绣唇线和漂红唇对口唇的伤害。夜晚睡觉要将唇膏洗净。

4. 避免经常舔舐口唇、咬唇、抽烟等不良习惯。

5. 多饮水，保持体内充足的水分；合理调节饮食，多吃富含维生素 A、B、C 的食物。

6. 冬季慎防风寒，外出可戴口罩。

7. 任何季节都要使用具有防晒功效的唇膏。

美　齿

美齿包括洁齿和固齿。洁齿指通过清污涤垢，保持牙齿洁白莹净，或使黄黑的牙齿得到改善；固齿指通过补肾固精、滋阴养血、清热辟秽使牙齿坚牢稳固，或使枯槁无泽、疏落不生、松动肿痛的牙齿光泽坚固。

中医学认为"齿为脏腑之门户"，"齿为骨之余"，牙齿是人体消化系统第一个重要器官，起到磨谷食、助消化的作用，是控制发声的重要门户，也是肾精充足与否的标志，同时还是影响面容美不可忽视的因素。无齿病、排列整齐、洁白、富有光泽，口中无异味，能进行正常的咀嚼功能才是牙齿健美的标志。任何因素引起的牙齿异常改变，如牙齿黄黑、枯槁、疏豁、动摇、齿龈肿胀、缺齿等都会破坏人的面容美，给社交带来不便，更会影响食物的消化。因此，牙齿的保健美容是历代医学家极其重视的，治疗上多从肾与胃肠入手。

【齿龈异常病因病机】

牙齿、牙龈异常的病机病机如下：

1. 肾精不足　《圣济总录》云："肾主骨，齿者骨之余也，人之肾气强盛，骨髓坚固，则齿牙莹白璀璨；今肾气虚弱，无以荣于骨髓，故令牙齿枯槁而黄黑。"《奇效良方》亦指出："齿者，骨之精华，骨乃肾之所主……肾气强盛，则齿自坚，衰则齿必为病。"因禀赋不足、后天调养失宜、房室过度、久病伤肾或年老肾亏，导致人体肾之精气虚损；而肾主骨，齿为骨之余，肾精不足，齿失充养，肾气不足，根本不固，故出现牙齿枯槁、黄黑、松动，易生龋齿。正如《素问·上古天真论》中所言："丈夫八岁齿更，三八真牙生，七八齿槁。女子七岁齿更，三七真牙生，七七齿槁。"

2. 热灼阴伤　因久病伤肾、禀赋不足、房室过度、过食温燥劫阴之品，耗伤肾阴，阴虚火旺，虚火上炎，则牙齿疏豁、动摇、露根、牙龈溃烂萎缩。《圣济总录》云："肾虚则齿豁，精盛则齿坚，虚热则齿动。"若感受热邪，耗伤津液，则牙齿黄而干燥。

3. 气虚血少　由于久病不愈，气虚不能生血，或血虚无以化气，气血两虚，不能上输精微于齿龈，牙龈失于濡养，则牙龈淡白；复感风邪，则龈肉缩露。《圣济总录》云："气血不足，揩理无方，风邪袭虚，客于齿间，则令肌寒血弱，齿肉缩露，渐至宣露，永不附着齿龈也。"

4. 邪犯阳明　风冷之邪侵入阳明经（手阳明、足阳明），经脉气血运行受阻，则牙齿黄黑、枯槁、摇动。《诸病源候论》言："风冷乘其经脉，则髓骨血损，不能荣润于牙齿，故令牙齿黯黑，谓之历蠹……风邪冷气客于经脉，髓虚血弱，不能荣养于骨，枯燥无润，故令齿黄黑也。"此外，嗜食辛辣肥腻，化热生火，或情志不遂，气郁化火，或热邪内犯导致胃热炽盛，而胃经络于龈，胃火循经上熏，气血壅滞，则牙龈肿胀疼痛，甚至溃烂；热伤血络，则齿缝出血。

5. 牙齿、牙龈疾患 风疳、牙宣、龋齿、牙痈等齿、龈疾病，也可导致牙齿色泽、形态的异常。此外，长期吸烟、大量饮浓茶、慢性铅中毒或氟中毒、服用某些药物如四环素、慢性病也可以出现牙齿色泽、形态的变化。

【保养方法】

一、内治

1. 肾精不足

治则：益肾强腰固齿。

药物：安肾丸（《赤水玄珠》）。青盐（炒）、补骨脂（盐水炒）、山药、石斛、白茯苓、菟丝子（酒炒）、巴戟天、杜仲（姜汁炒）、肉苁蓉（酒浸）、白蒺藜（炒）。上药研为末，炼蜜为丸，梧桐子大，每日服 70~80 丸，分 2 次服，空腹盐开水送下。

药膳：补骨腰子汤（《常用药用食物》）。将补骨脂用文火炒微黄研细末，猪腰子剥去外面筋膜，用刀从中间切开，剔去腰筋。然后用针线将两片腰子行 3 边缝合，将补骨脂放入猪腰中。装好后，用针线封口，放入锅内，加水煮熟（煮时放葱、姜、料酒、精盐各适量）。将煮熟的腰子取出，去线，用刀切成薄片。切好后，连补骨脂末一同放入煮腰汤内即可。每晚食用 1 小碗。

2. 热灼阴伤

治则：清热养阴，升举清阳。

药物：滋阴清胃固齿丸（《寿世保元》）。山药末、牡丹皮末、黄柏（酒炒为末）、黄连（酒炒为末）。炼蜜为丸，梧桐子大，每日服 30 丸，分两次服，空腹盐开水送下。

药膳：①石斛绿茶饮（《食补与食疗》）。把石斛剪碎，与绿茶同放在茶杯内，用沸水浸泡，频频饮用，对水再饮。也可用此饮料饭后含漱。②固齿蛋糕（《家庭保健食疗菜谱》）。鸡蛋、白糖、山茱萸、面粉、骨碎补、茯苓、泽泻（盐炒）、熟地、丹皮（酒炒）。将骨碎补、山茱萸、茯苓、熟地、泽泻、丹皮去净灰滓，加工烘干制成粉末。将鸡蛋打入盆内，加白糖，用搅蛋机或竹筷顺着一个方向搅约 35 分钟，待现乳白色时筛入面粉、中药末搅匀。用方木箱架放入蒸笼内，垫上细草纸，倒入蛋面浆擀平，用旺火沸水蒸约 15 分钟即成。蛋糕划成 20 个，每天食 1~2 个。功能滋肾固齿，用于肾阴虚之牙齿松动，牙龈疼痛。

3. 气虚血少

治则：补益气血。

药物：①地骨皮散（《医方类聚》）。地骨皮、郁李仁、生干地黄、川升麻、藁本、露蜂房、杏仁。将上药捣为散，每次用 3g，以纱布包紧，噙口中，咽津，不拘时候，随时可用。②地黄丸（《奇效良方》）。白茯苓、人参、山茱萸、枸杞根、生地黄、白蜜、酥油。将前 4 味药研为末，以好酒煎至 3000ml，去滓，入生地黄汁、白蜜、酥油，同煎至可成丸，即丸如小豆大。每服 20 丸，温酒送下，每日 3 次，渐加至 5 次。此方补脾肾，治齿动摇。

药膳：煮料豆（《增补内经拾遗方论》）。当归、甘草、川芎、广陈皮、白术、白芍、丹皮、炒杜仲、牛膝、何首乌、菊花、枸杞子、熟地、黄芪、青盐、黑豆。以上药煮黑豆500g，豆熟去药，每服豆200粒，每日3次。可固齿明目。

二、外治

（一）固齿

1. 固齿刷牙散（《慈禧光绪医方选议》） 青盐、川椒、旱莲草、枯白矾、白盐。先将川椒、旱莲草加水煎熬成浓汁约1茶盅，去渣后加入青盐、白盐、枯矾，炒干，将所得干物研成极细末即成。每日早晚用药末刷牙漱口。可固齿牢牙、预防牙疾。

2. 牢牙方（《寿亲养老书》） 荆芥（不见火）、川芎、细辛、当归。上为细末，过筛。用牙刷浸水蘸取药粉揩齿，不可马上用水漱去，须令药气入牙内良久，方漱为佳。有牢牙之功，可祛风行气，活血养血。

3. 玉池散（《御药院方》） 升麻、藁本、甘松、兰草、白芷、川芎、细辛、青盐、生地黄、地骨皮、皂角、麝香，将升麻等11味研为细末，再入麝香细研。每日早晚揩牙。可香口辟秽，固齿止痛。

4. 固齿良方（《餐菊轩医辑》） 青盐、生石膏、制补骨脂、防风、薄荷叶、旱莲草、细辛、花椒（去目）、白芷。上药生晒，研为细末。每天晨起用牙刷蘸药末轻轻刷遍全牙，并稍含片刻，再用清水漱口。主治牙痛口臭等，可固齿止痛。

5. 三物膏（《御药院方》） 柳枝、桑枝、槐枝、盐，熬成膏，贮磁盒内，临卧揩牙。可祛风牢牙。

6. 还少丹（《瑞竹堂方》） 食盐30g，香附子15g。二味为极细末，入蒲公英（蒲公英连根带叶干品500g）内淹一宿，分为20团，用皮纸三四层裹扎定，用六一泥（即蚯蚓粪）如法固济（即外包一层泥土，黄泥即可），入灶内（柴火灶）焙干，及以武头煅通红为度，冷定取出，去泥，将药研末，早晚用此药末擦牙，漱口，吐咽任便，久久方效。主治：年老牙齿动摇，或牙齿脱落。

（二）洁齿

1. 揩齿龙脑散（《太平圣惠方》） 冰片、寒水石、石膏、川升麻、盐花、藁本、白芷、川芎、细辛、龙花蕊。将上药捣细，过筛为散，再于乳钵内研，入龙脑，研细匀后盛瓷器中。另用生地黄1500g，以竹刀细切，晒干，入盐花水拌过，于铜器中炒令黑色，又取巨胜子（即芝麻）90g，炒令黑色；猪牙皂荚250g，以盐水浸一宿，炙黑色，次用胡桐泪15g，牛膝90g；并捣筛为散。将全体药搅和令匀。每日早晨及临卧前揩齿。益齿而令白。

2. 神效常春散（《普济方》） 皂角、食盐、香附子、牛蒡子、莲花蕊、藿香、旱莲草、麝香、冰片。将皂角锉碎，用小瓦盆2个，上盆底钻水孔3个，下盆装皂角、食盐，1层皂角，1层食盐，层层相间，然后两盆相合泥封，用炭火烧，烟为青色时取出，与前药研细，入麝香、冰片，同为细末，每日早晨和临睡前，刷牙甚妙。可芳香辟秽，清热解毒，补肾凉血。

3. 升麻揩牙方（《外台秘要》） 升麻、白芷、藁本、细辛、沉香、寒水石。上药研为散，每天早晨将杨柳枝头咬软，点取药揩齿。可洁齿白牙香口，兼治牙病。

4. 洗齿白芷散（《医方类聚》） 白芷、白蔹、莎草根去毛、白石英研、细辛去苗叶、川芎捣研为末，如常法揩牙，可疗牙齿黄黑，久用令齿洁白。

5. 御前白齿散（《景岳全书》） 石膏、大香附、白芷、甘松、山奈、藿香、沉香、川芎、零陵香、细辛、防风、石膏另研，共为细末，和匀。先以温水漱口，后以药粉擦牙。可洁齿白牙，香口辟秽。

三、针灸治疗

1. 每晚临睡前，端坐凳上，将艾条点燃后，在下肢的绝骨、涌泉穴上悬灸，每穴 2～3 分钟，至局部出现红晕。每月（农历）初一至初七的酉戌时（下午 5～9 时）施灸。

2. 取穴绝骨、涌泉、肾俞、大杼。先以艾灸绝骨、涌泉，每穴 2～3 分钟，再灸肾俞、大杼，每穴 2～3 分钟，每周 1～2 次，可补肾固齿。

3. 耳穴治疗：取穴为肾上腺、口、上颌、下颌。操作：耳针日 1 次，留针 30 分钟，或用王不留行籽压穴位，3～4 日 1 次，两耳轮换，10 次 1 疗程。可治疗牙周炎，并防止牙齿松动。

四、其他疗法

健齿功 每晚卧前，可站、可坐、可卧，全身放松，排除杂念，安定神志，两眼微闭，调匀呼吸，意守丹田 5 分钟。再舌舔上腭，两唇微闭，叩齿 64 次，再闭口咬牙作鼓腮漱齿 36 次，使津液充满口中。如口中津液不多时，再用舌在牙齿与口唇间顺、逆时针搅动各 16 次，必津液盈口，再分数口咽下。呼气时漱齿，吸气时吞津，并以意领气，随津归入丹田。然后合掌搓热，分别前后揉擦足底涌泉穴各 72 次。

五、美容科护理常规

1. 牙周洁治 一般针对由于抽烟、喝茶等外部原因造成长期口腔卫生不洁导致牙石和菌斑，通过超声波的快频率震动达到美白的效果，可保持半年到 1 年的时间。如果保健不好或牙周病患者，需 3 个月洗 1 次。

2. 漂白 用于牙齿本身颜色不正常的患者。一般分为外漂白和内漂白。外漂白是从牙齿表面着手，通过漂白液使牙齿表面脱矿，脱掉矿物质长期的积淀，去除表层色素，显出牙齿的本色——白垩色，使牙齿颜色变白，其所用药物一般是强氧化剂——高浓度双氧水。内漂白是针对牙髓坏死的症状，在变色的牙根管里面注入漂白药物，然后封掉根管，使药物不致渗入体内。内漂白要求的医疗技术较高，但一旦成功，则美白的效果可长期保持。

另外，激光漂白也是漂白方法中的一种，主要是运用激光加药物的疗法让牙齿迅速脱矿，激光是外加能量，起主要作用的还是药物。

3. 烤瓷牙 也叫烤瓷套冠，是一种永久性修复方法，如果制作较好至少可以保持十年甚至更长的时间。

4. 贴面 可分为普通树脂贴面和瓷贴面。普通树脂贴面是在磨去部分牙齿后在牙齿表面贴上树脂，保持牙齿形状和原来无异；瓷贴面集烤瓷牙和普通树脂贴面的优点于一体，在美观方面可以代替烤瓷牙，是改善黄牙的贵族手段，需要依据模型作瓷贴，再用粘合术固定在牙面，看上去逼真美观，在所用材料方面可克服树脂的缺点。

【注意事项】

1. 饮食宜清淡，忌辛辣肥甘厚腻之品，且饮食不宜过热过冷。

2. 注意口腔卫生，提倡每日早晚刷牙各 1 次，选择合理的牙刷。每次刷牙完毕，应将牙刷洗净将刷头朝上放入杯内，置于通风干燥处。每 1～3 个月应换一把新牙刷，如发现刷毛散开弯曲，应及时更换。再者要采取正确的刷牙方法，刷上下前牙的咀嚼面与牙齿内侧时，采用反复来回拉锯式动作，牙刷毛应与牙齿表面呈 45°角，斜放并轻压在牙齿颈部与牙龈交界处，顺着牙缝竖刷，并轻轻旋转刷毛。刷上下前牙的内侧面时用上下提拉法，每次不少于 3 分钟，每日早晚各 1 次；并选用含氟钙配方的牙膏；食用糖类食物后及时漱口；常食用含维生素较多的蔬菜，增强牙齿的自洁作用。

3. 患有牙齿、齿龈疾病或牙齿有缺损者，应及时到医院诊治修补。

4. 避免吸烟和各种色素物质、药物、汞铅类化学物质对牙齿的损害。

5. 房劳太过，防止房室伤肾。

6. 经常进行保健叩齿。每早晚用手按摩牙龈 3～5 分钟，叩齿对合 30～50 下。

第二节　美目美眉

美　目

美目是指通过明目、益睑，使目睛清澈明亮，目光迥然，视力提高，眼睑肌力增强，达到美化眼目的目的。

眼睛不仅是人体的视觉器官，更是人类表达信息、传递情感的重要方式之一。一双明亮而灵活的眼睛既能视万物、辨五色、审短长，更能增添人的风韵和气质。古诗《秦妇吟》云："西邻有女真仙子，一寸横波剪秋水。"现代女性也以"秋波一转"、"明眸善睐"来形容眼睛的美丽。眼睛的美主要体现在"神美"和"形美"。"神"指眼睛的明亮程度、视觉功能，以及视觉所表达的情感传递；"形"为眼睛的大小、形态等等。通过美目表达人的内心世界，是中医美容形神合一的关键所在。"神藏于心，外候于目"，健康有神之人应两目灵活，视物清晰，神光充沛。任何原因导致的目睛视觉功能异常或形态异常都会影响人体功能和外在形态美。中医美容主要通过疏肝健脾、补益肝肾的方法使眼睛睛采内含，焕发神韵。

【目睛异常病因病机】

目睛昏暗、胞睑异常的病因病机如下：

1. 肝肾亏虚 肝肾亏虚，目失濡养，神气虚弱，故视物昏暗、昏花。

2. 脾肾不足 《诸病源候论》曰："脏腑劳伤，血气俱虚，五脏气不足，不能荣于目，故令目暗也。"先天禀赋不足，后天形神失养，脏腑气血虚弱，目失濡养。劳心伤神目为心之使，得血而能视。《黄帝内经素问注证发微》云："久视者必劳心，故伤血。"若失血过多或心神过耗，阴血受损，虚火上炎，则视力下降、目痒不适。

3. 肝失调和 《内经》云："肝开窍于目，肝受血而能视……肝气通于目，肝和则目能辨五色。"又云："肝足厥阴之脉……上入颃颡，连目系，上出额……"可见，肝与目密切相关。肝气郁结，疏泄失职或久郁化火，气火上逆，则会导致青风内障、绿风内障；肝阴不足，营血亏损，不能上荣于目，则两目干涩不舒。各种眼病若患各种眼疾，如白膜侵睛、风轮赤豆、金疳等也可导致视物昏暗、胞睑异常。

西医认为，当双眼视觉功能不正常时，会影响眼睛对各种刺激的正常接受，造成视力和注视力不佳，给人以双目无神之感。视物不清是各种原因造成的屈光不正，使视物投射的光线不能准确地集合于视网膜上所致。

【保养方法】

一、内治

1. 肝肾亏虚

治则：补益肝肾，明目增神。

药物：①菟丝子丸（《中医实习医生手册·美容科》）。菟丝子、肉苁蓉、五味子、续断、远志、山萸肉、泽泻、防风、巴戟天。上药研为末，蜜丸，如梧桐子大，每服30丸，早晨空腹温酒或淡盐水服下。②杞菊地黄丸加减（《麻疹全书》）。枸杞子、菊花、熟地、丹皮、茯苓、山萸肉、泽泻、山药、龟板、鳖甲。上为细末，炼蜜为丸，如梧桐子大。每服9g，空腹服。③枸杞丸（《杨氏家藏方》）。巴戟天（水浸去心）、五味子、枸杞子、肉苁蓉、菊花上药共为细末，如梧桐子大，每次服50丸，食前，盐酒送下。可补肝益肾，滋阴明目。

药膳：归圆酒（《中医实习医生手册·美容科》）。菊花、当归、枸杞子、龙眼肉、烧酒。上药泡酒中，21日后饮。

2. 脾肾不足

治则：补益脾肾，益气升提。

药物：①补中益气汤加减（《内外伤辨惑论》）。黄芪15g，炙甘草5g，人参9g，当归身9g，陈皮6g，升麻3g，柴胡3g，白术9g。功用：补中益气。治疮疡元气亏损，肢体倦怠，饮食少思，内痔脱垂和脱肛等。用法：水煎服。②参术膏（《中医实习医生手册·美容科》）。白术、人参，加流水5碗浸一夜，桑柴文武火煎取浓汁熬膏，入蜜收之，每以白汤点服。治脾胃虚弱元气不足之胞睑虚浮（眼袋）。

药膳：山药羹（《中医实习医生手册·美容科》）。山药、白糖。将山药切小块加水煮熟，加白糖少许，略煮片刻即成。可作汤羹作为主餐佐食，每日1次。本方健脾胃、益肾气，配以白糖甘润补中，共奏健脾固肾，祛湿利睑明目之功。

3. 肝失调和

治则：清肝明目，养肝潜阳。

药物：明目延龄丸（《慈禧光绪医方选议》）。桑叶、甘菊、羚羊角尖（锉细为末）、生地、女贞子、密蒙花、生牡蛎、泽泻、生杭芍、炒枳壳。共为细末，炼蜜为丸，如绿豆大。每次服 6g，白开水送下。可清热疏风，平肝明目。

药膳：双决明粥（《养生食疗菜谱》）。石决明、草决明、白菊花、粳米、冰糖。将石决明入锅内炒至出香味时起锅，然后将白菊花、草决明、石决明入砂锅煎汁，取汁去沉渣，粳米淘洗干净，与药汁煮成稀粥加冰糖食用。适用于肝阳上亢所致的头晕目眩、视物模糊。本方适于夏季服用。3～5 天为 1 个疗程。大便泄泻者不能食用。

二、外治

1. 清目养阴洗眼方（《慈禧光绪医方选议》）　甘菊、霜桑叶、薄荷、羚羊尖、生地、夏枯草。水煎先熏后洗眼部。

2. 明目枕（《外治寿世方》）　荞麦皮、绿豆皮、黑豆皮、决明子、菊花研细末，拌匀，做成枕。

3. 点眼明目方（《太平圣惠方》）　萤火虫、鲤鱼胆。纳萤火虫于胆中，阴干，百日捣罗为末，每用少许点眼。用于劳伤肝气、目暗。

4. 市售珍珠明目液，每日点眼 1～2 次。

三、针灸治疗

1. 毫针刺法　取穴为睛明、攒竹、瞳子髎、承泣、四白、鱼腰、太阳、风池、合谷、曲池、大椎。用平补平泻法，左右侧交替使用。每日 1 次，10 次为 1 个疗程。治疗近视。

2. 电针疗法　取穴为眼袋局部、太阳、四白透眼内外眦。将电针仪的 2 个接触电极板分别置于两眼袋区内（避免 2 个电极板相互接触），打开电源，选择低频 30～50 次/秒，疏密波或连续波，以眼袋区产生明显的颤动，病人能够耐受为度，通电 20～30 分钟，每日 1 次，见效后改为隔日 1 次。10 次为 1 个疗程。

3. 灸法　取穴为养老穴、光明、足三里。用艾悬灸，每穴 2～3 分钟。每周 1～2 次。

4. 穴位贴敷疗法　取穴承泣、四白、眼袋局部。操作：①将紫荆皮、白芷、大黄、姜黄、南星、大柏皮、赤小豆、寒水石各等份。共研细末，用生地黄汁调成膏。外敷穴位。可祛瘀通络、除湿消肿。每晚贴上，次日晨起去掉，20 次为 1 疗程。②将黑豆研细末，以生地黄汁或茶水调成糊，外敷眼袋局部，再用艾条悬灸 10～20 分钟，以局部红晕为度，每日 1 次，10 次为 1 疗程。

5. 耳穴治疗　取穴眼、目$_1$、目$_2$、神门、枕、皮质下、内分泌、脾、肝、肾，用酒精消毒耳穴，用王不留籽贴压耳穴，保留 5～7 天，每天按压 3 次，两耳交替使用，5 次为 1 疗程。亦可采用捏耳穴。每晚临睡前，端坐床上或仰卧，用双手拇、食指指腹捏按耳垂中心的眼穴，用力适中，以稍有痛感为宜。可调整精气，养肝明目。

四、推拿治疗

1. 眼周按摩 揉睛明、承泣，摩眼眶，揉按太阳，分推前额，揉按翳风、风池，拿揉合谷，拿光明和蠡沟，掐、揉太冲。五心烦热，腰膝酸软者，揉擦肾俞和志室，揉关元，揉按三阴交，拿太溪和昆仑；头晕眼花、倦怠无力者加揉脾俞，摩中脘，揉气海，按揉足三里。便溏尿多而清者，加揉脾俞，揉擦志室、肾俞，揉气海，擦下腹，揉擦章门，揉按三阴交。

2. 眼部保健操 双眼顺时针、逆时针各旋转 10 次（换向之前先向前凝视片刻），然后双目轻闭，食、中指轻轻抚摩眼皮约 1～2 分钟；揉睛明、攒竹、太阳、四白穴向外刮动，分刮上下眼眶各 30 次；用中指和无名指腹自内向外抹上下眼睑各 30 次。

五、美容科护理常规

1. 激光针疗法

取穴：眼袋局部。

操作：患者坐位，双眼闭合，用低功率氦－氖激光，功率 0.6～3mW，距离 0.2～0.5cm，光斑 0.1～0.2cm²，光束垂直照射。每次 10～15 分钟，每天 1～2 次。10 次为 1 个疗程。1 个疗程后酌情改为隔日 1 次。

2. 超声药物导入 辨证选取药物适量煎成药汁，进行超声导入，超声剂量强度 0.5～1.25W/cm²，连续波，每眼 3～5 分钟，每日或隔日 1 次，10 次 1 个疗程。

3. 眼袋冲击按摩仪 采用高频磁振和恒温技术，通过舒适的振动和适宜的恒温效应，促进眼部的血液循环，活跃皮下组织，使眼部下周堆积的脂肪分解，改善眼袋的下垂感，同时在促进血液及淋巴循环中，帮助消散眼袋的瘀血及黑眼圈，增强眼部皮肤的弹性。适用于黑眼圈及眼袋。使用方法：将仪器的两个眼袋接触片用清水浸湿，分别置于两侧眼袋部位（局部皮肤应清洁、干燥、无油及水），振动强度为受护理者能接受，且应由弱渐强。时间10 分钟为宜。隔日 1 次，1 疗程为 10 次。

【注意事项】

1. 注意用眼卫生，预防眼病。

2. 养成良好的用眼习惯，避免在光线过强或过暗的场合或屈光不正的情况下看书。看书、看电视、看电脑时间不宜过长。

3. 经常做眼部保健操及按摩，积极参加体育锻炼。

美　眉

"眼睛是心灵的窗户，眉毛是眼睛的门户"。眉与目的结合是传情、传意的自然表达。美眉是指通过对眉毛的增益，使其光亮润泽，乌黑亮丽，生机勃勃。美眉的概念具有时代的意义。古代女子是以"蛾眉细眼"为美，眉眼是以细长清秀为最美，其性格必然柔和聪慧。现代人认为最能体现女性特点的眉毛是眉型细长且弯，眉毛浓密乌黑润泽。眉毛除美容作用外，还有其重要的生理功能。眉毛长在眼睛的上方，是保护眼睛的天然屏障，可以保护汗水等不流入眼睛。

另外，眉毛还可以表示人的情绪变化，如友好、怀疑、愤怒、高兴等。任何原因导致的眉毛稀少、脱落、枯黄、变白，都会影响人的整体美。《灵枢·阴阳二十五人》中指出："足太阳之上，血气盛则美眉，眉有毫毛；血多气少则恶眉，面多少理；血少气多则面多肉，血气和则美色"。《灵枢·五音五味》："美眉者，太阳多血；通髯极须者，少阳多血；美须者，阳明多血。"《万病回春》云："在眉曰眉，眉者，媚也，有妩媚也。"中医美容主要通过补气填精、养血活血来养眉乌眉、防眉脱落，恢复楚楚动人的丽眉。

【眉毛异常病因病机】

眉毛稀少、脱落、变白、枯黄的病因如下：

1. 气血亏虚　眉毛赖于血气之濡养，各种原因导致的血气亏虚均可使眉毛失润而干枯变白。《圣济总录》云："夫经络所至不同，血气各有所属，眉、鬓、发、髭，率本于经络之血气，或黑或绀，或黄或白，可以知盛衰。盖血气在人，犹水之津也……血气盛则悦泽，血气衰则枯槁。"《望诊遵经》也指出："（眉）润泽者，血气足，枯槁者，血气衰也。"

2. 肾经亏虚　肾主骨生髓，其华在发。所有毛发的润泽，有赖于肾中精气之充养。肾经亏虚，髓海空虚，则眉发枯萎。

3. 血热风燥　五志过极化火，或热病后邪热留恋，或过食辛辣之品后，血热上蒸，熏着毛发，导致眉毛脱落或黄白不泽。

4. 瘀血内阻　各种原因导致的瘀血阻络，使气血不能达于眉根，导致眉毛失养而稀疏脱落。

西医认为，眉毛或脱落，或枯焦不泽，首先应排除一些疾病因素，如甲状腺功能减退症、梅毒、麻风病等等。其他主要与劳累过度，睡眠不足或化学药物使毛囊血供减少，或局部神经调节功能障碍使毛囊营养不良所致。

【保养方法】

一、内治

乌须二方一丸方（《石室秘录》）　一方：熟地、山药、山茱萸、黑芝麻、白术、麦冬、桑叶、巴戟、白果肉、万年青。二方：熟地、何首乌、山药、桑叶、白果、黑芝麻、万年青半片、人参、花椒、桔梗、酒。一丸：干桑椹（饭锅蒸熟），生何首乌。一方将诸药共捣为末，炼蜜为丸。二方煎。丸方二味和为丸；一方早晚各服25g。二方早服头煎，晚服二煎，夜服三煎。丸方朝夕吞服。可滋补强身，生眉乌须。

二、外治

1. 乌麻花油（《外台秘要》）　乌麻花。上药阴干，捣罗为末，以生麻油浸，每夜涂眉，可生眉毛。

2. 生眉毛方（《本草纲目》） 芥菜子、半夏。上两味共为细末，取生姜自然汁调匀备用。取上药涂搽患处，数次即生。可温经通络，活血生眉。

3. 柏叶散（《御药院方》） 侧柏叶、何首乌、地骨皮、白芷。上为粗末，每用 15g，入生姜 10 片，水 1 大碗，煎五七沸，去滓，睡前淋洗。可营养眉须。

三、针灸治疗

1. 毫针刺 主穴取攒竹、鱼腰、丝竹空、肾俞、风池、百会。气血不足配心俞、脾俞、足三里；肝肾不足配肝俞、太溪；血热配大椎刺络拔罐；血瘀配血海、膈俞。隔日 1 次。

2. 耳穴 主穴取肺、肾、内分泌。血虚配心；肝肾不足配肝、神门；血热配耳尖放血；瘀血内阻配耳中。

四、推拿治疗

将双手食指腹面置于两眉中间的印堂穴上，然后向两侧眉头推去，反复进行 10 多次；或用双手食指或中指腹分别在眉间的印堂、眉头的攒竹、眉中间的鱼腰、眉梢的丝竹空和太阳等穴，作轻柔和缓的揉动，反复 10 余次。两法均可收到一定的养眉、乌眉和美眉的作用。

第九章

形体的保养

第一节　秀发固发

头发的保健护理包括秀发和固发。秀发即通过各种保健方法使头发润泽、柔软、乌黑和富有弹性；固发指稳固头发，使头发茂密、牢固，不易脱落。

正常的头发应该是色泽统一，光滑、自然、富有弹性，不油腻也不枯燥。乌黑亮丽的秀发是青春魅力的重要特征之一，更重要的是头发可以作为人的第二性征，具有很强的修饰功能。古人常以"头上青丝如墨染"来形容头发的美丽，现代人也把头发比喻成人的第二张面孔。尤其是对人的头面部、肩颈部和整个体态的协调一致起着重要的作用。由于各种因素导致的发质细脆枯槁，易折易断或容易脱落都会影响人的整体美感，因此，对头发的养护也是保健美容重要内容之一。

【头发异常病因病机】

中医学认为，头发的护养离不开肝脾肾三脏。

1. 气血亏虚　气虚主要责之于脾肺两脏。因精神紧张、忧虑过度，劳伤心脾；或精神抑郁，肝气不舒，肝木乘脾土，致使脾失健运，导致的脾虚失于健运，肺虚不能转输水谷精微，气血生化乏源，均可使头发失于濡养，干枯甚至脱落。正如《诸病源候论·毛发病诸候》所云："血盛则荣于头发，故头发美；血气衰弱，不能荣养，故头发脱落。"

2. 肾精亏虚　《素问·上古天真论篇》云："……肾气实，发长齿更，……肾气衰，发堕齿槁。"肾者，其华在发。头发的濡养依赖于肾中精气的充养。或先天不足，或年老肾亏，或房事竭精，或久病及肾，导致肾精亏虚，营血和元气化生不足，髓海空虚，则发不能正常生长发育，而表现为头发干枯。

3. 脾失健运　脾胃后天之本，脾失健运，则气血生化不足，毛发失于濡养而发生干枯。

4. 血热蒸腾　或感受外邪，或热邪内蕴，血热上蒸，风盛化燥生热，熏灼头发、发根，致使头发的生长环境不良而毛发营养不足，干枯无泽，甚至脱落。

5. 水湿侵扰　水湿上犯头部，侵蚀发根，使其腐枯，或湿热郁积，蕴蒸腐蚀发根，或湿邪阻滞络脉，血气运行失畅，头发失养，均可致脱发。

6. 瘀血阻络　《医林改错》云："头发脱落，名医书皆言伤血，不知皮里肉外血瘀，阻塞血络，新血不能养发，故发脱落。"《血证论》亦云："瘀血在上焦，或发脱不去。"瘀血阻络，气血不能达于发根，导致头发失养而脱落。

7. 肝气郁结 肝失疏泄，气机郁结，足厥阴肝经经脉运行不畅，巅顶之处供养不足，发失荣养；再者，十二经之气血失于疏达，血行瘀滞，难达巅顶以养发，发失所养，而致头发缺少弹性，分叉，零乱无泽甚至脱发。

8. 皮肤疾患 疮、癣或皮肤的烧、烫、创伤等，均可致毛发脱落。

西医认为，营养不良，如维生素、微量元素、蛋白质缺乏；饮食嗜好；遗传因素；过度疲劳；精神压力等；某些疾病，如贫血、胃肠病、糖尿病等；物理因素如日晒紫外线的伤害；化学物的伤害，如染发、烫发、环境危害等都可导致头发干枯不泽。脱发分为永久性脱发和暂时性脱发。永久性脱发是因各种原因造成毛囊结构破坏，导致新发不能再生。暂时性脱发无毛囊结构破坏，多由于各种原因使毛囊血液供应减少，或者局部神经调节功能发生障碍，以致毛囊营养不良引起，经过治疗新发还可再生。

【保养方法】

一、内治

1. 气血亏虚

治则：补益气血，润发泽毛。

药物：①八珍汤加味（《瑞竹堂经验方》）。药物组成为当归、川芎、白芍、熟地黄、人参、白术、茯苓、甘草、生姜、大枣。②人参丸（《圣济总录》）。人参、熟地黄、天门冬、白茯苓、胡麻仁。上药捣筛为末，炼蜜丸如梧桐子大。每服 10 丸，早饭后温酒下。③七仙丹（《古今图书集成医部全录》）。何首乌、人参、生干地黄、熟地黄、麦冬、天冬、白茯苓、茴香为末，蜜丸弹子大，每 1 丸细嚼，好酒送下，盐汤亦可。或丸如梧子大，每服 70 丸，空心酒下。

药膳：①柏油生发蜜（《中国药膳学》）。柏子仁、全当归研粉，每服 6g，蜂蜜水送服，每日 3 次。适用于血虚脱发。②牡蛎营养汤（《自然美发术》）。去壳牡蛎（先煮沸后留汁）、切碎的芹菜和洋葱、面粉、低脂热牛奶、低脂冷牛奶、蛋黄、玉米油。用玉米油将切碎的芹菜和洋葱在热锅中炒热，然后加面粉炒并混合，搅拌 2 分钟后将铁锅从火上移开，慢慢地加热牛奶，边加边搅拌，再煨 5 分钟。把蛋黄磕到碗里，并成细流状倒入 1 杯热的上述混合物，边加边搅拌。用另锅加热 300ml 去壳牡蛎及其汤汁，文火加热至将沸未沸状态，将牡蛎和汤加到混合物汤里，再加 1 杯冷的低脂牛奶，文火煮 3～4 分钟，直到牡蛎的边缘卷起而汤全热，盛碗里，即可食用。常食可补血润发。

2. 肾精不足

治则：补肾益精，填髓润发。

药物：①补真丸加减（《圣济总录》）。肉苁蓉、菟丝子、何首乌、生地汁。前 3 味研细末，加生地汁于锅内慢火熬成膏，放冷，和丸如梧桐子大。空腹，温酒或盐开水送下，每次 30～50 丸，每日 2 次。②七宝美髯丹（《积德堂经验方》）。何首乌、茯苓、牛膝、当归、枸杞子、补骨脂。每日 3 丸，清晨温酒下，午时姜汤下，卧时盐汤下，忌诸血、无鳞鱼、萝卜、葱、蒜、铁器。滋补肝肾，数百年来一直被认为是乌发第一方。③神仙不老丸（《寿亲养老书》）。人参、川牛膝、川巴戟、当归、杜仲、生熟地黄、菟丝子、柏子仁、石菖蒲、枸杞子、地骨皮。蜜小丸。每日清晨、午间、临卧 3 次服，每服五十丸，淡盐汤下。可乌须发，驻颜容。

药膳：①乌须酒方（《万病回春》）。黄米、淮曲、麦门冬、天门冬、人参、生地、熟地、枸杞子、何首乌、牛膝、当归。黄米煮糜，余药为末，共入糜中酿酒，待酒熟，如常法榨之。每日清晨饮 3 杯。可以乌须发。④生发粥（《圣济总录》）。芝麻子。将芝麻子加水榨汁瓶贮，每取汁半酒杯，入米粥煮，粥频食之。用于生发。

3. 脾失健运

治则：健运脾胃，化湿养发。

药物：补中益气汤加减（《内外伤辨惑论》）。黄芪、炙甘草、人参、当归身、陈皮、升麻、柴胡、白术。功用：补中益气。治疮疡元气亏损，肢体倦怠，饮食少思，内痔脱垂和脱肛等。

药膳：秘传二仙糕（《扶寿精方》）。人参、山药、白茯苓、芡实仁、莲肉、糯米、蜜、白糖。上药为细末，合匀将蜜糖溶化，小木笼炊蒸之，上放米一撮，饭熟则药成。取出切如棋子大小块，慢火上烘干作点心，或为末贮瓷器。每早服 1 大匙，若为末，以白汤调下。可壮阴阳，益肾水，养脾胃，固齿黑发。

4. 血热风燥

治则：清热凉血，润燥养发。

药物：①桂心丸（《圣济总录》）。肉桂、墨旱莲、白芷、菊花、旋覆花、黑芝麻、荜澄茄、牛膝。上药捣罗为末，炼蜜和丸如梧桐子大，每服 30 丸，盐汤下，每日 2 次。可补脾肾，祛风。②神应养真丹（《外科正宗》）。当归、川芎、白芍、天麻、羌活、熟地黄捣膏、木瓜、菟丝子。上为细末，入地黄膏，加蜜，丸如桐子大。每服百丸，空心，温酒盐汤任下。③一醉不老丹（《古今图书集成医部全录》）。莲花蕊、生地黄、槐角子、五加皮、没食子。以木石臼捣碎，以生绢袋盛药，同好清酒入净罐内，春冬浸 1 月，秋 20 日，夏 10 日，紧封罐口，浸满日数，任意饮之，以醉为度，须连日服令尽。

药膳：①公英黑豆煮食方（《中国驻颜全书》）。蒲公英、黑豆、冰糖。将前 2 味加水适量，煮至豆熟，滤去蒲公英，再入冰糖收干。每日 2 次，每次食 50g。可清热解毒，养血祛风，止痒生发。②紫菜紫草汤（《中华养生药膳大典》）。紫菜、紫草、白芷。将上三物，加水适量，煎汤即可。每日 2 次，每日 1 剂。可凉血祛风，养发护发，用于血热生风所致的发裂易断。

5. 瘀血阻络

治则：养血活血，润发养发。

药物：①神应养真丹（《外科正宗》）。当归、川芎、白芍、天麻、羌活、熟地黄捣膏、木瓜、菟丝子。上为细末，入地黄膏，加蜜，丸如桐子大。每服百丸，空心，温酒盐汤任下。②二仙丸（《古今图书集成医部全录》）。侧柏叶、全当归。共为研末，不犯铁器，水糊和丸梧桐子大，每次酒或盐汤开水下 50～70 丸，日 2 次。

药膳：桃花桑菊饮（《中华养生药膳大典》）。桃花、霜桑叶、杭菊花、食盐。将上四味，用沸水冲泡，加盖 5 分钟，即可饮用。代茶常饮，可调气血，乌须发，用于气血壅滞不能上荣者。

二、外治

1. 洗发菊花散（《御药院方》） 甘菊花、蔓荆子、侧柏叶、川芎、桑根白皮、白芷、细辛、旱莲草制成粗末，每用 60g，加水 3 大碗，煎至两大碗时去滓，沐发，每日 1 次。可祛风止痒，凉血生发。

2. 令发不落方（《太平圣惠方》） 榧子、核桃、侧柏叶。上 3 药共捣烂，浸泡在雪水内，备用。每日用梳子蘸水梳头。可防止头发脱落，并使头发柔润乌黑。

3. 长发滋荣散（《御药院方》） 生姜皮焙干、人参。上药为细末，每用生姜切断蘸药末于发落处擦之，隔日 1 次。可疏风散寒，益气生发，治疗脱发。

4. 海艾汤（《医宗金鉴》） 海艾、菊花、藁本、蔓荆子、防风、薄荷、荆芥穗、藿香、甘松，加水适量煎煮，水煎数滚，先将热气熏头面，候汤稍温，用布蘸洗，每日 2～3 次。洗后避风，忌鱼腥发物。一般用 4 天后再换新药。可祛风生发。

5. 鸡子白法（《本草纲目》） 鸡子白，涂发，少顷洗去，可润发生辉，去屑除垢。

6. 生发膏（《历代古传秘方》） 何首乌、天麻、黑芝麻、胡桃仁、党参、旱莲草、白芍、蜂蜜。上药共为细末，加蜜成膏，每早晚各服 9g。服药期间忌辛辣、生冷等刺激性食物。还可外用，配艾叶、菊花、防风、藿香、甘草各 10g，白鲜皮、刺蒺藜各 15g，荆芥 6g，煎水洗头，隔日 1 次。生发。

7. 香发散（《慈禧太后医方选评》） 零陵香 30g，辛夷 15g，玫瑰花 15g，檀香 18g，川大黄 12g，甘草 12g，粉丹皮 12g，山柰 9g，公丁香 9g，细辛 9g，白芷 90g。共为细末，用苏合香油搅匀，晾干，研细，药面渗发上，篦去。洁发香发，久用发落重生，至老不白。

8. 沐发方（《外治寿世方》） 桑白皮 500g，柏叶 500g，宣木香 250g。浸油，搽头用，可润发黑发。

三、针灸治疗

1. 毫针 取穴肾俞、三阴交、风池、百会、头维、生发穴（风池与风府连线之中点）、上星。血虚风盛配心俞、膈俞、足三里；肝肾不足配肝俞、太溪；气滞血瘀配膈俞、血海、太冲；脾虚湿热配脾俞。均双侧取穴。操作：风池用泻法，其余诸穴用补法。背俞穴亦可加艾条温灸。中等刺激，每日或隔日 1 次，留针 20 分钟，10 次为 1 疗程。

2. 梅花针

（1）叩刺脱发区 用梅花针从脱发区边缘，螺旋状以同心圆方式向中心均匀密刺，每次叩打至皮肤微微为血为度，然后再从不脱发区向脱发区作向心性叩刺 20～30 次，在局部涂外用生发液，或用鲜姜涂抹，或用点燃的艾条进行局部温和灸 10～15 分钟。

（2）叩刺腰背部 用梅花针均匀叩刺腰背正中线与脊柱的两侧，叩至皮肤微出血为止。

（3）取穴 $C_{3\sim7}$、$T_{3\sim12}$两侧夹脊、百会、肺俞、脾俞、肝俞、肾俞。方法：叩刺采用中等度刺激手法，叩至皮肤微出血，每次20分钟，隔日1次，10次为1疗程。

3. 艾灸 取穴百会、四神聪、足三里、肾俞、脾俞等。每晚于中取2~3穴，将艾条点燃置于穴上悬灸，头部穴位施灸时要理开头发，暴露穴位后再灸，每穴灸2~3分钟，局部潮红为度，每晚17~21时施灸为佳。如为脱发，可用点燃的艾条在脱发区局部熏灸，以皮肤微红为度，每日1次，10次为1疗程。可培补脾胃，养血固精，上承营发。防治白发、脱发或发枯。

四、按摩治疗

1. 揉中脘 左手掌放在右手掌下，重叠于上腹部的中脘穴，先逆时针按揉50~100次，再换右手在下，顺时针按揉50~100次，每晚睡前一次。

2. 摩关元 左手掌放在右手掌下，重叠于脐下关元穴处，先逆时针按摩50~100次，再换右手在下，再顺时针按摩50~100次，每晚一次。

3. 点肾俞 两手握拳后背，用食指关节于腰椎两侧的肾俞穴，点按40~60次，再用指掌先双手对掌摩擦40~60次，至手掌指发热后，放于两侧腰部搓擦30~50次。睡前进行。

4. 擦肺俞 先左手，后右手，四指并拢后指掌放于对侧上背部的肺俞穴处，反复斜擦30~40次。可补益肺气，润皮益发。

5. 推拿法 ①指梳头发。两手五指微屈，以十指指端从前发际起，经头顶向后发际推进。反复操作20~40次。②按压头皮。两手手指自然张开，用指端从额前开始，沿头部正中按压头皮至枕后发际，然后按压头顶两侧头皮，直至整个头部。按压时头皮有肿胀感，每次按2~3分钟。③提拉头发。两手抓满头发，轻轻用力向上提拉，直至全部头发都提拉1次，时间2~3分钟。④干洗头发。用两手手指摩擦整个头部的头发，如洗头状，约2~3分钟。⑤拍打头皮。双手四指并拢，轻轻拍打整个头部的头皮1~2分钟。

以上按摩法每日早晚各做1次。长期坚持，可防治白发、脱发、头发干燥枯黄等。

五、刮痧治疗

1. 刮拭太阳穴（从前向后）、百会穴（从前向后）、督脉（神庭－大椎）、膀胱经（曲差－天柱）、胆经（本神－风池），每个部位每次刮拭30次左右，每次刮至头皮微微发热为度。

2. 刮拭肾俞、肝俞、血海、足三里，每周1~2次。

六、其他疗法

1. 梳头功 以十指分开，如梳头状，顺序由前发际向后发际移动，移动过程中，稍按压头皮，但按压力量不宜过大。否则，会使头发脱落，或以稍稀疏的木梳子进行梳头亦可。可改善头部末梢血液循环，加强营养供应，消除头皮鳞屑、脱发、瘙痒等不良现象。

2. 点压美发功 取端坐式，平定呼吸，排除杂念，先以十指指尖，自前发际正中，分别以指尖按压，并逐渐向发际移动，至后项结合，复归于前，来回40余次。接着再将头部分为八条纵线，仍以指尖叩击，由前向后，复由后还前，约 10 余次。可行气活血，疏通经络，护发养发。

七、美容科护理常规

针对各种脱发的原因，建议患者选用一些含有生发、育发活性成分的洗发、育发、防脱类毛发产品，如香波、焗油膏、护发素等产品。其作用是改善血液循环，促进毛囊生长，抑制微生物生长，提供头发生长的足够养分。多用含有人参、三七、黄芪、当归等中药提取液制成的各种毛发产品。

【注意事项】

1. 注意合理的饮食营养，少食辛辣肥甘之品。富含蛋白质和维生素 A、维生素 B 的食物，如核桃、芝麻、大枣、胡萝卜、青椒、菠菜、韭菜、油菜、柿子、动物肝脏、蛋黄、鱼类等，含碘丰富的海带、紫菜，以及酸乳酪、脱脂牛奶等可以提供毛发生长代谢所必需的各种营养要素，是较好的健发食品。

2. 讲究卫生，定期护理。定期清洗以去除头皮屑和各种污垢，可减少大气污染对头发的损害，不宜用碱性过强的洗发液。定期使用保护性洗发水，但不宜过于频繁，2~3 天洗 1 次最为合适。发质较差者不能染发、烫发，烫发 1 年不得超过 2 次。

3. 坚持正确的头发梳理和头皮按摩。常用木质或水牛角梳子梳头。方向是头顶、枕后的头发向上梳，头部两侧的头发向各自相反方向梳理。梳发时，先从发梢梳起，梳顺后再向近端梳顺一段，逐渐往上至发根，整个梳顺后再从发根向发梢梳理。

4. 注意防晒。夏日出门前可以在头发上抹上免洗的保湿润发露，帮助锁定头发的水分；也可在头发上喷上摩丝，以保持秀发滋润，防止紫外线对头发的损害或蒸发掉过多的水分。

5. 健壮的体魄和良好的心态是保证和促进毛发健美的基础。保持良好的作息习惯，保证充足的睡眠，注意体育锻炼，不熬夜，不纵欲过度。保持心情舒畅，避免过度紧张、劳累。

第二节　美手美颈

美手美颈是指采用药物或非药物的方法，对手部、颈部皮肤进行养护和美化，使局部皮肤滋润而富有弹性，指甲红润富有光泽。一双修长、细腻、红润的纤纤玉手，不仅能给人以健康、纤柔、灵巧之感，更能增添女性魅力。"手如柔荑，肤如凝脂"从审美的角度来看，健美的双手应外形匀称，比例适当，手掌肌肉隆起丰满，富有弹性，指甲透明，甲面润滑、平整、光洁，有一定弧度，长宽与指头的长短宽窄相称。光滑润泽、匀称的颈部更是健美的象征，因为颈部皮肤松弛所产生的皱纹比面部更早、更易产生，最容易暴露年龄。另外，颈部是连接头部和躯体的重要部位，颈部的血管负责头面部的血液循环和营养供应，是人体重要的枢纽之一，因此，颈部的保养越来越被人们所重视。各种因素导致手、颈部肌肤色泽、质地及指甲的异常，表现为皮肤松弛、粗糙甚至皲裂，肤色苍白或晦暗，指甲凹凸不平，有沟纹，无光泽，干燥枯槁，会使美的形象大打折扣。中医美容主要通过养血活血，滋阴润燥来预防手颈部皮肤松弛粗糙，保持美感。

【手颈肌肤异常病因病机】

手颈部肌肤、质地及指甲异常的病因病机如下：

1. 饮食失节 《脾胃论》曰："脾胃内伤，百病由生。"摄食不足，气血生化乏源，手部失于润养，则皮肤粗糙无泽，指甲干枯、脆裂；饮食偏嗜，人体获取营养物质不均衡，导致阴阳失调或某些营养缺乏，亦可发生上述变化。

2. 肺气虚弱 肺气不足，宣发卫气和输布精微于皮毛的生理功能减弱，一则皮肤失于营养物质的充养而变得干燥不泽；二则卫外不固，抵御外邪侵袭的能力减低，使肌肤易损、早衰。

3. 肝血不足 肝主筋，爪为筋之余，为肝胆之外候。肝藏血。若肝血亏虚，指甲失养，则变形、脆裂、肥厚、干枯。

4. 瘀血阻滞 《外科正宗》言："手足破裂者，干枯之象，气血不能荣养故也。因热肌骤被风寒所逼，凝滞血脉，以致皮肤渐枯槁，乃生破裂。"各种原因导致血行不畅，瘀滞脉络，可使皮肤、指甲失于血的荣养作用而粗糙多屑，甚或皲裂，指甲脆裂，甲床紫黑。

5. 毒物侵袭 素体禀赋不足，则易被各种毒物侵袭，如日光毒、彩毒（化妆品）、药物毒、虫毒、化学物毒等等，轻者皮肤发红、发痒、丘疹，重者起水疱、破溃、滋水，指甲松动；日久则双手皮厚、粗糙、脱皮、皲裂、指甲变形、变色，甚或剥脱。

6. 感受寒邪 在气温较低的冬季或由于气温骤降，人体暴露部位御寒不够、寒邪侵犯、气血运行凝滞引起。初为局限性蚕豆或指盖大小紫红色肿块或硬结，边缘鲜红，中央青紫，以手背及手指伸侧多见。自觉局部有胀痛感，瘙痒，遇热后更甚，溃烂后疼痛。

【保养方法】

一、内治

1. 肝血不足

治则：补益肝血，滋阴润燥。

药物：①当归饮子（《外科正宗》）。当归、白芍、川芎、生地、白蒺藜、防风、荆芥穗、何首乌、黄芪、甘草。功用：养血润燥，祛风止痒。用于各种皮肤血虚致痒者。用法：水煎服。②四物汤（《太平惠民和剂局方》）合六味地黄丸（《小儿药证直诀》）加减。熟地、当归、白芍、川芎。功用：养血补血。用于疮疡血虚之证。用法：水煎服。熟地黄、山茱萸、干山药、泽泻、茯苓、丹皮炼蜜和丸，每丸约重9g，成人每服1丸，日3次，空腹时服，开水送下，或水煎服。

药膳：①葱枣饮（《中华养生药膳大典》）。葱叶、红枣。将葱枣洗净，加水适量，煎煮15分钟即可饮用。每日早晨空腹饮之。此饮润肤美容，用于健美皮肤。②枣萝饮（《中华养生药膳大典》）。猪蹄、大枣、白萝卜。上3味洗净，猪蹄去毛，白萝卜切块。共入砂锅内，加水适量，置武火上烧沸后改用文火炖煮，至猪蹄煮烂为度。加少许精盐调味食用，常食之。可健脾补虚，润肤，用于脾虚体弱，肌瘦肤燥。

2. 燥热内扰

治则：疏风清热，养阴润燥。

药物：羌活白芷散（《疬疡机要》）。羌活、白芷、柴胡、荆芥、蔓荆子、防风、甘草、黄芩、黄连（酒炒）、猪牙皂角。上药水煎服，每日2次。可祛风清热润燥。

药膳：①猕猴桃酱（《果品营养与食疗》）。猕猴桃果实、食糖。选充分成熟没有发霉变质的果实，用清水冲洗干净，去皮，挖出果肉。将果肉倒入锅中，加水煮沸，加入糖水，再煮30分钟出锅，装罐，密封，装好后再蒸煮25～30分钟，取出冷却即可。每日三餐后服用，适量。具有甘寒滋阴，润燥护肤的功效。②猪皮炒青椒（《中华养生药膳大典》）。先将猪肉皮煮至七成熟，捞出晾干，切成长条，再放入热油锅中炸黄，然后与青椒和其他原料同炒至熟，装盘即可。每日1次，佐餐食用，连用15～20天。可润泽皮肤，增强弹性。

3. 瘀血阻滞

治则：行气活血，养血润燥。

药物：逍遥散加减。柴胡、当归、白芍、白术、茯苓、炙甘草。功用：疏肝解郁，调和气血。用于肝郁不舒所致乳癖、失荣、瘰疬等证。用法：水煎服。或丸剂每次6g，每日2次，温开水送下。

药膳：梅玫花粥（经验方）。梅花、玫瑰花、粳米、白糖。粳米加水如常法煮粥，煮至米开汤未稠时，加入2花，改文火稍煮片刻，视米花汤稠即可。每日早晚餐温热服食，3～5天为1个疗程。

二、外治

1. 如玉丹（《援生四书》） 杏仁、花粉、枣肉、猪胰。上药共捣如泥，以好酒4盏，浸于瓷器中。每日涂手，可滋润皮肤，悦白防裂。

2. 太平手膏方（《太平圣惠方》） 瓜蒌仁、杏仁、蜂蜜、杏仁汤浸去皮，与瓜蒌仁同研如膏，以蜜调令稀稠适度。每夜睡前涂手。可嫩手悦白，防皲。

3. 淖手药（《御药院方》） 瓜蒌、土瓜、杏仁。研细末，用布包，于盒内酒浸。每洗手毕涂手。

4. 澡豆洗手面药豆屑方（《普济方》） 白茯苓、土瓜根、商陆根、玉竹、白术、川芎、白芷、瓜蒌、藁本、桃仁、皂角、豆屑、猪脂、猪蹄、面。猪蹄炖取汁，与上药拌，烘干捣研为散，以作澡豆，洗手面。常洗可令皮肤光滑不皲。

5. 手皴方（《太平圣惠方》） 猪蹄、白粱米、白芷、商陆、白茯苓、玉竹、藁本、桃仁，以水与猪蹄同煮极烂取汁，药用。余药捣筛为散，以前药汁和研匀，滤去滓，盛瓷盒中，再入甘松香、零陵香末各30g，搅令匀。每夜卧时，涂手面极良。可益气养血，润泽肌肤。

三、针灸治疗

1. 毫针 ①脾俞、肾俞、曲池、血海、阴陵泉、三阴交、足三里。每次选2～3穴，用平补平泻法，留针 20～30 分钟，隔日 1 次，10 次为 1 个疗程。用于手掌角化症。②肩髃、曲池、合谷、曲泽、手三里、三阴交、足三里。每次选 2～3 个穴，用平补平泻法，留针 20～30 分钟，隔日 1 次，10 次为 1 个疗程。用于皮肤粗糙不润者，有养血润燥，祛风清热的作用。

2. 梅花针 轻叩手背部及颈部皮肤，由指尖到手腕处叩击，以手背皮肤达到温热即可。每日 1 次。叩完后最好涂搽润手霜。

四、推拿治疗

1. 手臂推拿 先将就医者手及手臂洗净，涂上按摩霜。再按以下顺序操作。

（1）通手六经 从下而上拿手三阳经 3 次，然后用手掌推 18 次。再将食指、中指、无名指分别置于腋下臂之内侧，从上往下顺手三阴经循行方向推向手腕，止于太渊、大陵、神门。反复推擦 18 次。

（2）压放极泉 拇指压极泉 30 秒，然后骤然放松，再双手从上往下扼上肢 3 次。

（3）点按臂穴 用拇指点按曲池，拇、中指相对点按或点揉间使和支沟，内关和外关，太渊和阳溪，大陵和阳池，神门和阳谷。各 9 次。

（4）拨手腕 用食指的骨节拨手腕的上、下部各 9 次。

（5）揉抹掌背 左手托住就医者手掌，用右手拇指点按合谷 9 次，再用大鱼际肌或小鱼际肌揉按其掌背，顺时针方向按揉 54 次。

（6）揉抹掌心 用右手拇指点按劳宫、少府各 9 次，再用大鱼际肌或小鱼际肌抹掌心 54 次。顺时针方向，由小到大划圈。再用拇指、食指、中指、无名指捏拿就医者大、小鱼际各 30 秒。

（7）撸捏五指 用大拇指指腹和食指桡侧面捏住就医者指根，从指根撸向指端，先撸手指上下两面，再撸手指内外两面，各行 5 次。从拇指到小指逐根撸。然后以右手拇指、食指捏住就医者手指端两侧缘，从拇指开始，顺序将五个手指端各捏 9 次。

（8）摇手腕 医者一手托住就医者肘部，一手五指叉住就医者五指，上下左右摇动手腕 9 次。

（9）抖提上臂 医者两手握住就医者的五个指头，拉平手臂，微微抖动，抖后急向上平提，用力不要太大，反复 3 次。

（10）搓臂 医者两手相对，由就医者臂部三角肌开始，从上往下搓，反复 3 次。

2. 润手嫩肤按摩法

（1）手指按摩 拇指在上，食指在下，以螺旋方式在手指背上滑动按摩；然后以拇指和食指在手指两侧加压的方式，由指根向指尖捏压；最后拇指在上，食指在下，在手指上下加压按摩，由指尖向指根移动。

（2）手背按摩 一手握住另一手背的指根处，拇指指腹按于手背上，以顺时针方向，呈半圆滑动按摩。

（3）手掌按摩 用拇指指腹从另一手掌心的拇指根部开始，向下呈半圆状，用力滑动。每日按摩 2～3 次，每次按摩 10～15 分钟，可令手部皮肤光滑、细腻、富有弹性。

3. 颈部按摩法 先用按摩乳涂颈部，在按摩颈部时，头尽量向后仰，使脖子前面的皮肤绷紧，用食中环指指腹进行横向交互按摩，动作轻柔缓和，当按摩颈后部时，头稍向前俯，拇指指尖向下方，指腹可着力点按与上下直线往返的抹动相交替进行。用力重而不滞，轻而不浮。一般按摩 5～10 分钟后，放松片刻，然后涂上一层营养霜。

4. 颈部健美法

（1）转颈法 以颈为轴，头从左向右转，转至极限，以下颌近肩，然后再从右向左转，动作轻柔缓慢，左右各 10 次。

（2）屈伸法 以颈为轴，颈部尽量前屈下颌接近胸骨柄上缘，然后再将头渐渐抬起后伸至最大限度，动作宜缓慢，练习 10 次。

（3）侧屈法 头向左偏屈，然后还原，再向右偏屈，以耳触肩，侧屈时动作应缓慢，左右各行 10 次。

（4）伸展法 头颈部先向左前方稍旋伸展，然后还原，再向右侧稍旋伸展，动作宜徐缓，左右各 10 次。

（5）旋转法 头颈部由左前向左后、后、右后、右前大幅度的旋转，然后再由右前，朝右后，后面到左后、左前还原，动作宜缓慢，各行 10 次。

五、压布美容法

将带毛边的压布浸在 50℃～60℃ 的水中，拧干后绕在颈部敷 2 分钟，再用冷毛巾绕颈部 2 分钟，可使颈部皮肤柔软健康。另外，油压布对颈部美容也有良好的效果，先将植物油加热到 40℃～50℃，然后用纱布叠几层，置入油中浸透，取出放置下巴至锁骨之间 20 分钟，再用绷带或三角头巾固定，接着轻轻拍打下巴和脖子。最后，两手用力将颈部皮肤拉向两边。重复做 3～5 分钟，可使颈部皮肤更富有弹性。

六、美容科护理常规

（一）手部一般护理

1. 用去死皮膏或磨砂膏深层清洁手部，特别是在角化的部位，反复清洁几次。

2. 用有保湿舒缓作用的手部修护乳涂抹于手部，最好选择含有维生素及蛋白质的产品，能帮助促进细胞新陈代谢及迅速改善皮肤弹性，使手部皮肤回复柔软润泽。

3. 用含有蛋白质和大量油分的按摩膏按摩手背和掌部，同时有奥桑蒸气配合最好，以便促进细胞新陈代谢，可软化粗糙皮肤及关节位。

4. 涂上手膜后，用保鲜纸、热毛巾或棉手套包裹约 10 分钟，有助巩固皮下组织及深层滋润肌肤。

最后涂搽防皱润肤霜，加强润泽肌肤及锁紧已经吸收的养分，让双手皮肤迅速回复娇嫩柔滑。必要时还可以让患者夜间在特别角化的部位用保鲜膜裹住营养保湿局部。

（二）手部特殊护理

1. 巴拿芬手部修护美疗 适合于手部皮肤粗糙无光泽、干燥脱屑的人。其巴拿芬热蜡可保持双手的温度，加速血液循环，使营养充分渗透，容易吸收，使手部光滑细嫩，对皮肤脱屑及干裂有很好的预防和治疗作用。主要步骤为：深度清洁去角质；手部按摩；上巴拿芬热蜡；手部完美修护。

2. 光子手部护理　适合手部肤色黑黄，色素沉着有斑点的人。其护理步骤为：深度清洁；去角质；用光子嫩肤机治疗；敷防敏感保湿手膜；洗净双手，涂上护手霜。可以去除色素，使手部皮肤颜色均匀，滑爽嫩白，并能增加皮肤的弹性。

3. 颈部护理程序与手部护理相同，注意在给颈部涂保湿乳液时，应由下至上按摩 20～30 下，直至乳液完全被吸收。另外，给颈部打圈时，由于颈部的皮肤是横向的，按摩时要用向上打圈的方法。另外，还有超声波导入、神灯、多功能美容仪等。

【注意事项】

1. 平时注意手颈部护理，洗手宜用温水，洗后马上用软毛巾拭干，不要晾干，之后涂抹润肤霜。

2. 不要人为刮削指甲，避免锐器伤害指甲，预防化妆品导致的指甲病。

3. 从事体力劳动或接触脏物、碱、酸性物时，要戴上手套；用浸过清洁剂的抹布做完家务后，需用柠檬水或食醋水把手洗净，以去除残留在肌肤表面的清洁剂里的碱性物质，然后抹上润手霜。

4. 夏天出门前，要涂防晒霜、戴手套防紫外线；天气寒冷时，为防止颈部皮肤受损，除系好围巾外，最好在脖子上薄施护肤霜。冻疮者受冻后，不宜用热水温暖或用火烘烤，否则冻处会溃烂。受冻后皮肤瘙痒，不能用手抓搔，以免表皮破烂感染。

5. 清洗颈部时由下向上，洗净擦干后涂上颈霜或油膏，并养成每周为颈部敷面膜的习惯（选择补水性面膜，在面部使用后敷在颈部即可）。

6. 闲暇时，做一些简单的手指操和美颈操。

7. 选择高度适宜的枕头，以减少睡觉时对颈部的压力。

第三节　轻身增重

轻身是指通过降低人体的脂肪以减轻体重，使人体态轻盈，保持苗条的体型和矫健的身姿；增重是指增加消瘦者的体重，使之恢复人体的丰姿和美丽。

关于形体美，从古至今，人们的审美观存在着很大的差异，一直未有统一的标准，对女性肥瘦的理解更是如此：原始社会崇尚巨腹豪乳，先秦后期欣赏纤细清瘦，盛唐时期推崇丰腴肥胖，近年来流行骨感之美。随着社会的进步、科技的发展、生活水平的提高，人们对自身形体美的鉴赏品味和追求越来越高，普遍认识到"环肥燕瘦"各有其美，但总以胖、瘦适宜，身体曲线优美为度。中医美容对形体的保健美容，总以保持人体不胖不瘦，曲线优美，肌肤细腻柔软而富有弹性为目的。

轻 身

肥胖是指因机体内热量的摄入大于消耗，过剩的能量以脂肪的形式储存体内，脂肪积聚过多使体重过度增加的营养失衡性疾病。肥胖不仅影响形体美，更会给人体健康带来极大的危害，所以，中医美容的轻身，目的更着眼于后者。由于肥胖是指体内脂肪组织过多，故减肥是减脂肪而不是减肌肉。轻身除减脂肪之外，还有保持肌力，使行动轻捷矫健之意。

【肥胖病因病机】

1. 饮食不节　多因恣食肥甘厚味辛辣炙煿，损伤脾胃之运化功能，湿邪为生，湿聚为痰，流于肌肤孔窍，使人臃肿肥胖。《素问·奇病论篇》曰："数食甘美而多肥也。"《杂病源流犀烛》曰："谷气胜元气，其人肥而不瘦"，古人多称之为"膏人"、"肥人"、"脂人"。

2. 肝失疏泄　每因忧思郁怒，肝气郁滞，横犯脾胃，脾失运化、转输，聚湿生痰，流于肌肤，而成肥胖；另一方面影响胆汁的分泌与排泄，不能净浊化脂，膏脂内聚而成肥胖。多见于更年期肥胖或高血压病人。日久气滞可引起血瘀，致胸闷、胸痛，可见于肥胖合并冠心病患者。

3. 久坐少动　中医认为"久坐伤气"，气虚或气滞导致脾胃运行不畅，水谷精微失于输布，化为痰湿，留滞于肌肤、脏腑、经络而致肥胖。

4. 脾胃实热　脾胃实热，消谷善饥，则多饮多食，致气血有余，化为膏脂内蓄，发为肥胖。《脾胃论》曰："脾胃俱旺，则能食而肥。"

5. 脾肾不足　"脾为生痰之源"，若脾气不足，不能正常化生精血、输布精微充养周身，而变生膏脂痰湿，蓄于肌肤，加之禀赋不足，年老或早衰，肾气亏虚，不能正常地化气行水，湿浊内停，溢于肌肤，发为肥胖。

6. 禀赋体丰　早在《黄帝内经》中就有谈到先天禀赋和体质的相关；现代医学也证明肥胖与遗传有关。特别是随着生活水平的不断提高，先天之精与后天之精的充盛与濡养过度，此类肥胖越来越多。

西医认为，肥胖分为单纯性肥胖与继发性肥胖。单纯性肥胖是指无明确内分泌、遗传原因，但可伴有代谢调节过程障碍，是因热量摄入超过消耗而引起脂肪组织过多。继发性肥胖又称神经–内分泌或代谢失常性肥胖，主要原因是中枢神经系统–内分泌系统病变且常伴有植物神经–内分泌功能失调现象。这里主要针对前者而言。肥胖的发生主要与膳食中脂肪的摄入水平、体力活动消耗能量的多少、个体易感性、过量饮酒、药物、疾病、社会变化等因素有关，基本可概括为：摄入多，消耗少。

【保养方法】

一、内治

1. 脾虚痰浊
治则：健脾利湿，祛痰化浊。

药物：①平胃散合二陈汤加减（均自《太平惠民和剂局方》）。苍术、厚朴、陈皮、半夏、茯苓、甘草。功用：燥湿化痰。用于疮疡痰浊凝结之证。用法：水煎服。②轻身散（《圣济总录》）。黄芪、茯苓、甘草、人参、山茱萸、云母粉、生姜。先将黄芪、生姜煮汁30沸，焙干为散。再将茯苓等余5味捣筛为散，拌匀备用。每服1g，入盐少许，开水冲服，不拘时服。③减肥轻身方（《太平圣惠方》）。黑牵牛子、白牵牛子、草决明、泽泻、白术、山楂、制首乌。上药浸于水中，水超过药面约2分许（1分=0.333cm），1小时后火煎至沸，约20分钟，倒出药汁，加开水1小杯，煎沸15分钟，再倒出药汁，将两次药汁混合，贮瓶备用。每剂分2次空腹服。连服数十剂。可泻下导滞，消积化痰，减肥康体。

药膳：①三色糯米饭（《中华临床药膳食疗学》）。红小豆、薏苡仁、糯米、冬瓜子、黄瓜。将红小豆及薏苡仁用水淘洗干净放入锅内先蒸20分钟，然后放入洗净糯米及冬瓜子加水蒸熟，起锅后撒上黄瓜丁即可食用。②鸡丝冬瓜汤（经验方）。鸡脯肉100g（切丝），冬瓜片200g，党参3g，同放砂锅内，加水500g，以小火炖8成熟，余入冬瓜片，调加盐、黄酒、味精适量，冬瓜熟透即可。

2. 脾胃实热

治则：清胃通腑，凉血润肠。

药物：清通饮（中国中医研究院西苑医院方）。胡黄连10g，番泻叶10g，生大黄10g，生地15g，夏枯草12g，草决明12g。

药膳：健美茶Ⅳ号方（《中华临床药膳食疗学》）。

3. 肝郁气滞

治则：疏肝理气，清热降火。

药物：柴胡疏肝散（《医学统旨》）合调味承气汤（《伤寒论》）加减。柴胡、陈皮、川芎、香附、枳壳、白芍、炙甘草、大黄、甘草、芒硝。功用：疏肝理气。用于肝气郁结之证。用法：水煎服。

药膳：①健美茶Ⅱ号方（《中华临床药膳食疗学》）。②山楂银菊茶：山楂、金银花、菊花，煎水代茶饮。

4. 脾肾阳虚

治则：补脾固肾，温阳化湿。

药物：济生肾气丸（《济生方》）合理中丸（《伤寒论》）加减。熟地黄、炒山药、山茱萸、泽泻、茯苓、牡丹皮、官桂、炮附子、川牛膝、车前子为细末，炼蜜为丸，如梧桐子大，每服10丸，空心米饮下。人参、干姜、甘草、白术，蜜丸，1日2次，每次9g，开水送下；或按原方比例酌定用量作汤剂，水煎服。

药膳：①麻辣羊肉炒葱头（《中华临床药膳食疗学》）。素油、瘦羊肉丝、姜丝、葱头。素油烧热，加花椒辣椒少许，炸焦后捞出，放入羊肉丝、姜丝和葱头，煸炒。加盐、味精、醋、黄酒适量，熟透收汁，即可出锅。具有温阳化湿，祛痰利水之功，适于脾肾阳虚之肥胖。②附片鲤鱼汤（经验方）。制附片6g，鲤鱼1条（约500g），将鲤鱼膛洗净待用。用清水煎煮制附片1~2小时，去渣取汁，再用药汁煮鲤鱼，待鱼熟时，加入姜末、葱花、盐、味精。

二 、外治

1. 脾虚痰浊 脾俞、中脘、带脉、神阙作穴位敷贴。敷贴药膏组成：茯苓60g，苍术60g，半夏30g，藿香20g，苦参20g。上药共研细末，麻油调和，敷在穴位上，三天换药，连治10次。如有皮肤过敏即停使用。

2. 脾胃积热 胃俞、神阙、天枢、足三里作穴位敷贴。药膏组成：大黄100g，泽泻100g，丹皮100g，广木香20g，苦参20g。用法同上。

3. 肝郁气滞 大黄60g，丹参60g，益母草60g，广木香30g，丹皮60g，苦参30g。用法如上。

4. 脾肾阳虚 附子15g，小茴香15g，炮姜15g，泽泻15g。上药研细末，加少许盐，用蜂蜜调和，敷于脾俞、肾俞、神阙，3天换药，连治10次。

三、针灸治疗

1. 毫针 脾虚痰浊型取水分、气海、阴陵泉、足临泣、中脘、足三里、太白、脾俞等；脾胃实热型取内庭、上巨虚、天枢、曲池等；肝郁气滞型取肝俞、膈俞、太冲、曲泉等；脾肾阳虚型取肾俞、脾俞、太溪、足三里等。

2. 皮内针 取穴梁丘、公孙。操作：每次选1穴（双侧），交替使用，用重刺激泻法，使患者产生强烈针感后，加用电针，通电20分钟，起针后，在该穴位上用麦粒型皮内针沿皮下刺入1cm左右，针体与经络循行方向呈"十"字交叉，用胶布固定，留针3天。嘱病人每天在饭前饥饿时轻按2～3次，每次1～2分钟。10次1个疗程。两个疗程间隔1周。连续观察3个疗程。

3. 皮肤针 取穴阿是穴（局部肥胖部位）。操作：在皮下脂肪过度积蓄部位用皮肤针叩刺，以轻刺激或中等度刺激为宜，叩刺后可加拔火罐。

4. 埋线疗法 取穴丰隆。操作：常规消毒，局部麻醉，用9号腰穿针作套管，把针芯尖磨平，将0号羊肠线剪成1.5～2cm长短，先向外拔出针芯约2cm，把羊肠线从针管口置入，在穴位处垂直刺入皮肤，得气后，将针芯向内按，针管向外提，将羊肠线置于皮下，拔出针管，针孔用无菌纱布按压，检查羊肠线断端无外露，无出血，再用纱布和胶布固定，5天内不要着水。每周1次，3次为1疗程，疗程间休息两周。第二次埋线要避开第一次埋线部位，一般两周后即可在原部位继续埋线。

5. 灸法

（1）隔姜灸 取穴阳池、三焦俞，可配合地机、命门、三阴交、大椎等。操作：每次选主穴、配穴各1个，取厚2mm、直径1cm的鲜姜片至于穴位上，上放高2cm、炷底直径0.8cm的艾炷。每次灸5～6壮，每日1次，30次为1疗程。

（2）雀啄灸 取穴足三里、关元、丰隆、天枢。操作：用艾条在穴位上施行雀啄灸，每穴灸5～10分钟，以灸点皮肤红晕为度，每日1次，10次为1疗程。

6. 耳针 取穴脾虚痰浊证取肾、膀胱、三焦、脾、肺、内分泌、皮质下；脾胃实热证取外鼻、胃、大肠、三焦、口、食道、内分泌；肝郁气滞证取肝、脾、胰、胆、交感、内生殖、外鼻、皮质下；脾肾阳虚证取脾、肾、三焦、肾上腺、皮质下、内分泌。

操作：毫针刺，中等刺激，不留针，每次选 1 侧，隔日 1 次，10 次为 1 疗程。或用揿针埋针，也可压贴王不留行，嘱患者每日按压 1~2 次，每次 5 分钟，两耳交替。每次选 3~5 个穴位。

四、推拿治疗

1. 推拿按摩法　主要对腹部、腰背部臀部脂肪堆积较多的部位进行推拿。

（1）仰卧位，摩全腹。以中脘、神阙、关元为核心，先上腹再脐周，后小腹，顺时针方向急速不停摩动 6 分钟，直至发热为度。

（2）点按中脘、神阙、天枢、关元各 1 分钟。

（3）提拿腹部脂肪隆起处，提拿起后停留片刻，初次手法时稍有疼痛，以能耐受为度，操作 8 分钟。

（4）急速顺时针方向摩腹 5 分钟至腹部热透为度。

（5）俯卧位，先施擦法与背部足太阳膀胱经，使背部皮肤微红，约 5~6 遍。

（6）按压脾俞胃俞肾俞大肠俞各 1 分钟，继而沿背部足太阳膀胱经自下而下捏脊 5 遍。

（7）横擦背部两侧肩胛骨之间及腰骶部至发热。

（8）施擦法于臀部和下肢，往返 5~6 遍。

（9）按压环跳、秩边、殷门、承山各 1 分钟。

（10）拿提臀部及下肢肌肉 7 分钟。每日 1 次，3 个月为 1 个疗程，1 个月间休息 3 天。可配合减肥按摩膏。

2. 足掌按摩减肥法（《美颜与减肥自然疗法》）　取穴双足肝、脾、胃、小肠、脑反射部位。操作：用指掐、压、按、揉均可，也可以用小圆木棒顶局部进行治疗，以局部有酸胀感或痛反应为原则。一般每个部位必须按摩 5~10 分钟，每天 1~2 次。可健脾通腑，减肥降压。

3. 捏脊减肥法（《美颜与减肥自然疗法》）　患者俯卧，脊背伸平，腰背肌肉放松。捏脊时，术者双手的中指、无名指、小指成半握拳状，食指半屈，拇指伸直，拇指螺纹面对准食指的第二指关节的桡侧，两者保持一定的间距，虎口向前，从尾骶部长强穴开始，把皮肤捏起，两手食指指甲紧靠，沿脊柱向上推捏，至大椎穴处为 1 遍，捏 3~5 遍为 1 次。1 次捏完后双手拇指在肾俞穴上按揉 30 次，可调理阴阳，调和气血，疏通经络，用于治疗成人和小儿的肥胖症。

五、刮痧治疗

1. 脾虚痰浊　取穴：分三组。第一组为肺俞、脾俞、肾俞；第二组为中脘、关元、腹结；第三组为足三里、三阴交、丰隆。操作：先刮一组，再刮三组，均刮至出现痧痕。然后点按二组，每穴 3~5 分钟，以酸重胀得气为度。

2. 脾胃实热　取穴：中脘至中极，双侧天枢至水道。操作：用刮痧加拔罐法。先刮中线，再刮侧线，均刮至出现痧痕为止。刮后在中脘、中极、天枢、水道、腹结拔罐 10~15

分钟，3～5日1次，10次为1个疗程。一般宜连续治疗3个疗程。

3. 肝郁气滞 取穴：第一组：期门、京门、章门、带脉；第二组：肝俞、胆俞、膈俞；第三组：血海、三阴交、太冲。操作：隔天取一组穴位，刮至出现痧痕。15天为1个疗程。

4. 脾肾阳虚 取穴：第一组：脾俞、肾俞、气海俞、关元俞；第二组：气海、关元、足三里。操作：隔天取一组穴位，刮至出现痧痕。15天为1个疗程。

六、美容科常规护理

可利用各种电子减肥仪配合中医减肥治疗，常用的有交流电收缩肌肉及溶解脂肪治疗仪、电离子分离渗透治疗仪、电子肌肉收缩治疗仪和各种抽脂治疗仪等，可配合中药减肥大黄霜使用。

【注意事项】

1. 注意饮食配合。饮食尽量吃低脂、高复杂碳水化合物、含大量鲜果蔬菜的膳食。养成良好的饮食习惯，定时定量，少量多餐，细嚼慢咽。少时多餐，细嚼慢咽，不吃零食，晚餐提早。

2. 当运动。选择运动强度中等、运动时间长的有氧氧化运动。可首选散步，每日活动1小时，步行3000～5000m，可一次或分次完成，但每次不应短于15分钟，活动时脉搏达到120～130次/分钟，每周锻炼天数不应少于6天。也可以爬楼梯，1天爬30层。其他适合的运动项目还有游泳、慢跑、骑自行车等等。

3. 注意平台期的坚持治疗。

增　重

消瘦指肌肉瘦削，体重过轻，形体单薄，肌肤粗糙而缺乏弹性，骨骼显露，弱不禁风，失于健美的感观，且兼见一系列虚弱症状者，称为消瘦。

消瘦者的体重一般低于正常人标准的20%以上，皮下脂肪过少（男性脂肪少于体重的5%，女性少于8%），消瘦可发生于任何年龄，多与遗传因素、精神因素、自身消化吸收功能、饮食习惯、内分泌疾病以及慢性消耗性疾病有关，多见于慢性消耗性疾病患者及营养不良的老人和小孩。

增重是针对消瘦者体重较低而采取的一系列保健治疗措施，同时亦可改善虚弱症状。

【消瘦病因病机】

1. 脾胃虚弱 多因饮食不节、忧思伤脾或久病大病导致脾胃受伤。"脾为仓廪之官"，主运化，主四肢肌肉，"胃为水谷之海"，主受纳，腐熟水谷，若脾胃受损而虚，胃不能受纳、腐熟，脾不能运化水谷精微，而见形体消瘦。

2. 肺肾阴虚 多因素体阴虚，痨虫袭肺，或热邪入里伤肺阴，虚热内生，"上病及中"，影响脾胃功能，故可食少消瘦。"上病过中及下"，酿成肺肾阴虚，阴精亏虚，气随之不足，遂有虚弱消瘦。

3. 脾肾阳虚　素体阳气不足，或后天摄生不慎，命门火衰，阳虚不能温化，导致形体消瘦。

4. 胃热炽盛　多因肝郁化火横逆犯胃，或因五味偏嗜等原因致胃热偏盛，消谷善饥。为胃热炽盛，耗伤气阴而致。

5. 虫积腹痛　多因饮食不洁、正气不足而致虫积于内，影响脾胃功能，升降失常，脾失健运，胃失受纳、腐熟，而致面色萎黄，形体消瘦，食欲不振。成人、青少年均可见到。

西医认为造成消瘦原因很多，如饮食习惯不良，长期操劳，营养不足，遗传因素，以及一些消化系统疾病、寄生虫病、神经性厌食、结核、甲状腺功能亢进、肿瘤等。

【保养方法】

一、内治

1. 脾胃虚弱

治则：健运脾胃，进食长肌。

药物：大枣丸。大枣去皮、核研膏、熟艾叶、杏仁、半夏、人参、艾叶，浓煮粳米粥，拌匀，焙干取研末，和药末丸如梧桐子大，每次服 20 丸，空腹，温酒或米汤下。每日 1～2 次。

药膳：①参芪粥（经验方）。人参、黄芪、大米、白糖。将人参（或党参）、黄芪水煎取汁，加白糖煮粥服食。或将参、芪研粉，每取 3～5g，调入稀粥中服食。②山药粥（经验方）。山药、乳酪、白糖。其制法可分为两种。一种是将鲜山药洗净，捣泥，待大米粥熟时加入拌匀，而后调入乳酪、白糖食用；另一方法是，将山药晒干研粉，每次取 30g，加冷水调匀，置炉上，文火煮熟，不断搅拌，两三沸后取下，调入乳酪、白糖即可食用。可健运脾胃，资助化源，宜虚瘦病人。

2. 肺肾阴虚

治则：补益肺肾，益阴肥健。

药物：瘦治方（《石室秘录》）。熟地、丹参、沙参、元参、生地、麦冬、白芍、地骨皮、陈皮、桑叶。为末，调蜜为丸。每服 15g，白开水送服。可滋阴降火，养血增肥。主治阴虚火旺，身体消瘦者。

药膳：①肥白方（经验方）。大豆黄卷，猪脂。制法：黑大豆洗净，水浸泡，待外皮微皱时捞出，放入竹筐内，上盖湿布，每日淋水一两次，保持一定湿度，使其发芽。待芽长 1cm 左右取出晒干，炒熟磨粉，加入猪油适量，拌匀，制成重约 10g 左右的丸，每次 2 丸，每日 2 次，可渐增至每次 3～4 丸。若服药期间大便溏烂，则不再加量。温酒送下，疗效更佳。②治瘦方（经验方）。黑牛髓、地黄叶、白蜜。将三者混匀，置入瓷器内，放于锅中，文火煮熟，空腹时舀 1 匙，每日随意服用。

3. 脾肾阳虚

治则：温补肾阳，运脾增肥。

药物：太一金巢丸。

药膳：人参煮羊肉。

二、针灸治疗

1. 毫针 取穴脾俞、胃俞、肝俞、足三里、中脘、关元。脾胃虚弱加公孙、气海，肝肾阴虚加太溪、太冲、中封；情志不舒加太冲、支沟；血虚加膈俞、血海。操作：除太冲、支沟用平补平泻法外，余用补法，留针30～60分钟。每日1次，20次为1个疗程。

2. 皮肤针 取穴胸椎5～12两侧夹脊、内关、脾俞、胃俞、天枢、中脘、足三里。操作：叩刺采用轻刺激手法，叩至皮肤潮红，每次20分钟，隔日1次，10次为1疗程。

3. 温针灸 取穴足三里、中脘、脾俞、天枢。肾虚加肾俞、关元、照海；肝郁加肝俞、期门、章门。操作：除期门、章门平补平泻法外，余均用补法，留针20～30分钟，留针中用艾条悬灸，每穴10分钟，以局部红晕为度，隔日1次，20次为1个疗程。

4. 艾条灸 取穴百会、中脘、关元、气海、肾俞、脾俞、胃俞、命门、足三里、陶道、身柱、灵台、至阳。操作：每次酌选5～6穴，用艾条悬灸，每穴10分钟，以局部红晕为度，或用大艾炷无瘢痕灸，每穴5～7壮，持续2～3个月。

5. 耳针 取穴胃、肝、脾、肾、大肠、内分泌、肾上腺、皮质下。操作：毫针刺，中等刺激，不留针，每次选1侧，隔日1次，10次为1疗程。或用揿针埋针，也可压贴王不留行，嘱患者每日按压1～2次，每次5分钟，两耳交替。每次选3～5个穴位。

6. 穴位埋线 取穴：主穴为中脘、足三里、脾俞；配穴为关元、三阴交、肾俞、天枢。操作：采用一次性专利埋线针，每次选5～6穴，埋入4号药物羊肠线。疗程：15天埋线1次，3次为1个疗程。

三、推拿治疗

1. 在足阳明胃经足部，由上而下按揉数十次，并按揉足三里30秒。在足太阳膀胱经的脾俞、胃俞、肝俞、肾俞穴上作中等度的按揉，每穴按揉时间为30秒。

2. 以中脘、关元二穴为中心，分别以顺时针方向缓慢摩动，每次15～20分钟，每日1次。

3. 捏脊。自长强穴至大椎穴，循经上行5～7遍，在脾俞、胃俞、肝俞、肾俞，命门处分别用力按摩30次，每日1～2次。

4. 经穴推拿疗法：取穴足三里、脾俞、胃俞、肝俞、肾俞、中脘。医者用拇指指腹按揉患者以上诸穴，每穴按揉的时间为半分钟，采用中度刺激，每日1次，10次为1疗程。

5. 摩腹法：以中脘、关元二穴为中心分别以顺时针方向缓慢摩动，每次15～20分钟，每日1次。

四、刮痧治疗

取穴：第一组为膈俞、胆俞、脾俞、肾俞；第二组为气海、关元；第三组为足三里、三阴交。

操作：三组交替，隔天取一组穴位，均刮至出现痧痕，轻刺激。平时可点按其他组穴位，每穴 3 ~ 5 分钟，以酸重胀得气为度。

五、运动疗法

身体瘦弱者参加适度的运动，令身体丰满而富有韵味，常选用游泳、韵律操、俯卧撑、单杠、双杠等运动项目进行全身肌肉力量的训练。在家还可以采取美体运动：健胸和健胃运动。具体方法如下：

（1）早上醒来，仰卧，两腿伸直，然后深深吸一口气，将两膝屈起，使大腿紧贴腹部，可用双手抱大腿使它更紧贴腹部，呼吸数秒后，慢慢将两腿放松，呼气，恢复起始动作。

（2）俯卧，双手向后握住同侧脚腕，头部和腿部尽最大可能向上方抬起，腹侧以最小面积着地如"燕飞"状，1 分钟为限，重复做 3 次。

（3）倒立动作　仰卧床上，两脚一起往上举，两手扶住腰部，以取得身体平衡，做倒立动作。

（4）两腿盘坐　双手握拳自然放在胸前肚脐高度，深深呼吸，使胃部提高，再呼气，回复原状。

（5）抬头挺胸站立，将两个哑铃或两个装满水的矿泉水瓶分别握于左右手中，平臂伸直平举于胸前，与肩水平，然后双臂向左右两侧水平移动拉开，再返回原来的姿势，反复做 5 次。

健美馆"增重者"的运动，以"重量训练"为主要方式，它借助哑铃、杠铃与训练器材的使用，配合大肌肉群的完全收缩与放松，可以达到增加肌肉的比例。

【注意事项】

1. 首先排除各种疾病。

2. 注意饮食的科学性。膳食丰富多彩，不挑食，不偏食。在保证蛋白足够摄入的情况下，多进食含脂肪、碳水化合物丰富的食物。饮食要均衡、渐进式增加。适时改变进餐程序：先吃浓度高，营养密度高的食物，再吃其他食物；可增添葱、蒜、芥菜、胡椒等开胃之品以刺激食欲；饭后可增加糕点等甜食品；可增加餐次，早、午餐之间增加一杯牛奶、50g糕点，晚上入睡前 1 小时加鸡蛋、油茶面等。

3. 建立良好的生活方式。起居有常，劳逸适当，勿熬夜，避免慢性疲劳，力戒烟酒等不良嗜好。

4. 适当运动。

5. 注意精神调养。

第四节　润肤香体

润肤香体是指通过对全身皮肤的保养，使其柔嫩细腻，光洁润泽并散发香气。皮肤的润泽是健美的需要。而香体可给自己及周围的人身心爽快之感，使人心情愉悦增加个人魅力。

"世界上没有一件衣裳能比健康的皮肤、发达的肌肉更美丽。"光洁、润泽、细腻、柔嫩而丰满并富有弹性的肌肤是人们所共同追求的。中国人通常认为女性以粉红色或白色略带黄色、白里透红为佳，这样的肤色往往较薄而细嫩、透明感强、血管充盈度好、表皮层含黑色素较少，且分布均匀；而男性则以微红且略带黝黑，显得健壮，朝气蓬勃。皮肤与遗传密切相关，也受年龄、外界环境等后天因素影响，因此应注意锻炼和正确的养护。中医美容通过内外调理相结合，使全身皮肤得到濡养，使之润泽并散发芳香的气息，是美容保健中的一个重要内容。

【肌肤异常病因病机】

躯体皮肤干燥、粗糙、甚至皲裂、气味异常的病因病机如下：

1. 脾胃虚弱 脾胃为后天之本，气血生化之源，若脾胃虚弱，则气血化生不足，营血亏虚，内不能滋润濡养五脏六腑，外不能营养温煦肌肤，则躯体皮肤萎黄、干燥无华、弹性减低。

2. 肺气不足 肺主皮毛，肺的宣发作用把水谷精微输布到皮毛，以滋养全身皮肤、肌肉，发挥"温分肉，充肌肤"的作用。肺气虚，则皮肤干枯无泽。

3. 肾精虚损 肾藏精，精气是维持人体生命活动的重要物质基础，先天禀赋不足、后天失养、年老肾衰、房事不节，以及某些疾病，均可导致人的肾精不足，皮肤松弛、色暗无光。

4. 个人卫生 不经常洗澡和更换衣服，不注意个人卫生，则使污秽物积于躯体皮肤表面，全身散发出臭秽之气。

5. 气血不和，复感外邪 因气血违和，复感湿热之毒郁于腠理，出现身体臭秽。

此外，长时间从事接触腥臭秽浊之物工作的人，身体有时散发臭秽之气。

【保养方法】

一、内治

1. 药物

（1）香身方（《千金翼方》）。白瓜子、川芎、藁本、当归、杜蘅、细辛、防风。共捣筛为散，食后，温水送服1g，每日3次。

（2）体臭令香方（《备急千金要方》）。白芷、桂心、细辛、当归、藁本、冬瓜仁、柑子皮。上药共为末，每次酒服3g，每日3次。能祛除皮肤腠理之秽气，服之，令口香，并令身体散发芳香之气。

（3）五香丸（《备急千金要方》）。豆蔻、丁香、藿香、零陵香、青木香、白芷、桂心、香附、甘松香、当归、槟榔。上11味共为细末，蜜和丸，如大豆。含咽，日三夜一；亦可常含咽汁。香口辟秽。主治口臭、身臭等。

2. 药膳

（1）香身散（《备急千金翼方》）。冬瓜子、松根白皮、大枣。上药为散，每次用酒送服1g左右，每日2次。可香身辟秽，适用于无病有病之人，平时服用以香身、辟臭气。

（2）香身丸（《食疗本草》）。大枣肉（大枣去核）、肉桂、冬瓜仁、松树皮、白蜂蜜。先将枣肉研成枣泥；将肉桂、冬瓜仁、松树皮（两层白皮，不用外层粗皮）研极细末，与枣泥拌和，加蜂蜜作成蜜丸，如龙眼大。每日早晚各服 2～4 丸。久服方能收效。可香身，美容，白嫩肌肤，适于长期服食，使身体自然发出香气，并使皮肤洁白，容颜红润光泽。

（3）润肤方（《果菜疗法大全》）。芝麻（焙黄）、茶叶。将芝麻、茶叶放入罐中煮开，然后饮水，并将茶叶、芝麻一起嚼食。每日 1 剂，25 日为 1 疗程。此方清热除臭，润泽肌肤。

（4）荷香飘春彩（《养颜与减肥自然疗法》）。水鸭、猪骨、荷叶、生熟薏苡仁、生地、粳米、淮山药、生姜。先将中药用 1200～1800ml 清水煮 1 小时，滤汤去渣，再把水鸭、猪骨、生姜放入煮 40 分钟，加盐调味。服法：食肉喝汤。可滋阴补虚，洁肤美颜，光滑润泽皮肤。

二、外治

1. 香药澡豆方（《太平圣惠方》）　大豆、赤小豆、苜蓿、零陵香、冬瓜仁、丁香、麝香（细研）、茅香、猪胰（细切）。前 8 味，捣细罗为散，与猪胰相合，捣令匀。用时与少量水相合，洗手部及全身。可香身护肤，润燥腻肤，用于皮肤干燥、缺乏柔软润滑等症。

2. 香粉方（《太平圣惠方》）　白附子（生用）、白茯苓、白术、白芷、白檀香、白蔹、沉香、木香、鸡舌香、零陵香、藿香、麝香（细研）、英粉（研碎以生绢囊盛）。上药捣筛为散，入麝香研匀。将英粉研碎，用生绢袋盛，置于大盒子内，将上药末覆盖于上，密闭 7 日。洗澡后，将粉均匀地扑于身上，极香。可香身爽肤，悦泽美容。

3. 澡洗药（《御药院方》）　干荷叶、威灵仙、藁本、藿香叶、零陵香、茅香、甘松、香白芷。上药为粗末，每用 60g，生绢袋盛，用水约 8000ml，煎开 3 沸，放稍热，用以洗澡。如水少时，更添入熟热水，勿令添冷水。此方可使皮肤光腻，且可治遍身瘙痒。

4. 加味香肥皂方（《慈禧光绪医方选议》）　檀香、木香、丁香、花瓣、排草、广零、皂荚、甘松、白莲蕊、山柰、白僵蚕、麝香、冰片。共研极细末，红糖水调和，每锭重 6g，将香药肥皂涂抹于身上，少顷以水洗之。可洁肤去垢，香身辟秽。

三、针灸治疗

1. 毫针　取穴合谷、内庭、支沟、承山。操作：均用泻法，强刺激，留针 10～15 分钟，每日或隔日 1 次。可清利胃肠，用于胃肠蕴热型；劳宫、大陵，均用泻法，强刺激，留针 10 至 15 分钟，每日或隔日 1 次，可清泻心火，用于心火亢盛型。

2. 耳针　取穴脾、胃、肺、大肠、口、内分泌。操作：每次选 3～4 个穴位，常规消毒，埋针或压丸，每周 2 次，每次选一侧耳，两侧交替。

3. 灸法　取穴劳宫。艾条悬灸 10～20 分钟，以局部红晕为度，或用中等艾炷无瘢痕灸，每次 3 壮，隔日 1 次，7 次为 1 疗程。

四、推拿治疗

取穴：足三里、三阴交、气海、血海、涌泉、肺俞、肾俞。

操作：或按压，或揉摩，或点穴，先轻后重，力量适中。隔日 1 次，10 次为 1 疗程。

五、刮痧治疗

取穴：大椎、合谷；足三里、上巨虚、太冲；胃经局部穴位。

操作：每次刮拭上穴 10 次左右，每周 1~2 次即可。

七、美容院护理常规

1. 泡浴　美容院常把泡浴作为清洁养护肌肤和治疗疾病的捷径。泡浴时，在浴缸中放入一些添加物质，会通过皮肤、毛孔的吸收进入血液循环，从而达到香体润肤、消除疲劳、调节脏腑功能、防治疾病的目的。用药常以檀香、甘松、三奈、灵香草为主。煎药方法同内服中药煎药法，药量适当，滤去药渣，倒入桶内。一般药浴，水温宜高些，时间半小时以上。

此外，酒浴活血通络；盐浴增强皮肤弹性；乳浴使皮肤洁白、柔滑；茶浴使皮肤由干燥变得光滑细嫩；玫瑰油浴既能润滑皮肤，又能收缩毛孔，使皮肤细腻。

2. 蒸汽浴护理　淋浴冲澡；接受蒸汽浴（蒸汽浴柜或箱），时间在 10~25 分钟；温水淋浴；去身体角质；身体按摩。蒸汽浴护理可以软化角质层，使皮肤的坏死细胞更容易脱落，并且可使体温升高，加速流汗，有助于清洁过程。注意：蒸汽浴的护理次数不得超过每周 2 次，一般的温度应在 50℃~55℃。

3. 不同部位的不同护理

（1）颈部　用冷水拍打颈部，给脸部皮肤使用护肤品时也不要遗忘颈部皮肤，且注意由下至上轻轻涂抹。另外，睡觉和工作时的不良姿势，都容易使颈部皮肤产生皱纹，皮肤专家建议睡觉时不要使用过高的枕头、不要长期侧睡，工作时头部和电脑保持平行。

（2）胸部　利用喷射的冷热交替的水流按摩胸部皮肤，或适当用一些有紧致肌肤功效的护肤品。

（3）手部　手部皮肤皮脂腺较少，其分泌的少量保护性油脂又常因暴露在外及接触水等而被消耗，因此容易粗糙、干燥。根据手部的不同情况，采用不同的手部护理疗法。具体可参考有关章节。

（4）膝盖：膝盖是全身利用率最高的大关节，这里的皮肤每时每刻都受到骨头与韧带的牵拉，因此容易产生细纹，再加上经常与衣物摩擦而生成角质，变得粗糙，所以需要每周去角质并涂抹高效保湿护肤霜。另外，也可每天用橙子或柠檬擦拭膝盖皮肤，使皮肤变得细腻白嫩。

（5）腿部　腿部皮肤下有强大的肌肉做支持，比其他部位的皮肤紧绷、致密，但由于缺乏皮脂腺，因此容易干燥并形成皮屑。一般用麻质手套加以按摩，以彻底清洁、去角质，并刺激腿部供血和皮脂腺分泌。按摩时由下至上，朝向心脏方向。洗完澡后给腿部涂抹护肤品，并按照这种方法进行按摩。

【注意事项】

1. 坚持锻炼，增强体质。身体强健是皮肤健美的前提和必要条件。此外应注意对皮肤的锻炼，增强皮肤的活力。方法如冷水浴、日光浴、皮肤按摩等，可促进皮肤的血液循环和新陈代谢，增强皮肤的生理功能，延缓皮肤衰老。

2. 注意心理健康，移情易性。俗话说"笑口常开，青春常在"。精神、情绪、情感均可直接或间接通过各种途径特别是神经内分泌途径影响到皮肤的营养和新陈代谢。

3. 合理饮食，均衡营养。营养诸要素必不可少，可根据自己的年龄、健康状况、工作负荷及环境和季节的变化进行调整。

4. 生活规律，睡眠充足。

5. 注意清洁。洗涤时宜用温度适宜的软水；清洁皮肤的化妆品勿碱性过强，不用粗糙毛巾使劲擦脸；洗澡时间一般不要超过 1 小时；洗澡后应适量拍一些爽肤水；每天洗脸后可进行 5 分钟的穴位按摩，也可用蒸气浴面改善皮肤的环境。

6. 养成良好的生活习惯。内衣裤及被褥以温和柔软、吸湿性强而无刺激性的纯棉或真丝织品为宜，并应定期清洗，经常晒被褥；夜间就寝前彻底清除化妆品残余物。

7. 夏季防晒，出游时要戴上宽边遮阳帽或遮阳伞；冬季御寒，防止寒冷刺激。

第五节　丰　胸

丰胸包括丰乳和隆胸两方面，是指通过内调外治使乳房丰满、匀称、柔润而富有弹性，增加胸部肌肉的健美。丰满的胸部是成熟女子的第二特征，是构成女性曲线美的重要组成部分。一对丰满、坚挺、两侧对称、大小适中、柔润而富有弹性的乳房，是女性形体美特有的魅力之一。乳房健美的内容主要有以下几项：侧观形态、位置、质地色泽、大小、乳头和乳晕的形态颜色。乳房侧观以半球形为最美，理想位置在第 2 至第 6 肋之间，乳头位于第 4 肋骨，且两乳高度一致，质地细腻、丰满、紧张、柔韧而有弹性，无色素、凹陷、皱褶、瘢痕等现象，乳头挺出，乳头间距离大于 20cm，与肩宽比例约为 1∶2。任何原因导致的胸部松弛、萎缩、瘦削不丰，乳房小、缺乏弹性甚至松弛下垂都会严重影响女性的形体美。中医认为，肾为先天之本，胸部的大小及线条很大程度上由先天因素决定；乳头属足厥阴肝经，乳房属足阳明胃经，肝主疏泄，脾胃主运化，乳房的发育、丰满与人的情志、气血运行和营养也密切相关，因此，乳房的中医美容保健重在肝、肾、脾、胃。

【乳房异常病因病机】

1. 肾精不足　"……女子二七而天癸至……七七……天癸绝……形坏而无子"。肾为先天之本，女性乳房的发育与丰满的基础首先取决于肾中精气的盛衰。若先天禀赋充足，则乳房丰盈而有弹性；若素体虚弱，或年势渐高，则乳房萎缩、松弛，缺乏弹性。

2. 脾胃虚弱　脾胃主运化，足阳明胃经循行过乳房，脾胃主要是作为后天之本、气血生化之源而影响乳房的发育的。脾胃健运，气血生化有源，则乳房健美；反之，气血不能正常运行，营养状况较差，则胸部瘦削，乳房不欠丰盈。

西医认为，胸部大小受雌性荷尔蒙的刺激与支持，主要与遗传、哺乳、重病过后、年龄、长期穿不适合的内衣、体重迅速降低等各种先、后天因素有关。

【保养方法】

一、内治

1. 肾精不足

治则：补肾益精，抗衰丰乳。

药物：归肾丸加减（《中医实习医生手册·美容科》）。菟丝子、杜仲、枸杞子、山茱萸、当归、熟地、女贞子、仙灵脾、仙茅、黄精、山药、茯苓。

药膳：①海带炖鲤鱼（《经验方》）。海带、猪蹄、花生、鲤鱼、干豆腐、姜、葱、豆腐切丝。先用油、盐分别爆炒海带、猪蹄、豆腐丝，然后将海带、猪蹄、豆腐丝、花生一起加盐、糖、酒炖 1 小时，最后将姜、葱、煎好的鲤鱼放入炖半小时，经常服食，可助乳房发育。②淫阳虾米汤（《中华养生药膳大典》）。淫羊藿、虾米。将上二味，加水适量，煎汤服食。③枸杞酒（经验方）。枸杞子 1000g，清酒 1000g。枸杞子捣后酒浸 7 日，去渣饮酒。每服 30g，每日 2 次。

2. 脾胃虚弱

治则：补益脾胃，健肌丰乳。

药物：①补中益气汤加减。黄芪、炙甘草、人参、当归身、橘皮、升麻、柴胡、白术。功用：补中益气。治疮疡元气亏损，肢体倦怠，饮食少思，内痔脱垂和脱肛等。用法：水煎服。②人参养荣汤（《和剂局方》）。人参、白术、陈皮、当归、白芍、远志、肉桂、川芎、五味子、甘草、生姜、大枣。上药水煎，饭前服，每日 1~2 次。可益气养血，丰乳悦颜。

药膳：①健乳润肤汤（《中外女性美容健美百科全书》）。猪肚、芡实、黄芪、去心白果、腐皮、葱、盐、花生油。将整个猪肚用粗盐及油擦洗干净。把猪肚、芡实、黄芪、去心白果一同放入砂锅内，加适量清汤共煮半小时，再放入腐皮，熬 1~1.5 小时，直至汤变成奶白色即可。可丰乳健胸，润肤美白。②虾仁归芪粥（《中华养生药膳大典》）。虾仁、当归、黄芪、桔梗、粳米。将归、芪、梗包煎 20 分钟，再入虾仁、粳米，至成粥即可。可调补气血，健美乳房，用于气血虚弱所致之乳房干瘪，无青春活力者。

二、针灸治疗

1. 毫针 取穴：内关，少泽，膻中，乳根，屋翳，足三里，足临泣。备用穴：太冲，三阴交，气海，中脘，库房，肺俞，膏肓，大椎，乳中（艾灸）。加减法：脾胃虚弱者：脾俞，胃俞，血海，公孙，食窦，灵墟；肝肾虚损者：肝俞，肾俞，命门，关元，日月，期门，神封；有妇科症状者：八髎，归来，地机，关元。操作：正面和背部俞穴，分 2 次治疗，每次选 5~7 对穴。胸部及背部穴位用艾条灸，腹部穴位用温针灸，四肢穴位选择性交替加用电针，每次留针 30 分钟。四肢平补平泻，其他穴位用补法，人中只用艾灸，不针刺。隔日 1 次，30 次为 1 个疗程，疗程间隙休息 10~15 天，90 次为 1 个总疗程。可强壮身体，健胸美乳。

2. 耳穴　取穴内分泌，缘中，乳腺，内生殖器，卵巢，肾。备用穴：肝，脾，肺，心，盆腔。操作：压丸，埋针或针刺。每次选 4～5 个穴。3 天 1 次，10 次为 1 个小疗程。30 次为 1 中疗程，90 次为 1 个总疗程。

3. 皮肤针　取穴 $T_{3\sim12}$ 对应的前后任督二脉的经穴。操作：叩刺采用中等刺激手法，穴部可有微微出血。隔日 1 次，每次 20 分钟，10 次为 1 疗程。

4. 灸法　取穴乳四穴、乳根。操作：用艾条点燃灸于穴上，用温和灸或雀啄灸法，每穴灸 15 分钟，局部潮红为度，每日 1 次，10 次为 1 疗程。

三、按摩治疗

1. 经络穴位按摩

（1）肺、心包、心经　由肘部至掌指，循经向下按摩刺激之。

（2）肝、脾、肾经　由足内踝侧至膝部，循经向上按摩刺激之。

（3）大、小肠、三焦经　由手背指至肩部，循经向上按摩刺激之。

（4）膀胱经　由大椎两侧至腰骶部，循经向下按摩刺激之。

2. 乳房健美按摩法（《美容护肤中医八法》）

（1）按揉大椎　坐位，头稍低，一手拇指或食指按揉大椎穴约 1～2 分钟，按揉时有酸胀感。

（2）掌摩乳房　先用右手掌面从左锁骨下向下用柔和而均匀的力量推摩至乳根部，再向上推摩返回至锁骨下，共做 3 个往返；按上法用左手推摩右侧乳房。然后用右手掌面从胸骨处向左推摩左侧乳房直至腋下，再返回至胸骨处，共做 3 个往返；按上法用左手推摩右侧乳房。

（3）托推乳房　取仰卧位，先用右手掌面的内侧部分托住右侧乳房底部，然后用适宜的力量缓缓向上托推乳房，放开后再次托推，共进行 10～12 次，手掌向上推时不能超过乳头水平。再用左手托推左侧乳房 10～20 次。

（4）揪提乳头　用拇食指指腹轻轻捏住对侧乳头，揪提 10～20 次，用力不宜太大。乳头凹陷者可多揪几次，用力可稍大些。

（5）轻抹乳房　双手四指并拢，用指面由乳头向四周呈放射状轻抹乳房 1 分钟。此法可促使乳房充分发育，并能增强乳房弹性，疏通乳络，健美乳房，适用于乳房下垂、扁平、乳头凹陷。

【注意事项】

1. 注意胸肌的锻炼。东方女性乳房偏小，锻炼胸肌使胸肌发达，是增强胸部曲线的好方法。如俯卧撑及单、双杠运动，或每天早晚深呼吸数次。也可游泳，因游泳能通过水的压力对起到胸部按摩的作用，有助于胸肌均匀发达。

2. 适当摄取热量高及对乳房发育有益的食物以增加胸部的脂肪量、提高胸部的丰挺度。

3. 因为女性体内的雌激素在运动和睡眠时分泌增多，故生长发育旺盛的青春期女性应当有充足的睡眠。

4. 佩戴合适的胸罩，以托起乳房。劳动、运动和其他原因引起的乳房剧烈震动时必须佩戴，有乳房下垂者尤应注意。

5. 哺乳期妇女采用正确的哺乳姿势，以避免乳房下垂。

6. 防止身体肥胖引起的乳房肥大。

7. 保持心情舒畅，避免乳房的外力撞击。异常地情绪波动，如烦躁不安、急躁易怒，会加重乳房的负担，导致乳房的异常。

下篇

第十章 | 色素变化性疾病

第一节　雀　斑

雀斑是主要发生在面部的皮肤浅褐色或深褐色点状色素沉着斑，是一种常染色体显性遗传病，因其状如雀卵壳上之斑点而得名。本病始发于学龄前儿童，多从5岁开始。少数自青春期发病。女性多于男性，多伴有家族史。皮肤色素斑点仅限于暴露部位，且其大小、数量和色素沉着的程度随日晒而加重。此病与西医病名相同，其病损特点为：针尖至芝麻大小的褐色斑点，数目不定，互不融合，无自觉症状。

中医古文献对此很早就有记载。晋《肘后备急方》称之为"面皯黯"；隋《诸病源候论》称之为"面皯"；唐《千金要方》、《外台秘要》则称之为"面皯"、"皯面"；到了明《外科正宗》才正式命名为雀斑，沿用至今。

【病因病机】

1. 肾水不足　多因禀赋素弱，肾水不足，难以荣华于上，虚火上蕴，郁于孙络血分而为斑。

2. 火热郁结　素体阳盛，或忧思恼怒，或过食辛辣，加之阳毒侵袭，血热与阳毒相搏，阻于孙络而为斑。

西医对于雀斑的病因尚未完全清楚。一般认为是一种常染色体显性遗传性皮肤病，雀斑发生在皮肤的表皮与真皮交界处，皮损处黑色细胞并不增多，但经日光或其他含紫外线的光线照射后，能迅速产生黑色素，使黑色素颗粒粗大，黑色素堆积，因而紫外线对雀斑的发生起主要作用。雀斑的发生还与神经、内分泌、维生素、电解质等因素相关。

【临床表现】

1. 多在6~7岁开始出现，随年龄增长而逐渐增多，至青春期达到高峰。日晒可加重。
2. 好发于暴露部位，以面部多见，也可见于颈部、手背部。

3. 皮损为针尖至芝麻大小的褐色斑点，数目不定，对称分布，互不融合。

4. 无自觉症状。

【损美评价】

雀斑多与遗传因素有关，虽临床上无自觉症状，但因其面部散在褐色斑点的出现，破坏了皮肤正常的肤色协调美，面部白皙者更为明显。民间俗称"苍蝇屎"、"杂面星"。由于多在幼年时期就开始出现皮损，易遭到尚不懂事的同学、玩伴的嘲笑，容易给患者造成心理创伤和阴影，长大后易形成自卑、内向的性格。这点在女性尤为突出。雀斑的临床治疗以斑点消退、恢复皮肤的本色、使肤色协调一致为目标。

【鉴别诊断】

1. 雀斑样痣 发病较早，往往于 1~2 岁开始发生，分布多不对称，无一定好发部位，与季节无关，颜色较深，日晒后不加剧。组织病理学可见表皮黑色素细胞增多，可见痣细胞。

2. 着色干皮病 有家族史，父母多为近亲结婚，多发于幼儿面部，常伴有毛细血管扩张及皮肤萎缩，预后不良。

【治疗】

一、内治

（一）辨证施治

1. 肾水不足
症状：面色枯暗无华，皮疹淡黑，对称分布于鼻、额部，自幼发病，有家族史，舌淡，苔白，脉数。
治则：滋养肾阴，活血消斑。
方药：六味地黄汤合四物汤加减

2. 火热郁结
症状：皮疹呈黄褐色或淡褐色针尖或粟粒大小斑点，颜面、前臂、手背部位多见，日晒或夏季加重，舌淡，苔薄白，脉滑。
治则：祛风清火，活血凉血。
方药：犀角升麻汤加减。

（二）经验方

1. 六味地黄丸，每次 9g，每日 3 次。
2. 逍遥丸，每次 6g，每日 3 次。

二、外治

1. 用五妙水仙膏点治。
2. 白茯苓适量研细末，白蜜调膏外搽，每日 1 次。
3. 绿豆适量，研末，洗脸，每日 1~2 次。

三、针灸治疗

1. 毫针 取三阴交、曲池、足三里、肝俞、肾俞、血海、命门，用平补平泻法，针刺及加电针刺激，留针 15~20 分钟，每日 1 次，10 次为 1 个疗程。

2. 火针 雀斑局部。先在雀斑处表面麻醉，10 分钟后，按雀斑色素深浅，斑点大小，选用相应的粗、中、细不同型号的平头火针，在酒精灯上烧至针头发红，准确迅速点刺雀斑点，斑点即变白、结痂，2 周左右脱痂斑消，不留瘢痕，1 个月左右复诊，对少量遗漏斑点补刺，可痊愈。操作时注意严格消毒，掌握深度，保护创口，谨防感染。

3. 耳针 取双侧神门、面颊、肾、内分泌，针刺入后，胶布固定，每周 1 次，5 次为 1 个疗程，症状好转后改为隔周 1 次。

四、其他疗法

可考虑激光、光子等物理疗法。

【预防调摄】

1. 防日晒。
2. 多食用富含维生素 C 和维生素 E 的食物，如西红柿、黄瓜、白菜、萝卜、茄子、鸡肝等。
3. 保持心情舒畅及足够的休息和睡眠。
4. 不宜滥用外用药物。

第二节 黧黑斑

黧黑斑是一种发于面部的浅褐色或深褐色的色素沉着性皮肤病。以皮损对称分布、形态大小不定、摸之不碍手、无自觉症状的黄褐色斑片为临床特征。男女皆可发病，多见于青中年女性。类似于西医的黄褐斑。

中医古代文献中早有记载，称本病为"面尘"、"面黚"、"黑黚"等。后世又有"蝴蝶斑"、"妊娠斑"、"肝斑"之称。

【病因病机】

1. 情志不遂 凡情志失调，如肝气郁结、暴怒伤肝、思虑伤脾、惊恐伤肾等，皆可使气机紊乱，颜面气血失和而生斑。

2. 脾虚湿蕴 凡饮食不节，劳倦过度，偏嗜五味，均可使脾失健运，气血不能上荣于面，或土虚不能制水，水气上泛，气血不能濡煦而变生褐斑。

3. 肾精亏损 房劳过度，久伤阴精；或人到中年，肾精亏耗，颜面不得荣润而成斑；或水亏不能制火，虚火上炎，以致火燥结成斑黑，色枯不泽。

4. 冲任失调 妊娠血已养胎，气血不能上荣于面。

西医病因尚未完全明了。一般认为与内分泌失调有关。其发病与妊娠、长期口服避孕药、月经紊乱有关。也可见于女性生殖系统疾患、结核、癌症、慢性酒精中毒、肝病等患者。某些化妆品和日晒与黄褐斑的发生和加剧也有关。

【临床表现】

1. 一般好发于中青年已婚妇女。未婚妇女和男性也可见。
2. 好发于颜面部，尤以颧骨、前额、眼周部最为明显。
3. 皮损为淡褐色、黄褐色或深褐色斑片，常呈对称分布，大小不定，表面光滑，无炎症及鳞屑，可散发，亦可融合成片。
4. 色素斑可随季节、日晒、情绪变化等因素稍有改变，但往往经久不退，部分病人情绪好转及妊娠后可缓慢消退。
5. 无自觉症状。

【损美评价】

健康的皮肤以红润、光泽，富有弹性，颜色均匀一致为美，而黧黑斑却在面部出现色素性斑片，严重影响美貌。同时带来心理上的不安。黧黑斑虽发于体表，但其病本却在体内，故需标本同治，内外兼顾方能收到良好疗效。对于目前社会上流行的各种剥脱术应持慎重态度。因剥脱术虽可较快地达到祛斑增白的效果，但往往是暂时的，治疗失败反而会导致色素沉着更深，或导致表皮变薄，微小血管扩张，皮肤失去弹性甚至留下疤痕等恶果。所以黧黑斑治疗应在内调的同时辅以防晒和适度的脱色等外治方法才有望获得根治，彻底恢复皮肤的色泽美。在外治时要注意防止色素脱失，以免出现白斑等医源性损害。

【鉴别诊断】

1. 雀斑 色素斑点较小，分布散在互不融合，多从幼年发病，青少年多见，有家族史。

2. 瑞尔黑变病 好发于前额、颧部、颈及耳后，也可累及躯干及四肢，呈灰褐、深褐或蓝灰色损害，有时略呈网状，边界不清，色素斑上常有粉尘状细小鳞屑，可伴皮肤轻度发红及瘙痒。

【治疗】

一、内治

1. 肝气郁结

症状：面部黄褐色斑片，多呈地图样，不均匀，伴月经不调，经前斑色加深，乳房胀痛，烦躁易怒，或伴有胸胁闷胀，纳谷不香，舌苔薄白或舌质红，有瘀斑，脉弦滑。

治则：疏肝理气，化瘀消斑。

方药：丹栀逍遥散加减。气滞甚加陈皮、佛手、香橼、香附、郁金。

2. 脾虚湿阻

症状：面部淡褐色斑片，斑色隐隐，边界不清，伴神疲乏力，饮食不佳，脘腹胀闷，或带下清稀，舌淡苔腻，脉弦滑。

治则：健脾益气，清热化湿。

方药：归脾汤加减。脘腹胀闷加苍术、厚朴；月经不调者加益母草；斑色深褐加莪术、凌霄花。

3. 肾阴不足

症状：面部深褐或黑褐，斑片状如蝴蝶，边界尚清，伴腰膝酸软，头晕目眩，失眠多梦，月经紊乱，五心烦热，舌质红，苔少，脉沉细。

治则：滋水养阴，养血润肤。

方药：六味地黄丸加减。虚火旺盛加黄柏；月经不调者加当归、益母草、鸡血藤；失眠多梦者加生牡蛎、合欢皮、柏子仁。

二、外治

1. 玉容散或云苓粉擦面，每日 3 次。

2. 白酒 500g，鸡蛋 7 枚，将鸡蛋放入白酒中，密封 7 日。每日用 1 枚，煮熟后去壳，捣烂如泥，外涂患处，每日 2 次。

三、针灸治疗

1. 毫针　主穴：肝俞、肾俞、风池、阿是穴。辅穴：迎香、太阳、曲池、血海。配穴：肝郁气滞加太冲、支沟；脾虚加足三里；肾虚加关元、气海、命门。以上穴除脾虚肾虚配穴用补法，其余均用泻法，每日 1 次，留针 20 分钟，10 次为 1 个疗程。症状好转后，改为隔日 1 次。

2. 刺络拔罐　以大椎穴为三角形顶点，以两肺俞穴为三角形两个底角，形成一个等腰三角形为刺络拔罐区。用梅花针在三角区内叩刺，每次选 1～2 个叩刺点，每个叩刺点上形成 15 个左右小出血点，叩刺后用 2 号玻璃罐，采用闪火法于叩刺点上拔罐，每个罐内出血量一般掌握在 1ml 以内。隔日 1 次，10 次为 1 个疗程。

3. 耳针　主穴：相应部位、皮质下、肾上腺、丘脑、内分泌、肾、肝、脾、肺。配穴：

月经不调加内生殖器、卵巢；男性加前列腺。相应部位点刺放血，其他主穴和配穴各选 2 ~ 3 个，以王不留行籽贴压。每次贴一耳，两耳轮换，3 天 1 次，10 次为 1 个疗程。一般需 2 ~ 3 个疗程。

4. 水针 主穴：肝俞、肾俞、肺俞、心俞。每次选 2 穴（均双侧），注射丹参注射液 1 ~ 2 支，每日或隔日 1 次，10 次为 1 个疗程。

四、其他疗法

1. 面部按摩 在面部美容经穴按摩常规手法的基础上，加以下手法：阳白、颧髎点揉 100 周，顺时针方向和逆时针方向各 50 周，褐斑局部周围的穴位重点按，适当增加次数，双耳加揉肝、肾、内分泌、皮质下、交感。

2. 中药面膜和倒膜 用复方当归糊或七白祛斑面膜。

【预防调摄】

1. 避免日晒，外出打伞或涂抹防晒霜。
2. 积极预防和治疗妇科疾病。
3. 不滥用化妆品，尤其是劣质化妆品。面部疾患不随意使用激素类软膏。
4. 注意摄入富含维生素 C、A、E 和微量元素锌的食物。
5. 注意劳逸结合，心情舒畅。避免疲劳忧虑，保持乐观的精神状态。

第三节 面 黑

面黑是指颜面部或其他暴露部皮肤黑色色素沉着为主的色素代谢障碍性皮肤病。相当于西医的瑞尔黑变病。男女均可患病，但以中年女性居多。临床以颜面出现淡褐或深褐、灰黑色色素沉着斑为特征。

【病因病机】

1. 脾气虚弱 脾土不足，运化失职，不能化生精微，气血亏虚，肌肤失养；或脾虚运化失常，痰浊内蕴上犯面部肌肤而成。

2. 肝气郁结 忧思恼怒，情志不舒，肝经气机郁滞，甚则气机紊乱，以致气血不能荣润皮肤。

3. 肾阴不足 劳倦内伤，阴精暗耗或过用温燥，阴液损伤，肾水亏不能制火，虚火上炎，郁结不散，阻于皮肤所致。

西医认为本病和多种致病因素，如日光照射、使用含焦油类化妆品、内分泌失调等有关，此外还与维生素 A、C、D 的缺乏有关。

【临床表现】

1. 本病男女均可发病，可发生于任何年龄，以中年妇女为主。

2. 皮损境界不清，或相互融合的黄褐色或灰褐色色素沉着斑片，通常波及暴露部位，如面部，特别是额、颞部，及颈、胸和手背等。少数可波及腋窝、腹股沟等皱折部位。

3. 皮肤干燥，少量细碎糠状鳞屑，状如蒙尘。

4. 一般无自觉不适，少数患者自觉瘙痒。

5. 经过缓慢，多在数月之后停止发展，色素长期存在，少数可自行消退。

【损美评价】

正常的面色是红黄隐隐、光泽荣润，为气血平和、阴血充足、精气内含的表现。由于个体差异、季节变化、环境改变和情绪因素的影响，面色可以稍白、稍红、稍黑、稍黄等改变。但是只要是明润内蕴都属于正常面色。本节所讨论的面黑，主要发于面部，面色灰暗、干燥、皮肤粗糙，甚至面色黧黑等。破坏皮肤色泽的协调柔和之美，部分患者因为本病引起心理负担及社交恐惧。

【鉴别诊断】

1. 黄褐斑　黧黑斑是一种发于面部的浅褐色或深褐色的色素沉着性皮肤病。以皮损对称分布，形态大小不定，摸之不碍手。皮损可融合成蝴蝶状。

2. 焦油黑变病　有明显的焦油接触史，皮损为面颈部等暴露部位的弥漫性色素沉着，伴痤疮样炎症反应。

【治疗】

一、内治

（一）辨证论治

1. 脾虚不运
症状：面色黑而浅淡，疲倦乏力，食少腹胀便溏，舌质胖有齿痕，苔白，脉缓。
治则：健脾益气，化湿消斑。
方药：归脾汤加减。

2. 肝气郁结
症状：额颊颞颈部皮肤淡褐色斑片，伴有胸胁满闷，烦躁易怒，常喜叹息，食欲不振，经行腹胀或不畅，舌质暗红，脉弦。
治则：疏肝理气，活血化瘀。
方药：柴胡疏肝散加减。胁痛者，加郁金、川楝子；若兼见心急烦躁、口苦口干、尿黄便干、舌红苔黄、脉弦数等气郁化火之症，加清肝之品，药用栀子、黄连、龙胆草等；若胁痛、肠鸣、腹泻者，为肝气横逆，加健脾止泻的白术、茯苓、泽泻、薏苡仁等。

3. 肾阴不足
症状：斑色灰黑如煤炭，伴有腰酸膝软，头昏耳鸣，女子经量少或经行腰痛，舌红苔少，脉沉细。

治则：滋阴补肾。

方药：六味地黄丸加减。

（二）经验方

1. 桃花散：桃花适量。桃花采摘后阴干，捣细过筛为散。每日 3 次，每次 3g，用粥或开水送服。

2. 六味地黄丸，每次 9g，每日 3 次。

3. 逍遥丸，每次 6g，每日 3 次。

二、外治

（一）面膜法

1. **柠檬面膜** 柠檬汁加入适量面粉（优质精面粉），调匀后敷面，约 15 分钟后洗净。每周 1 次。

2. **白雪膜** 新鲜鸡蛋 3 个，浸于酒中，密封 21 日后使用。临睡前取蛋青敷面，次晨用清水洗去。1 周 1 次。

（二）涂面法

1. **面黑令白方** 瓜蒌瓤 90g，杏仁 30g，猪肚一具。瓜蒌瓤挑选味甜的，杏仁用热水浸泡去皮，猪肚洗净煮熟，将上物共研如膏。每晚取适量涂于面部。

2. **千金悦颜方** 猪胰 5 具，芜菁子 60g，瓜蒌仁 150g，桃仁 90g。将猪胰切成小块，桃仁浸泡去皮，与芜菁子、瓜蒌仁及适量黄酒一同捣烂如泥即成（《备急千金要方》）。

三、针灸治疗

1. **毫针** 穴取足三里、三阴交、阳陵泉、肝俞、脾俞、肾俞、中脘，用平补平泻法，针刺得气后留针 30 分钟，日 1 次，10 次为 1 个疗程。

2. **耳针** 穴取足三里、三阴交、肝、脾、肾、面、内分泌、神门。针后留针 20 ~ 30 分钟，隔日 1 次，10 次为 1 个疗程。

【预防调摄】

1. 宜多食新鲜蔬菜、瓜果以补充维生素 C。

2. 保持良好的情绪，避免各种精神刺激。

3. 忌滥用脱色剂及劣质化妆品。

4. 注意防晒。

第四节　炎症后色素沉着

炎症后色素沉着又称黑皮病，是很常见的一种表浅性黑斑，是皮肤发炎受伤后留下的色素沉着。皮肤患急、慢性炎症后可能产生色素沉着，随着时间的推移大多能逐渐变浅或消失，也可能长期不退。

【病因病机】

中医认为本病发生系由于局部邪气虽去，但邪气所致之气血瘀阻未除，故而发生本病。也可因为体质虚弱，皮毛抵抗外邪的能力低下，受损后不能及时化解瘀结，从而遗留色斑。

西医认为本病是由于表皮受伤发炎后，角质细胞所含的黑色素会掉落至表皮与真皮交界处，从而引起这种现象。临床上这种色素沉着可发生在皮肤受伤（如手术、激光、外伤）或是皮肤病变（如青春痘、蚊虫叮咬、皮肤炎或其他特殊病变）之后，一般而言肤色较黑的人，比较容易发生此种色素沉着现象。此外，阳光的曝晒及服用女性荷尔蒙也会加重色素沉着的发生。涂抹一些退斑药物并且避免日晒可以加速色素淡化。炎症后色素沉着可能由药物引起，也可能与药物无关，或由炎症性皮肤病所致。

【临床表现】

1. 多有皮肤急、慢性炎症病史。
2. 色素沉着在皮炎后较快发生，呈浅褐色、红褐色、深红褐色的色素斑，局限于皮肤炎症区。
3. 往往需数月后才能逐渐消退。继日晒或再度炎症后色素进一步加深，甚至轻度苔藓化，有时持续数年不退，在深肤色的人种中，消退尤慢，一般无自觉症状。

根据色素沉着的类型和分布有助于追溯某些病的诊断，如扁平苔藓、带状疱疹、疱疹样皮炎和丘疹性荨麻疹。按血管分布的网状色素沉着是火激红斑的特点，且发生于靠近火热或接触热水袋部位的皮肤。

【损美评价】

健康皮肤以红黄隐隐、润泽光滑为美。炎症后遗留于病变局部褐色或红褐色的色素斑，严重影响了皮肤的自然与美丽。尤其是位于面部的色素沉着，不仅影响患者的外貌，也会引起患者的自卑心理，从而影响患者的工作和生活。

【鉴别诊断】

1. 雀斑　病史较长，多从幼年开始发病，青少年多见，多有家族史。色素斑点较小，分布散在互不融合。

2. 黧黑斑　黧黑斑的产生多与内在疾病相关。神经及情感刺激等疾病和因素可诱发黄褐斑，多呈褐色或褐黑色，而炎症后色素沉着多有急、慢性皮肤炎症病变病史，多呈红褐色或深红褐色。

【治疗】

一、内治

1. 肝郁气滞

症状：面生色斑，情绪抑郁，善嗳气，兼有月经不调，胸胁胀满，少腹作痛，舌绛或有瘀斑，舌微黄，脉弦细。

治则：疏肝理气解郁。

方药：逍遥散加减。

2. 气滞血瘀

症状：面部褐色、红褐色斑点，情绪欠佳，胸胁胀痛，色质紫黯，或可见瘀斑，脉涩。

治则：理气活血化瘀。

方药：桃红四物汤加减。

3. 肾水不足

症状：平时面色偏黑，急、慢性皮肤炎症后易留下色素沉着，且不易褪去，斑点多呈褐色或深褐色。

治则：滋阴补肾。

方药：六味地黄丸加减。

二、外治

1. 桃花蜜：桃花、冬瓜仁各等份，蜂蜜适量。桃花阴干，研成细粉。冬瓜子去壳，研末，加入蜂蜜调匀。夜晚以此蜜敷面，每晨起洗净，每天 1 次。

2. 白芷膏：刮去白芷的表皮，洗净，晾干，研成细粉，过筛，与炼好的猪油混匀，装瓶备用。用前洗脸，将膏涂抹在脸上，半小时后擦洗干净，早晚各 1 次。

3. 玉容散用温水调成糊状敷于面部，30 分钟后用清水洗去。每天 1 次，10 天为 1 个疗程。

4. 白茯苓研细末，白蜜调膏外涂。

三、针灸治疗

1. 肝郁气滞及气滞血瘀者，常用期门、三阴交、足三里、太冲、支沟、肝俞、阳陵泉等穴，每次选 2 ~ 5 个穴，用泄法，留针 10 ~ 20 分钟，每日 1 次，连续 10 日为 1 个疗程。也可沿着足厥阴肝经由下而上地用手掌柔和地按擦 5 次以上。

2. 肾水不足者，可选用肾俞、太溪、照海、曲泉、三阴交。用补法，留针 20 分钟，每日 1 次，连续 10 次为 1 疗程。也可沿足少阴肾经，用手掌或毛刷由下而上做轻微的摩擦 5 遍，再用拇指按揉三阴交穴 20 次。

3. 耳穴法：可将中药王不留行籽压在内分泌、肝肾、子宫等耳穴上，用胶布固定，每次取2~3个穴，2~3天换穴1次，无事时可用手按压耳穴上的王不留行籽。

【预防调摄】

平时应多饮水，多吃新鲜蔬菜、山楂、胡萝卜及各种水果，少吃盐，以减少黑色素的形成。

第五节　色素痣

色素痣是由含黑色素的痣细胞所组成的良性皮肤肿瘤，又称黑子、黑痣等。与遗传有关，男女均可发生，分布于身体各处，以面部、掌、跖等处较常见。大多数人在出生至30岁以前可随年龄增大而相应增大，到一定程度后保持稳定，终生不会消失。色素痣对身体无害，极少恶变，但常影响容貌。

【病因病机】

中医认为本病的发生通常与脏腑、气血关系密切。若风邪搏于气血，致使气滞血瘀，经络瘀阻，则生黑子。《外科正宗》中说："黑子，痣名也。此肾中浊气，凝滞于阳，阳气收束，结成黑子，坚而不散。"

西医认为色素痣是一种黑素细胞系统的良性肿瘤。

【临床表现】

1. 出生即有，也可后天出现，大多发生于儿童或青春期。可逐渐增大，不会自然消失，有时在几周内，色素痣分批陆续出现。

2. 大小及数目不定，最小的如针头大，最大的占据很广的皮肤表面。有的扁平成斑，有的隆起，有的有毛，有的无毛，表面光滑或粗糙。由于色素沉着程度不同，它的颜色有黄色、淡棕色、蓝色、黑色等。可局限于某一部位，或是散布全身各处。

3. 临床上各型发病预后不一，一般分四型：

（1）交界痣　其痣细胞和痣细胞巢主要位于皮肤表皮底层，少数见于表皮与真皮邻界部位。可发生于体表任何部位，多见于手掌、足底、口唇及外生殖器部位。表面平坦或者稍有突出，无毛，面积常在1~2cm之间，为淡棕、棕黑到蓝黑色，色素分布不很均匀，个别边界不甚清楚。

（2）皮内痣　其细胞和细胞巢都聚集在真皮层内。表面光滑，分界明显，面积小于1cm，有呈片状生长者，平坦或稍隆起，偶有成带蒂状或疣状，常见于头颈部，常伴毛发生长。颜色均匀而较深，为浅褐、深褐色。发生恶变率极低，主要由于皮内痣没有活跃的痣细胞。

（3）混合痣　具有皮内痣及交界痣的特点，痣细胞团位于表皮基底细胞层和真皮层。

由于有交界痣的成分，有发生恶性变的可能。

【损美评价】

健康皮肤光滑、润泽，抚之不碍手，大多数色素痣仅影响美观，患者多无自觉症状。但是对于有恶变倾向的色素痣应该早期给予治疗。在治疗的同时应该注意到美学的观念，尽量不留感染、色素沉着以及瘢痕。

【鉴别诊断】

1. 恶性黑色素瘤 常不对称，边界不清楚，易破溃，出血，可形成不规则形瘢痕，组织学上瘤细胞异型。

2. 雀斑 雀斑损害发于面部，为多数褐色小斑点，日晒后加深。组织病理可见基底细胞层中黑色素增加，无痣细胞。

【治疗】

1. 一般不需内治。

2. 外治法五妙水仙膏或水晶膏点涂。局部常规消毒，然后用棉签将五妙水仙膏涂于皮损部位，15 分钟后药干，呈灰白色，用生理盐水把药物擦去，再重新涂药。依照上述方法反复用药几次，直到皮损着色为止。

3. 激光或冷冻治疗。

【预防调摄】

1. 避免反复刺激。

2. 经常容易受到刺激的部位，如肩、颈、腰、手掌、足底部的色素痣，应及时消除。

3. 对各种不断发展的痣，尤其对突然增大、变色、出血、结痂、溃烂、疼痛的痣，一经发现应予消除。

4. 本病治疗过程中不宜曝晒皮损。

第六节 目胞黑

目胞黑指眼无它病，只是上下眼睑皮肤呈现青黑色。相当西医的眶周黑变病，又称眶周色素沉着症。本病可见于任何年龄，少数自青春期开始发病。多属于先天遗传。肤色较浅者发病率较高，女性和男性发病情况大致相同，多伴有家族史。除了影响美观以外，患者大多无自觉症状。

【病因病机】

中医学认为是由于"久病入络"，或肝气郁滞而血行不畅，或脾气虚弱，痰湿内生而阻塞经络，皆使眼睑内血流不畅，出现眼圈青黑。此外中医还认为，肝的本色是青色，肾的本色是黑色。如果肝肾阴虚，肝肾的本色外露也可导致眼圈青黑。

西医认为本病的病因有遗传体质、眼睛过度疲劳、精神过度紧张、静脉曲张、外伤等造成眼睑被动性（静脉性）充血所致。黑眼圈与眼皮本身的色素多寡、眼皮内的血管血流颜色以及光线投射方向等因素有关。另外可能与肝胆疾病、月经不调或痛经、甲状腺功能亢进、恶病质等因素有关。

【临床表现】

1. 男女都可以发病，女性多于男性，可发生于任何年龄，有明显的遗传倾向。
2. 皮损特点为上下眼睑的皮肤呈现青黑色，界限清楚。颜色可以为淡黑色、青黑色。
3. 患者一般无自觉症状。
4. 可伴有精神紧张、用眼疲劳、月经不调、痛经、甲亢等病史。睡眠不足、夜生活频繁、吸烟喝酒可以导致本病的加重。

【损美评价】

眼睛黑白分明、精采内含、神光充沛、视物清晰，眼睑平滑、润泽、有张力，是眼睛健美的标志。如若睡眠不足，夜生活频繁，吸烟喝酒，或饮食单调，缺乏营养，以及一些慢性疾病，都会影响血液循环，加速皮肤老化，导致眼睑松弛，皮下组织疏松，眼周围组织液体过多，出现下眼睑臃肿，眼袋形成，肿眼胞或眼睛黑白混浊，眼周围组织发黑，严重影响美观。同时眼圈青黑，眼睑松弛，给人以无力、衰老之感。

【治疗】

一、内治

（一）辨证论治

1. 脾虚血亏
症状：两眼胞周围皮肤淡黑，面色无华，神疲纳呆，腹胀、便溏，头晕，心悸，舌淡，苔白薄，脉细弱。
治则：健脾、益气、养血。
方药：归脾汤加减。

2. 肝郁气滞
症状：两眼胞周围皮肤灰黑，伴胸胁胀痛，急躁易怒，纳呆，舌质红，苔薄黄，脉弦数。
治则：疏肝解郁，活血消斑。
方药：逍遥散合四物汤加减。

3. 肝肾阴虚

症状：眼胞周围黑青，头昏目眩，记忆力减退，失眠多梦，咽干口燥，腰膝酸软，舌红，少苔，脉细数。

治则：滋养肝肾。

方药：六味地黄汤合一贯煎加减。

（二）经验方

1. 知柏地黄丸 9g，每日 3 次，口服。

2. 逍遥丸 6g，每日 3 次，口服。

3. 赤豆汤：赤小豆 30g，丹参 12g，红糖适量。将赤小豆，丹参水煎取汁，加入红糖调匀。吃豆喝汤，坚持 1 个月。

二、外治

1. 中药外洗　桑叶 15g，菊花 15g，生地黄 15g，夏枯草 15g，薄荷 3g。水煎后，用此汤先熏蒸眼部，然后用纱布蘸取药水，擦洗眼眶。一周 2 ~ 3 次。

2. 八白汤　白薇、白及、白附子、白僵蚕、白扁豆、白鲜皮各等份，煎汤外洗之。

三、按摩治疗

1. 眼部按摩法：闭上双眼，用无名指指尖轻按眼角，约 3 ~ 5 秒后放开，连续做 10 次。而后转动眼珠一圈，再连续做 10 次。每日 1 次。

2. 热鸡蛋按摩法：将鸡蛋煮熟后去壳，用小纱布包裹住，合上双眼，用鸡蛋按摩眼睛四周，可加速眼部血液循环。每日 1 次。

3. 轻按印堂、睛明、鱼腰、承泣、四白穴，使眼周围皮肤血液循环加快，起到消除黑眼圈的作用。

4. 用两手掌按压双耳，用按压旋转的方法按摩耳部，使眼神经松弛，以消除眼睛疲劳，促进血液循环。

四、其他疗法

1. 将两个卫生棉球浸在冰水和鲜牛奶的混合液中，挤去八成水分，放在双眼上 15 分钟，每天 1 ~ 2 次。

2. 每晚入睡前，用维生素 E 胶囊中的黏液对下眼睑进行涂抹和按摩。

3. 用食指、中指指腹蘸上眼霜或养颜露，轻拍眼周围皮肤。

4. 用两块冷水浸透过的卫生棉条，敷在闭合的眼睛上，分别用两手食指、中指、无名指轻按下眼睑。

【预防调摄】

1. 要保证充足的睡眠，让眼肌在休息中得到恢复。

2. 要注意饮食结构，减少盐分的摄入，保证足够的维生素。

3. 要远离烟雾，戒除酒精，加强运动。

4. 涂含有活血化瘀成分的中药眼霜。

第七节　白驳风

白驳风是一种常见的后天性色素脱失性皮肤病，类似于西医的"白癜风"。本病好发于青年，偶见于儿童和老人，常有家族史。发病率随地区、人种肤色而有不同，一般肤色越深的人发病率越高，如美国人不到1%，而印度则高达4%，我国人群中患病率约在1‰～20‰。本病可单见或泛发，其特征为对称或不对称的、大小不同、形态各异的局限性白色斑片，日晒后可减轻，冬季多加重。

【病因病机】

1. 气血失和　七情内伤，情志不遂，均可使气血失和，失其濡煦之职，使风邪易于袭表，阻滞经脉，酿成白斑。

2. 肝肾不足　久病失养，或房劳过度，或先天禀赋不足等，均可使肝肾亏虚，肝主藏血，肾主藏精，精亏不能化血，血亏不能化精，荣卫无畅达之机，皮毛腠理失其所养致病。

3. 瘀血阻滞　跌仆损伤，积而为瘀；或郁怒伤肝而气滞血瘀，络脉阻滞不通，则新血不生；或久病失治，致络脉瘀阻，体肤失养，酿成白斑。

西医对本病的发病机理尚不十分清楚，目前认为可能与精神因素、自体免疫性疾病、黑色素细胞自毁、酪氨酸及铜离子相对缺乏、遗传等因素有关。

【临床表现】

1. 任何年龄均可发病，但以青壮年多见，偶见于儿童和老人。常有家族史，男女发病基本相等。

2. 全身各部位皮肤、黏膜均可发生，但以面、颈、手背为多。

3. 皮损为圆形、椭圆形或不规则的色素脱失斑片，边界明显，周围皮肤较正常皮肤色素稍增加，其间毛发可正常，亦可发白，表面光滑。白斑的数目不定，往往融合成片，甚至泛发全身，仅留少数正常皮肤。局限型者，多单发或群集于某些部位，如面部、额、鼻、口唇四周，犹如很不规则的白色地图。散发型者，大小不一，多对称分布。泛发型者，多由局限型和散发型发展而来，如在躯干、四肢者，可呈点滴、斑片或大片，或多或少的对称分布，甚则整个皮肤变白。发于口唇、阴部等黏膜者，多呈小的斑片。有的患者全身皮肤发白，毛发正常，或也变白。节段型者，仅在某一神经分布区发病或某一皮节有白斑，可发生在身体的任何部位，较多见于面部、颈部、手背、躯干、阴部。患者常在无意中发现，或在精神受刺激后发生。

4. 一般无自觉症状。少数在白斑增加时或扩展时有轻微的瘙痒。

5. 病程缓慢，可长期存在，也可扩展到一定程度后而固定不变。

【损美评价】

白驳风属于局灶性皮肤色素脱失性疾病，好发于头面、手背、躯干、四肢、口唇黏膜等部位，使头面部皮肤变得斑斑驳驳，正常色和皮损色形成强烈反差，破坏皮肤色泽的协调柔和美。发病部位不同，皮损的大小和范围也不相同。部分患者因为本病而引起心理负担及社交恐惧。

【鉴别诊断】

1. 花斑癣 皮损为边界清楚的紫白斑片，稍有脱屑，有光泽。病变部毛发不变白色。多数冬轻夏重或入冬自愈，至夏又发。

2. 单纯糠疹 多发于小儿，皮损为圆形淡白或灰白斑，上覆少量灰白色糠状鳞屑，多发于面部或头皮，其他处很少累及。

3. 贫血痣 多自幼发病，终生不变，为局限性白斑，拍击或摩擦白斑均不能使之发生红斑反应，周围正常皮肤可见发红。

【治疗】

一、内治

（一）辨证论治

1. 气血失和
症状：皮损白斑光亮，好发于头面、颈、四肢或泛发全身，起病速，蔓延快，常扩散，无自觉症状或有微痒，舌苔薄白，舌质淡红，脉细。
治则：调和气血，疏风通络。
方药：白蚀方加减。

2. 肝肾阴虚
症状：白斑日久不退，无固定好发部位，可局限或泛发，境界清楚，白斑内毛发多变白，边缘皮肤色暗，病程长。可有倦怠乏力，五心烦热，头昏耳鸣，腰膝酸软，舌苔薄，舌胖有齿印，脉沉细。
治则：滋补肝肾，养血祛风。
方药：一贯煎加味。妇人伴崩中漏下者，加阿胶；男子遗精者，加生龙牡。

3. 气滞血瘀
症状：病程日久，皮肤白斑大小不一，边缘暗红或不清，可因精神刺激后诱发，常伴胁肋胀痛，心烦不安，舌质淡或暗有瘀斑，苔薄白，脉涩。
治则：活血化瘀，通经活络。
方药：通窍活血汤加减。

（二）经验方

1. 白驳片，每次 10g，每日 2 次。

2. 乌鸡白凤丸，每次 9g，每日 2 次。

3. 杞菊地黄丸，每次 9g，每日 2 次。

二、外治

1. 用 25% 补骨脂酊，或毛姜浸在 75% 酒精内，使成糊状擦患处，同时可配合日光照射 5 ~ 10 分钟，或紫外线照射 2 ~ 3 分钟，每日 1 次。

2. 用密陀僧散干扑患处，或用醋调成糊状外搽。

3. 乌梅 100g，浸于 95% 酒精 200ml 中，2 周后取药液外擦，每日 3 次。

三、针灸治疗

1. 毫针 取穴：三阴交、血海、行间、风市、膈俞。每次可选 2 ~ 4 个穴，用泻法，留针 15 ~ 20 分钟，每日 1 次或隔日 1 次，10 ~ 15 日为 1 个疗程。

2. 耳针 选取与皮损相应的区域，并配合内分泌、肾上腺、交感、枕部等区域，每次选用 2 ~ 3 个穴，单耳埋针，双耳交替，每周轮换 1 次。

3. 梅花针 以梅花针刺激皮损处，边缘用强刺激手法，中心用弱刺激手法。

4. 刺络拔罐 用三棱针在皮损中心呈梅花状点刺，再以火罐拔除污血，每周可进行 1 次。

5. 火针 取穴为督脉、任脉诸穴。局部常规消毒，并注射 1% 利多卡因麻醉，医生左手拿酒精灯，右手持 26 号火针，将针尖端在酒精灯上烧红后迅速点刺白色皮损区，烧一次点一下，一针接一针，直至整个患部布满针点（但不宜过密）为止。为防止感染，可用消毒纱布包扎。7 ~ 10 天后脱痂，接着进行第 2 次治疗，一般 10 次为 1 个疗程，直至白色病区全部消失，皮色恢复正常即可停止治疗。

6. 艾灸 将艾条点燃，对准白斑处，距离以患者能耐受为度，灸时可由外向内一圈一圈地逐渐缩小，开始每次均将白斑灸到高度充血（呈粉红色），每日 1 次，连治 7 ~ 8 日。灸至白斑呈深红色或接近该患者正常肤色改为每日 1 ~ 2 次，直至与正常肤色相同，然后再灸 3 ~ 5 次，以巩固疗效。

【预防调摄】

1. 多食豆类制品及黑米、黑木耳、黑芝麻等黑色食品。少食番茄、辣椒等富含维生素 C 的食物或药物。

2. 保持心情舒畅，注意劳逸结合。

3. 适当进行日光浴，但不宜暴晒。

第八节　单纯糠疹

单纯糠疹，是一种发生于儿童或女青年颜面部常见的鳞屑性非特异性皮肤病，中医文献中称"吹花癣"、"桃花癣"、"风癣"等。因部分患者有肠寄生虫，故又称"虫斑"。其临床以大小不等的圆形或椭圆形淡白色或灰白色斑片，边界不太清楚，上覆少许糠秕状鳞屑为特征。可发于任何季节。本病类似于西医的单纯糠疹。

【病因病机】

1. 因风热郁肺，随阳气上升，上蕴肌肤而发病。
2. 由饮食不节，虫积内生，脾失健运，湿热内生，郁于皮肤而成。

西医学认为，本病的发生可能与肠寄生虫有关，亦有人认为与特异性体质有关。由于有虫积而发生本病的儿童常伴有消化不良、食纳不香等症，故可能与维生素缺乏、皮肤干燥有一定关系。近来有学者提出可能与表浅真菌有关。

【临床表现】

1. 本病多见于学龄期儿童及青年女性，常春季发病，夏季减轻。
2. 好发于面部，亦可发于头皮、颈部、躯干、四肢等处。
3. 皮损为圆形或椭圆形淡红色或灰白色斑片，境界清楚，表面干燥，上覆有少量灰白色糠状鳞屑，钱币到核桃大小。
4. 一般无自觉不适，或有轻度瘙痒，但有时表面发生干裂，而有疼痛感。

【损美评价】

白色糠疹多发生于头面部，亦可发生于颈部、躯干、四肢等处。皮损为淡白色或灰白色斑片，且上覆少许糠秕状鳞屑，严重时可引起皮肤干裂。不但破坏了皮肤正常的形态美，使患者产生自卑情绪，而且由于皮损表面粗糙，搔抓时鳞屑纷飞，给旁观者带来不舒服、厌恶的感觉，甚至带来社交排斥和障碍，从而影响患者的学习、生活和工作。临床治疗以皮损消退、皮肤恢复自然色泽为目的。

【鉴别诊断】

1. 白驳风　边界清楚，呈纯白色，连眉毛也变白，形态不一，表面无鳞屑，界限清楚，边缘色素较深，可发生于任何部位。

2. 体癣　皮损呈环状，周边有丘疹、小疱及鳞屑，中央自愈倾向，鳞屑镜检可见菌丝和孢子。

【治疗】

一、内治

（一）辨证论治

本病一般不需内服汤剂，如用，可服疏风清热药，用桑菊饮加减。有肠寄生虫者，加苦楝根皮、使君子肉、鹤虱、槟榔。

（二）经验方

1. 乌梅丸，每次5g，每日2次。
2. 苦楝根皮30g，槟榔18g，延胡索10g。水煎内服，每日1剂，分2次口服。

二、外治

1. 局部外用雄黄软膏、黄连软膏、大枫子油。
2. 苍耳子酒外搽，每日2次。

【预防调摄】

1. 注意饮食卫生，避免寄生虫传染。
2. 忌用碱性肥皂擦洗。
3. 注意加强营养，增强体质。
4. 纠正偏食习惯，多食富含维生素的水果和蔬菜。
5. 避免外涂刺激性强的药物。

第九节　葡萄疫

葡萄疫，西医称过敏性紫癜，是一种侵犯皮肤或其他器官毛细血管和细小动脉的一种弥漫性过敏性血管炎症。其特征为血小板不减少，常伴发腹痛、关节和肾的症状。中医学记载的"斑毒"与之相类似。本病任何年龄皆可发生，以儿童和青年患者为多，发病与性别无关。多数患者病前有发热、咽喉疼痛等上呼吸道感染，或有食鱼虾发物及服药过敏等病史。

【病因病机】

1. 风热血热　由于外感六淫之邪，内伤五脏之气，以热伏于内，毒蕴于中，壅遏脉络，迫血妄行，血从肌肤腠理溢出而为病。

2. 脾肾不足　毒邪内攻脏腑，病久脾气衰弱，营血耗伤，气血两亏，累及于肾。此外，尚有因脾胃虚寒，中气不足，气虚不摄，脾不统血，血不归经外溢而致紫癜。

西医认为本病系机体对细菌、病毒、食物、寄生虫、药物或慢性病灶等引起的变态反应，导致毛细血管发炎，血管壁渗透性、脆性增高所致。多数学者认为发病机理是由于免疫复合物的沉积或由于 IgE 中介性损伤血管所致的一种过敏性疾病。

【临床表现】

1. 多见于儿童和青年。
2. 好发于下肢，尤以小腿伸侧面较为多见。严重者可泛发到臀部和躯干。
3. 发病前有上呼吸道症状、低热、全身不适等前驱症状。
4. 皮疹为针尖到黄豆大小的鲜红色瘀点或瘀斑，压之不褪色，一个星期左右转为黄褐色。紫癜可融合，可有水疱和溃疡，多一面消退，一面发生新的皮损。有的伴有风团样、多形红斑样等多种损害。
5. 自觉不适或微痒。
6. 本病预后良好，大多发病 1~2 个月后恢复，也可全部消退，但易复发。
7. 仅有皮损而无内脏改变者，称为单纯型紫癜；伴有关节肿胀和疼痛者称为关节型紫癜；伴有腹痛腹泻，甚至便血者称为胃肠型紫癜；伴有血尿、蛋白尿、管型者称为肾病型紫癜。

【损美评价】

葡萄疫为局部或全身泛发的针尖到黄豆大小的红色瘀点或瘀斑，病情重，发病快，严重影响患者的皮肤肤色美，并引起患者及旁观者的恐慌感。肾病型长期迁延不愈，更是给患者造成沉重的生理、心理和经济负担，因此迅速采取有效措施消除肌衄并有效控制并发症，恢复患者皮肤的正常肤色美、形态美，解除患者心理压力甚为重要。对于病情较重者一定要先转内科进行治疗。

【鉴别诊断】

1. 血小板减少性紫癜 血小板减少性紫癜除皮肤紫癜外，常可伴有口、鼻或子宫出血，血小板计数明显减少，出凝血时间延长。

2. 坏血病 坏血病皮损为毛囊状紫癜，受压和磨擦部位紫癜，严重者有大片皮下出血、维生素 C 缺乏。

【治疗】

一、内治

（一）辨证施治

1. 风热血热

症状：发病突然，瘀点散在，色鲜红，压之不退色，自觉瘙痒，身热，口干咽痛，舌质红，苔薄黄，脉细数或弦数。

治则：疏风清热，凉血消斑。

方药：凉血五根汤加减。

2. 脾肾不足

症状：病程日久，反复发作，瘀斑色淡紫，面色苍白，头晕目眩，倦怠无力，少寐多梦，舌质淡，苔薄，脉细弱。

治则：健脾益肾。

方药：归脾汤加减。

（二）经验方

1. 雷公藤片，每次 2～4 片，每日 3 次，口服。

2. 三七片，每次 3～5 片，每日 2 次，口服。

3. 火把花根片，每次 5 片，每日 3 次，口服。

二、针灸治疗

1. 毫针　取合谷、曲池、内关、足三里、血海、天枢、飞扬。施泻法，每日 1 次，10 次为 1 个疗程。

2. 耳针　取穴肾上腺、内分泌、肺、脾，留针 20 分钟，每日 1 次，10 次为 1 个疗程。

3. 穴位注射　取上述针刺穴位，每次选 2～3 个穴，用丹参注射液作穴位注射，每穴注入 0.5～1ml，隔日 1 次，10 次为 1 个疗程。

【预防调摄】

1. 注意寻找致病因素，避免使用可疑致敏药。

2. 注意冷暖，预防感冒和上呼吸道感染。

3. 多食蔬菜、水果，忌食海鲜发物。

4. 重症患者应卧床休息，抬高患肢，以利于皮损消退。

第十一章

皮肤附属器疾病

第一节 粉 刺

粉刺是一种以颜面、胸、背等处生丘疹如刺，可挤出白色碎米样粉汁为主要临床表现的皮肤病。其特点是颜面及胸背散在发生针尖或米粒大小的丘疹，或见黑头、能挤出粉渣样物；重者出现脓疱、结节或囊肿等损害。多见于青年男女。本病俗称"青春痘"、"暗疮"等，西医称为痤疮。

【病因病机】

1. 血热偏盛 青年人生机旺盛，血气方刚，然而有些人因素体阳热偏盛，在生机活泼之际，营血日渐偏热，血热外壅，体表络脉充盈，气血郁滞，因而发病。

2. 肺胃积热 辛辣之品属阳属热，偏嗜日久，更易助阳化热；鱼腥油腻肥甘之品，过食则中焦运化不周，积久亦可化生火热。积热循手太阴肺经、足阳明胃经上熏，血随热行，上壅于胸面，故胸、面生粟疹且色红。

3. 外感风热 感受风热之邪可诱发或加重病情。如《诸病源候论》指出："面疱者，谓面上有风热气生疮，头如米大，亦如谷大。""嗣面者，云面皮上有滓如米粒者也。此由肌腠受于风邪，搏于津液，津液之气因虚作之也。"

4. 气血凝塞 不洁尘埃或粉脂附着肌腠，使玄府不通，气血凝塞，或冷水洗面，气血遇寒凉而郁塞，以致粟疹累累。

5. 血郁痰结 病情旷日持久不愈，使气血郁滞，经脉失畅，或肺胃积热，久蕴不解，化湿生痰，痰血瘀结，可致粟疹日渐扩大，或局部出现结节，累累相连。

总之，素体血热偏盛是粉刺发病的根本；饮食不节、外邪侵袭是致病的条件；血瘀痰结使病情复杂。

现代医学认为：粉刺是毛囊皮脂腺的慢性炎症，是一种多因素疾病。至今，其发病机制尚未完全明了。皮脂的淤积，毛囊内细菌、螨虫等微生物感染、内分泌因素等，是痤疮发病的主要因素。其中，雄性激素在痤疮的发病过程中起着重要的支配作用。此外，痤疮的发病，与过食甜食、便秘、精神紧张、遗传因素、锌缺乏、气候闷热潮湿，使用化妆品以及使用某些药物如碘化物、溴化物、卤化物、肾上腺皮质激素、苯妥英钠、异烟肼等有关。

【临床表现】

1. 多发于颜面，尤其是面颊、前额、颏部，亦可见胸背或臀部等处。

2. 多发于青春发育期，皮疹易反复发生，常在吃刺激性、多脂、甘甜等食物后加重。部分女性患者皮疹可在月经前后加重。

3. 皮损初起为针头大小的毛囊性丘疹，或为白头粉刺，可挤出白色或淡黄色脂栓，因感染而成红色小丘疹，顶端可出现小脓疱。愈后可留暂时性色素沉着或轻度凹陷性疤痕。严重者称聚合型痤疮，感染部位较深，出现紫红色结节、脓肿、囊肿，甚至破溃形成窦道和疤痕，或呈橘皮样改变，常伴面部皮脂溢出、头发油腻，毛孔扩大。

4. 多数患者无自觉症状或有轻度瘙痒，但是由于影响美观往往致心理负担较重。若炎症明显时局部自感疼痛。病程长短不一，青春期后可逐渐痊愈。

【损美评价】

粉刺是青年人美容的大敌。容貌美除五官端正外，皮肤的色泽和光滑度是影响美容的最重要因素之一。粉刺恰恰可以从这两个方面破坏容貌之美。炎性粉刺使皮肤颜色改变，呈不均匀的鲜红或暗红。黑头粉刺使面部布满黑色小点；过多的皮脂分泌使面部异常光亮而刺眼，且易沾染灰尘，使面部皮肤显得污秽不洁。丘疹、脓疱、囊肿、结节破坏皮肤的平滑之美和柔软弹性之美。粉刺失治、误治可能留下永久性瘢痕。

所以，对粉刺的治疗不可轻视。粉刺的临床治愈为皮肤损害消退，自觉症状消失。美容治愈则不仅皮损消退，且未留印痕及瘢痕，面部皮肤光洁。

【鉴别诊断】

1. 酒渣鼻　多见于壮年；皮疹分布以鼻尖、鼻翼为主，两颊前额也可发生，不累及其他部位；无黑头粉刺，患部潮红、充血，常伴有毛细血管扩张。

2. 职业性痤疮　常发生于接触沥青、煤焦油及石油制品的工人。同工种的人往往多发生同样损害。丘疹密集，伴毛囊角化，除面部外，其他接触部位如手背、前臂、肘部亦可发生。

3. 颜面播散性粟粒性狼疮　多见于成年人，损害为粟粒大小淡红色、紫红色结节，表面光滑，对称分布于颊部、眼睑、鼻唇沟等处，以玻片压之可呈苹果酱色。

【治疗】

一、内治

（一）辨证论治

1. 肺经风热

症状：丘疹色红，或有痒痛，或有脓疱，伴口渴喜饮，大便秘结，小便短赤，舌质红，苔薄黄，脉弦滑。

治则：疏风清肺。

方药：枇杷清肺饮加减。伴口渴喜饮者，加生石膏、天花粉；大便秘结者，加生大黄；脓疱多者，加紫花地丁、白花蛇舌草；经前加重者，加香附、益母草、当归。

2. 肠胃湿热

症状：颜面、胸背部皮肤油腻，皮疹红肿疼痛，或有脓疱；伴口臭、便秘、溲黄，舌红，苔黄腻，脉滑数。

治则：清热除湿解毒。

方药：茵陈蒿汤加减。伴腹胀、舌苔厚腻者，加生山楂、鸡内金、枳实；脓疱较多者，加白花蛇舌草、野菊花、金银花。

3. 痰湿瘀滞

症状：皮疹颜色暗红，以结节、脓肿、囊肿、疤痕为主，或见窦道，经久难愈，伴纳呆腹胀，舌质暗红，苔黄腻，脉弦滑。

治则：除湿化痰，活血散结。

方药：二陈汤合桃红四物汤加减。伴妇女痛经者，加益母草、泽兰；伴囊肿成脓者，加贝母、穿山甲、皂角刺、野菊花；伴结节、囊肿难消者，加三棱、莪术、皂角刺、夏枯草。

（二）经验方

1. 黄连上清丸，每次 6g，每日 2 次。

2. 牛黄解毒片（丸），每次 3g，每日 3 次。

3. 三黄片，每次 4 片，每日 3 次。

4. 防风通圣丸，每次 6g，每日 3 次。

5. 六君子丸或参苓白术丸，每次 6g，每日 3 次。

二、外治

1. 皮疹较多，可用颠倒散茶调涂患处，每日 2 次，或每晚 1 次，次晨洗去。

2. 脓肿、囊肿、结节较甚者，外敷金黄膏，每日 2 次。

3. 中药面膜：生黄芪 100g，生地榆 100g，土鳖虫 100g，当归 60g，丹参 60g，生大黄 60g，白芷 60g，银杏 60g，槟榔 60g，青蒿 60g，皂角刺 60g，冰片 30g。研极细末，与适量大豆粉混合，加基质调成稀膏。也可用市售中药玉桂硬膜或金缕梅软膜。

先行美容常规步骤，净面、蒸面、针清粉刺、经络按摩，然后涂上药膏，以超声波导入 10~15 分钟，强度为 0.5 W/cm^2，由轻逐渐加重，连续波。之后药膏留面上，以硬膜粉或优质医用石膏调成糊，敷于面上，15~20 分钟后揭去，清洗面部，涂收缩水。7~10 天 1 次，3 次为 1 个疗程。

4. 对于囊肿，可采用消痔灵（五倍子、明矾等有效成分制成）囊内注射。方法是先用 12 号针头抽取 3~5ml 生理盐水，反复作囊内抽吸冲洗，然后抽取 6∶1 的消痔灵与普鲁卡因或利多卡因混合液适量，边揉边作囊内注射，以皮损隆起发白为度。

5. 对于瘢痕，可采用局部先冷冻使瘢痕变软后，用 1∶1 的川芎注射液与普鲁卡因或利多卡因混合液适量，作皮损内注射，以皮肤隆起发白为度。

三、针灸治疗

1. 毫针　取穴大椎、合谷、四白、太阳、下关、颊车。肺经风热加曲池、肺俞；肠胃湿热加大肠俞、足三里、丰隆；月经不调加膈俞、三阴交。中等刺激，留针30分钟，每日1次，10次为1个疗程。

2. 耳针　耳穴压豆取穴肺、内分泌、交感、脑点、面颊、额区。皮脂溢出加脾；便秘加大肠；月经不调加子宫、肝。每次取穴4~5个，2~3天换豆1次，5次为1个疗程。

3. 挑刺法　在背部膀胱经、肺俞附近，找反应点，如丘疹。方法是消毒后，用三棱针挑刺反应点，可有白色纤维状物，挑断，挤压鲜血少许，每周2次，5次1个疗程。

【预防调摄】

1. 经常用温水、硫黄皂洗脸，皮脂较多时，可每日洗1~2次。不用冷水洗面，以防毛孔收缩，皮脂堵塞，粉刺加重。

2. 忌食辛辣刺激性食物，如辣椒、酒类，少食油腻、甜食，多食新鲜蔬菜、水果。

3. 多饮水、防止便秘、保持心情舒畅有助于本病的康复。

4. 不要滥用化妆品，有些粉质化妆品会堵塞毛孔，造成皮脂淤积而成粉刺。

5. 禁止用手挤压粉刺，以免炎症扩散，愈后遗留凹陷性疤痕。

6. 结节型、囊肿型、聚合型治疗比较棘手，因而对此类患者应尽早采取积极正确的治疗方法，以免瘢痕形成，影响容貌美观。

第二节　酒渣鼻

酒渣鼻是一种主要发生于面部中央的红斑和毛细血管扩张为特点的慢性皮肤病。因鼻色紫红如酒渣样，故名酒渣鼻，俗称"鼻赤"、"赤鼻"、"鼻准红"、"红鼻子"等。西医也称酒渣鼻。本病的特点是：颜面部中央持续性红斑和毛细血管扩张，伴丘疹、脓疱、鼻赘。多发生于中年人，男女均可发病，尤以女性多见。

【病因病机】

1. 肺经积热　患者时值中年肺经阳气偏盛，郁而化热，热与血相搏，血热入肺窍，使鼻渐红而生病。

2. 脾胃积热　若脾胃素有积热，复因嗜酒、过食辛辣之品，生热化火，火热循经熏蒸，亦会使鼻部潮红，络脉充盈。

3. 寒凝血瘀　风寒客于皮肤，或冷水洗面，以致血瘀凝结，鼻部先红后紫，久则变为黯红。

现代医学认为，本病的发生多是在皮脂溢出的基础上，由于某些内因和外因的影响，致使皮肤血管运动神经功能失调引起毛细血管扩张所致。如胃肠功能障碍（如便秘等）、病灶感染（如扁桃体发炎等）、毛囊虫感染、内分泌失调、情志激动、嗜酒、喜辛辣刺激性食物（如茶、咖啡等饮料和巧克力等）、冷热刺激等，都是诱发此病的重要因素。本病具有家族遗传素质。

【临床表现】

皮损以红斑为主，好发于鼻尖、鼻翼、两颊、前额等部位，少数鼻部正常而只发于两颊和额部。依据临床症状可分为三型。

1. 红斑型 颜面中部特别是鼻尖部出现红斑，开始为暂时性，时起时消，寒冷、饮酒、进食辛辣刺激性食物及精神兴奋时红斑更为明显，以后红斑持久不退，并伴有毛细血管扩张，呈细丝状，分布如树枝。

2. 丘疹脓疱型 病情继续发展时，在红斑基础上出现痤疮样丘疹或小脓疱，但无明显的黑头粉刺形成。毛细血管扩张更为明显，如红丝缠绕，纵横交错，皮色由鲜红变为紫褐，自觉轻度瘙痒。病程迁延数年不愈，极少数最终发展成鼻赘。

3. 鼻赘型 临床较少见，多为病期长久者，鼻部结缔组织增生，皮脂腺常增大，致鼻尖部肥大，形成大小不等的结节状隆起，称为鼻赘。且皮肤增厚，表面凹凸不平，毛细血管扩张更为明显。

【损美评价】

皮肤的色泽和光滑度是影响美容的最重要因素之一。酒渣鼻恰恰是从这两个方面破坏容貌之美。红斑、毛细血管扩张影响了面部正常的肤色。丘疹、脓疱、结节破坏皮肤的平滑之美和柔软弹性之美。过多的皮脂分泌使面部异常光亮而刺眼，且易沾染灰尘，使面部皮肤显得污秽不洁。皮脂腺增大、鼻尖部肥厚增大、鼻赘红紫形成，严重破坏了皮肤的色泽和光滑，损毁了容颜。

本病早期治疗以皮损消退、皮色恢复正常为治愈。后期形成鼻赘不易消退，治疗以皮损缩小，颜色变淡为目的。

【鉴别诊断】

1. 粉刺 多发于青春期男女，常见于颜面、上胸部、背部，鼻部常不侵犯；皮损为散在性红色丘疹，可伴有黑头粉刺。

2. 白屑风 分布部位较为广泛，不只局限于面部，有油腻性鳞屑，不发生毛细血管扩张，常有不同程度的瘙痒。

【治疗】

一、内治

（一）辨证论治

1. 肺胃热盛

症状：多见于红斑型。红斑多发于鼻尖或两翼，压之褪色，常嗜酒，口干，便秘，舌红，苔薄黄，脉弦滑。

治则：清泻肺胃积热。

方药：枇杷清肺饮加减。

2. 热毒蕴肤

症状：多见于丘疹脓疱型。在红斑上出现痤疮样丘疹、脓疱，毛细血管扩张明显，局部灼热，伴口干，便秘，舌红，苔黄，脉数。

治则：清热解毒凉血。

方药：黄连解毒汤合凉血四物汤加减。

3. 气滞血瘀

症状：多见于鼻赘型。鼻部组织增生，呈结节状，毛孔扩大，舌略红，脉沉缓。

治则：活血化瘀散结。

方药：通窍活血汤加减。

（二）经验方

1. 牛黄上清丸，每次 6g，每日 2 次。

2. 三黄片，每次 6g，每日 3 次。

3. 大黄䗪虫丸，每次 6g，每日 2 次。适用于气滞血瘀者。

二、外治

1. 鼻部有红斑、丘疹者，可选用一扫光或颠倒散洗剂外搽，每天 3 次。

2. 鼻部有脓疱者，可选用四黄膏外涂，每天 2 ~ 3 次。

3. 鼻赘形成者，可先用三棱针刺破放血，颠倒散外敷。

4. 皮肤过于油腻者，可用市售中药玉桂硬膜或金缕梅软膜粉与研碎的大黄䗪虫丸粉末按 3∶1 混合用温水调后作皮肤护理。

三、针灸治疗

1. 毫针　取印堂、迎香、地仓、承浆、颧髎，配禾髎、大迎、合谷、曲池。取坐位，轻度捻转，留针 20 ~ 30 分钟，每天 1 次。

2. 耳针　取穴外鼻、肺、内分泌、肾上腺。用耳穴压豆法，每日 1 次，每次取 2 ~ 3

穴，留针 20 ~ 30 分钟。

3. 梅花针 患处可用七星针轻叩，每日 1 次。

【预防调摄】

1. 避免过冷、过热、不洁物等刺激。
2. 保持心情舒畅，避免精神紧张。
3. 忌食辛辣酒类等刺激性食物和肥甘厚腻之品。少饮浓茶，多食清淡食物及蔬菜水果。
4. 保持大便通畅。

第三节 白屑风

白屑风是因皮肤油腻而出现红斑、覆有鳞屑而得名，是发生在皮脂溢出部位的慢性炎症性皮肤病。因其多发于头面，故又称为面游风。《外科正宗》记载："白屑风多生于头、面、耳、项、发中，初起微痒，久则渐生白屑，叠叠飞起，脱而又生。此皆起于热体当风，风热所化。"相当于西医的脂溢性皮炎。其特点是：头发、皮肤多脂发亮，油腻，瘙痒，迭起白屑，脱去又生。皮损以炎性红斑上覆有油腻性鳞屑为特征。病程缓慢，反复发作，常迁延多年，好发于皮脂腺较丰富部位。患者以青壮年为多，乳儿期也有发生。

【病因病机】

本病主要因素体湿热内蕴，感受风邪所致。

1. 风热血燥 风热之邪外袭，郁久耗伤阴血，阴伤血燥，或平素血燥之体，复感风热之邪，血虚生风，风热燥邪蕴阻肌肤，肌肤失于濡养而致。

2. 脾胃湿热 平素恣食肥甘厚腻、辛辣之品，以致脾胃运化失常，化湿生热，湿热蕴阻肌肤而成。

现代医学对本病的发病原因尚未明确，一般认为雄性激素水平增高，促使皮脂腺分泌增高，并在此基础上发生真菌（卵圆形糠秕孢子菌）和细菌（痤疮丙酸杆菌）的寄生或感染所致。也可能与个人体质、代谢障碍及家族遗传、免疫、激素、神经和环境等因素有关。此外，过勤洗头、卫生习惯不良、汗液和脂垢腐败分解等对本病的发生和发展有一定的影响。

【临床表现】

多发于皮脂丰富部位，如头皮、前额、眉弓、鼻唇沟、胡须部，并可自头皮开始，向下蔓延至颈后、腋窝、胸部、肩胛部、脐窝、腹股沟等部位。

1. 干性型 皮损为大小不一的斑片，基底微红，上有片状白色糠秕状鳞屑，在头皮部可堆叠很厚，头皮瘙痒剧烈，梳头或搔抓时头屑易于脱落而呈白屑纷飞状，毛发干枯，伴有脱发。

2. 湿性型 多为皮脂分泌旺盛，皮损红斑、糜烂，有油腻性痂屑，常有臭味。在耳后和鼻部可有皲裂，眉毛因搔抓折断而稀疏，头部损害早期出油，或头屑多，瘙痒，继而头发细软、脱落、秃顶。严重者泛发全身，成为湿疹样皮损。

【损美评价】

白屑风的皮损对皮肤的色泽、光洁、弹性与完整均有破坏，故对容颜美影响极大。皮肤红斑、脱屑、结痂，与正常肤色形成鲜明对比，面部显得污秽不净，破坏了正常皮肤的形态美。皮肤糜烂破坏了皮肤的完整性，损害了容颜，且易引起感染。飞起的头皮屑和有臭味的油腻性痂屑，使人厌恶。

本病的美容治愈以皮损消退、自觉症状消失，且皮肤油腻明显改善，毛孔变细腻为标准。

【鉴别诊断】

1. 慢性湿疮 病变境界清楚，无油腻性鳞屑，皮肤粗糙增厚，易成苔藓样变。

2. 白疕 皮损颜色较为鲜红，鳞屑呈银白色，无油腻感，搔抓后红斑上有点状出血，发于头皮可见束状发，但不脱发，大多冬重夏轻。

3. 白秃疮 多见于儿童，头部有灰白色鳞屑斑片，其上有长短不齐的断发，发根有白色菌鞘，真菌检查呈阳性。

【治疗】

一、内治

（一）辨证论治

1. 风热血燥

症状：多发于头面部，为淡红色斑片，干燥、脱屑、瘙痒，受风加重，或头皮瘙痒，头屑多，毛发干枯脱落，伴口干口渴，大便干燥，舌质偏红，苔薄白，脉细数。

治则：祛风清热，养血润燥。

方药：消风散合当归饮子加减。皮损颜色较红者，加牡丹皮、金银花、青蒿；瘙痒较重者，加白鲜皮、刺蒺藜；皮损干燥明显者，加玄参、麦门冬、天花粉。

2. 肠胃湿热

症状：皮损为潮红斑片，有油腻性痂屑，甚至糜烂、渗出，伴口苦，口黏，脘腹痞满，小便短赤，大便臭秽，舌质红，苔黄腻，脉滑数。

治则：健脾除湿，清热止痒。

方药：参苓白术散合茵陈蒿汤加减。糜烂渗出较甚者，加土茯苓、苦参、马齿苋；热盛者，加桑白皮、黄芩。

（二）经验方

1. 防风通圣丸，每次6g，每日3次。

2. 甘露消毒丹，每次 6g，每日 3 次。

3. 龙胆泻肝丸，每次 6g，每日 3 次。

4. 六味地黄丸，每次 9g，每日 3 次。适用于阴血不足者。

5. 两仪膏，每次 15g，每日 2 次。适用于血虚风燥者。

二、外治

1. 干性发于头皮者，用白屑风酊外搽，每天 3 次。

2. 干性发于面部者，用痤疮洗剂外搽，每天 2 次。

3. 湿性皮损有少量渗出者，可用马齿苋、黄柏、大青叶、龙葵各 30g，或单味马齿苋 30g，煎汤，放凉后外洗或湿敷患处，每次 30 分钟，每日 2～3 次。湿敷后，外搽青黛膏，或用脂溢洗方（苍耳子 30g，苦参 15g，王不留行 30g，明矾 9g）煎水洗头。

4. 皮肤油腻，刺痒不爽，用玉容粉研极细末，水调成面膜敷面 25 分钟，1 周 1 次，10 次为 1 个疗程。

5. 炎症不明显，仅见皮肤油腻时，可用市售中药玉桂硬膜或金缕梅软膜作皮肤面膜护理。

【预防调摄】

1. 忌食荤腥、油腻、少食甘甜、辛辣以及浓茶、咖啡、酒等，多食水果、蔬菜。

2. 生活规律，睡眠充足，保持大便通畅。

3. 避免搔抓，不用刺激性强的肥皂洗涤。

第四节　毛囊角化病

毛囊角化病是一种不常见的遗传性角化不良性皮肤病。其临床特征是坚硬的毛囊性疣状丘疹，表面盖有油腻性痂皮。本病好发于头面、四肢等皮脂溢出的部位，多在儿童期发病，到成年期加重，很少见于 5 岁以下儿童，男性多于女性。夏重冬轻，日晒加剧。

现代医学认为本病是常染色体显性遗传病，日光的照射在损害的形成中是一个诱发因素。

【病因病机】

1. 先天禀性不足，阴血亏虚，生风生燥，肌肤失养而成。

2. 后天脾运不健，蕴湿不化，凝集肌肤所致。

【临床表现】

1. 本病好发于头面、颈、四肢及躯干。面部以颞、额、耳和鼻唇沟多见；四肢以屈面为多；躯干部以中线及腹部为多，常对称分布。

2. 夏重冬轻，日晒加剧，不能自愈。

3. 皮损早期为针头至米粒大小的坚硬丘疹，正常肤色，逐渐增大，颜色由浅变深，表面盖有油腻性灰色、褐色或黑色痂皮，去掉痂皮，丘疹顶端出现小凹陷。丘疹可相互融合成片，隆起成疣状，也可呈乳头状增殖性损害。

4. 因累及部位不同，损害也有别：在手掌、足底损害表现为角化过度肥厚；四肢常有扁平疣样皮疹；齿龈及腭黏膜可有小的白色脐形小丘疹；舌、颊黏膜及女阴黏膜可有糜烂或浅溃疡；甲板干燥、易脆，有时甲变形、变色。可感染发生浅溃疡，有脓性和血性分泌物，伴有恶臭气味。

5. 一般无自觉症状，偶有轻度瘙痒。

【损美评价】

面部、手部皮肤的色泽、光滑度、弹性、有无皮肤损害对人体容貌美至关重要，毛囊角化症在这些方面均有改变，因而严重影响人体容貌美。密集成片而坚硬的丘疹，或疣状或乳头状增殖性的损害，使皮肤失去了光滑细腻感。给人一种粗糙感觉。皮损表面盖有油腻性灰色、褐色或黑色痂皮，不仅改变了皮肤的光滑度，而且改变了皮肤的正常色泽，给人一种污秽的感觉。手、足、甲均可出现各种皮损，改变了这些部位的色泽、光滑度、弹性，影响了手、足、甲的美容。

本病美容治愈以皮损明显减轻，皮肤较为光洁，颜色接近正常为标准。

【鉴别诊断】

1. 白屑风　多见于头面部，皮损边缘不十分鲜明，可伴有脱发，有油腻性鳞屑，但无恶臭的脓样痂皮，皮损不融合成乳头状，不伴口舌糜烂。

2. 鱼鳞病　多在幼年开始发病，皮损为菱形或多角形鳞屑，呈鱼鳞或蛇皮状，以肘、膝伸侧及胫前为甚，冬重夏轻，并有家族史。

【治疗】

一、内治

（一）辨证论治

1. 血虚风燥
症状：初起皮疹针头至米粒大小，触之坚硬，状如蟾皮，表面有油腻性痂皮，指甲干燥、脆，伴有口干舌燥，苔少舌红，脉细数。
治则：养血润燥。
方药：四物消风散加减。

2. 脾虚湿阻
症状：皮疹如米粒大小，触之较硬，伴有脓性黏液，口唇皲裂，掌跖肥厚，兼见纳呆便溏，少气懒言，舌淡有齿痕，脉濡。

治则：健脾除湿。

方药：参苓白术散加减。

（二）经验方

1. 全蝎 10g，蜈蚣 10 条，蝉衣 30g。共研细末，分 40 份，每日早晚各服 1 份，温开水或黄酒送服，20 天为 1 个疗程，如有效，可续服。

2. 二妙丸，每次 9g，每日 3 次，口服。

3. 当归片和地龙片，每次各 5 片，每日 3 次，口服。

4. 六味地黄丸，每次 9g，每日 3 次，口服。

二、外治

1. 皮损干裂、脱屑者，外涂疯油膏，每日 2 次。

2. 皮损有渗出、糜烂及恶臭者，外擦硫黄软膏，每日 2~3 次。

三、针灸治疗

常选用风池、曲池、足三里、血海、三阴交、中脘、脾俞，每次选 2~4 个穴，用补法，留针 10 分钟，每日 1 次，10 次为 1 个疗程。

【预防调摄】

1. 不宜用热水洗烫。

2. 避免日光曝晒。

第五节　甲　病

甲病是甲板、甲周和甲床发生病变的总称。甲病有先天性甲病和后天性甲病之分，先天性甲病由遗传因素所致，治疗效果不佳，本节不予讨论。后天性甲病分为原发性甲病和继发性甲病。原发性甲病仅有甲的病理改变而不伴有其他相关疾病，而继发性甲病可由某些系统性疾病所致，也可由某些皮肤病引起，其中由手足癣引起的灰甲、银屑病引起的甲凹点、扁平苔藓引起的甲胬肉较为多见。由各种疾病引起的甲病应重点治疗这些疾病，随着疾病的好转，甲病多会渐愈，本节也不作重点讨论，因原发性甲病和手足癣引起的灰甲比较常见，对人体甲的美观影响较大，故此节作重点讨论。

【病因病机】

1. 饮食失节　《脾胃论》曰："脾胃内伤，百病由生。"过饥则摄食不足，气血生化之源匮乏，四肢爪甲失去濡养，则指（趾）甲干枯、脆裂；饮食偏嗜，则人体获取营养不均衡，可导致阴阳失调或营养缺乏，也可导致甲病产生，如《素问·五脏生成篇》曰："多食辛，则脉急而爪枯"。饮食内伤，脾胃虚弱，气血生化无源，指甲失去濡养或肝郁脾虚，肝脾不和，均可引起指甲的病变。

2. 肝血不足 肝藏血，主筋，其华在爪。若肝血亏虚，爪甲失养，则指（趾）甲变形、脆裂、肥厚、干枯。若肝阴不足或热病伤阴，引起肝热，则指甲色苍而爪枯。

3. 肺气虚弱 肺主气属卫，具有宣发卫气、输精于皮毛的功能。肺气不足，则宣发、敷布津液的功能减弱，皮毛爪甲失去润养，出现指（趾）甲干枯无泽。

4. 瘀血阻滞 各种原因导致血行不畅而瘀滞，爪甲失养，则指（趾）甲脆裂、甲床紫黑。

5. 外毒侵袭 禀赋不耐之人，易被各种毒物侵袭，如日光毒、彩毒（化妆品）、药毒、虫毒（真菌）、化学物毒等，轻者引起指（趾）甲松动，重者导致指（趾）甲变形、变色，甚至脱落。

西医认为先天性甲病与遗传有关，多见于一些遗传性皮肤病和遗传性综合征。后天性甲病中原发性甲病多与营养不良和各种内外界因素对指（趾）甲的刺激和毁损有关；而继发性甲病多由某些皮肤病和某些系统性疾病所致，其中最常见的"灰指甲"是由于抵抗力较差而引起的皮肤癣菌感染所致。

【临床表现】

甲病分后天性甲病和先天性甲病，先天性甲病疗效不佳，故不作重点讨论。现将后天性甲病分述如下：

后天性甲病有原发性甲病和继发性甲病之分。

1. 原发性甲病

（1）反甲 又称匙状甲，甲板变薄，中央凹陷而周边翘起。常伴有头昏、眼花等肝血不足或肝阴亏虚等症状。

（2）甲剥离 甲板自游离缘起逐渐与甲床分离，但不超过甲板的一半。表面光滑而呈白色，多见于女性，常有外伤、药物、接触化学品史；或有长期浸泡水及肥皂液的过程。

（3）甲分裂 甲板自远端游离缘向甲根部分裂，使甲板裂成多层，常见于妇女，多有长期失水和脱水的过程。

（4）厚甲 指甲比正常厚得多，但不变形，多有外伤史。

（5）钩甲 甲板肥厚，过长而弯曲，如鸟钩状，表面污秽，凹凸不平。常侵害一甲。多见于年老气血亏虚之人。

（6）薄甲 甲板变薄。常伴有头昏、眼花等肝血不足的症状。

（7）脆甲 甲板菲薄，发生纵裂与层状分离。以小儿、妇女多见。部分患者有过度热水烫洗和肥皂刺激的过程。可有肝阴不足或血瘀的症状。

（8）甲纵沟 甲板中央有一纵嵴，嵴顶凹陷为浅沟，也可以无嵴而呈现沟纹。常有外伤史。

（9）甲横沟 甲板出现横形凹陷的沟线。好发于急性、热性病之后，常有肺气阴不足或肝阴亏虚的表现。

（10）甲纵嵴　甲板薄而脆，有纵行嵴状突起，远端常破裂和分层。多有饮食失节的生活习惯，常有阴血不足的症状。

（11）白甲　可有点状白甲、线状白甲、部分白甲和全部白甲的表现。点状白甲正常人也常见。白甲有时有外伤史，部分有肝阴（血）或肺气阴亏虚的症状。

（12）对半月　甲板的近端半侧为白色，远端一半为红色，两半部间界线清楚。有时可自行恢复。

（13）甲着色　黑甲，常有外伤、接触焦油的过程；绿甲，多见于女性，有长期接触肥皂、洗涤剂和泡水的经历，系感染绿脓杆菌和绿色曲菌所致；黄甲，多因食物中含胡萝卜素过高或接触某些化学药物所致。

（14）杵状指　指、趾末肥大呈鼓槌状，甲板也明显增大，游离缘显著地向掌跖面弯曲，侧缘也同样弯曲，即甲板无论在横或纵的方向皆呈凸状曲线。多有心肺气阴不足或肝阴血不足的症状。

（15）逆剥（肉刺）　甲皱襞的近端或侧边的表皮被撕裂而成三角形剥离，有时有疼痛感或能引起继发化脓感染。好发于儿童和妇女。

（16）嵌甲　常见于大拇趾甲，该处有一个过度向侧面生长的甲板长入甲皱壁，导致疼痛和发炎，可影响行走。多因修甲不良或鞋过紧压迫所致。

（17）甲床肿瘤　各种良性、恶性肿瘤或发生在甲床部位，这些肿瘤常引起甲沟炎、甲剥离、甲板营养不良、甲下出血及甲板变色等先兆变化。多有瘀血阻滞的表现。

2. 继发性甲病　继发性甲病除有上述指（趾）甲的某些改变外，均有某些系统性疾病或某些皮肤病的表现。常见的系统性疾病有慢性心肺疾患、肝硬化、脊髓空洞症等，常见的皮肤病有手足癣、银屑病、毛囊角化症、毛发红糠疹、扁平苔藓、斑秃、雷诺氏病、慢性湿疹、麻风、剥脱性皮炎、大疱性表皮松解症等。

另外较常见的继发性甲病还可伴有其他的指（趾）甲的改变。

（1）甲胬肉　近端甲床与背甲皱襞融合，致使部分甲板缺损，残余甲板可有纵沟及纵嵴。主要见于扁平苔藓，亦常伴有血瘀的表现。

（2）甲床肥厚　甲床组织肥厚，可达 1~5mm，为污秽黑褐色之角质层，往往把甲板抬起，甲板浑浊、粗糙。常见于慢性湿疹、银屑病。

（3）灰指甲（甲癣）　初起甲板见小白点或灰色小黑斑片，逐渐指（趾）甲表面凹凸不平，增厚或蛀空而残缺不全、变形而呈污灰色厚甲。有的甲板萎缩色白，甲板四周翘起，其下蛀空，或甲板部分增厚，边缘破损，略显草绿色，少数甲周红肿，甲板高低不平。本病轻者只涉及 1~2 个指（趾）甲受累。一般无疼痛感，但指（趾）甲过厚，也可引起疼痛。

（4）甲沟炎　甲沟潮红、肿胀，常引起甲周围组织发炎，分泌浆性脓液，造成甲的弛缓性动摇、污秽浑浊、粗糙。常因念珠菌感染、湿疹等继发引起，也可见于原发。

（5）儿童期20个甲营养不良　甲板变薄，浑浊失去光泽，表面有纵嵴，游离缘有甲分离，甲易碎，无甲下及甲周病变，多见于儿童，也可累及青年或成年人。本病部分患者随年龄增长可逐渐好转。部分病例可能是银屑病、斑秃、扁平苔藓的一种表现。

常见先天性甲病有先天性厚甲、巨甲、小甲、白甲、反甲症、周期性甲剥离、网拍状甲、杵状指等，因疗效不佳，在此不一一赘述。

【损美评价】

手部指甲美也是人体外在美不可忽视的一个组成部分。甲病改变了指甲的正常形态、质地、色泽，严重影响了人的手部美。指甲增厚、变薄、变脆、干枯、缺损、变形、出现各种裂纹等，改变了指甲的正常形态、质地。指甲着色、干瘪、粗糙改变了指甲的正常色泽。指甲甲沟发炎、污秽浑浊、发绿、出现异味、胬肉，使人产生厌恶感。

甲病的美容治愈在于恢复甲的形态、质地、色泽，消除感染和异味等。

【鉴别诊断】

甲病要分清先天性甲病和后天性甲病。先天性甲病除有指（趾）甲改变外，还伴有一些遗传性皮肤病及遗传综合征等；后天性甲病有原发性甲病和继发性甲病，原发性甲病仅有指（趾）甲改变，而继发性甲病除有指（趾）甲改变外，多伴有某些系统性疾病和某些皮肤病症状，应予以鉴别。

【治疗】

一、内治

（一）辨证论治

1. 肝血亏虚

症状：指（趾）甲变形、脆裂、肥厚、干枯，口唇指甲色淡，可伴有面色萎黄或苍白，视力减退或雀盲，眩晕，心悸，寐少，舌淡，脉细。若肝阴不足，可见指甲色苍，枯萎，伴双目干涩，皮肤干燥，五心烦热，潮热盗汗等。常见于反甲、薄甲、脆甲、甲横沟、甲纵嵴、白甲、杵状指、厚甲、儿童期 20 个甲营养不良等。

治则：滋阴补血，养肝润燥。

方药：补肝汤加味或四物汤合一贯煎加减。若甲脆见腰膝酸软，头晕耳鸣，舌红少苔，脉细无力，属肾水不足，当补益肾水，用六味地黄丸。

2. 血虚风燥

症状：病程迁延，指（趾）甲灰白增厚，枯槁变形，失去光泽，状如油炸，或若蛀空、缺损，舌质红，少苔乏津，脉弦细。常见于灰指甲、甲床肥厚等。

治则：养血润燥，解毒杀虫。

方药：当归补血汤加减。发于指甲者，加桑枝、姜黄；发于趾甲者，加牛膝、木瓜。若厚甲伴皮肤干燥粗糙、脱屑瘙痒者，宜养血祛风润燥，用养血润肤饮。

3. 气阴不足

症状：指（趾）甲干枯无泽、变形，皮肤毛发干燥起皱，可伴有短气自汗，消瘦，舌干红无津，脉虚。常见于甲分裂、钩甲、甲横沟、白甲、杵状指、逆剥、厚甲、对半月等。

治则：补肺益气，养阴润燥。

方药：生脉饮合固本丸加减。

4. 瘀血阻滞

症状：指（趾）甲脆裂、变形、干枯、甲床紫黑，可伴有局部刺痛，肿块，肌肤甲错，唇紫绀，舌紫或有瘀点，脉弦涩。常见于甲剥离、厚甲、脆甲、甲纵沟、白甲、嵌甲、甲床肿瘤、甲胬肉、黑甲等。

治则：活血化瘀。

方药：桃红四物汤或复元活血汤加减。

5. 气血亏虚

症状：指（趾）甲翻转，呈匙状，或干厚，形体消瘦，纳少，乏力，面色无华，舌淡苔白，脉濡缓。常见于厚甲、反甲、甲剥离、甲纵嵴、脆甲、白甲、黄甲等。

治则：补养气血，健脾益胃。

方药：十全大补汤。若厚甲见腹胀纳呆、苔腻脉滑，系脾不运化，水湿内停，宜健脾化湿，方用平胃散；若脆甲见于热病后期，伴口干舌燥、舌绛红少津、脉细，又当益胃生津，用益胃汤；若见胸闷胁胀，指甲变脆或甲剥离，苔薄脉弦，乃肝气横逆，木郁土虚，宜疏肝理气，用逍遥散合四物汤；若指甲部分发白，又称甲白斑病，常有腹痛、大便不实，多因脾胃不和，虫积伤脾，肝脾不和，应选用香砂六君丸、参苓白术散合肥儿丸；若黄甲伴腹胀便溏，乏力短气，饮食无味，面部及肢体浮肿，舌淡脉细等，称为黄甲综合征；由脾胃虚弱，饮食失节，或偏嗜五味，中气受损，宜补中益气汤合香砂六君丸化裁。

6. 湿热蕴积

症状：病程长，甲沟肌肤黯红，瘀紫肿胀，少量脓水不断渗出，疼痛轻微或不痛，甲下溃空，或胬肉凸出，甚者指（趾）甲脱落，甲着色，舌红，苔薄，脉滑。常见于甲沟炎、甲胬肉、黑甲、绿甲、甲剥离等。

治则：清热解毒，和营除湿。

方药：二妙散合仙方活命饮加减。

（二）经验方

1. 当归饮子丸，每次6g，每日3次；当归苦参丸，每次6g，每日2次。用于血虚风燥者。

2. 新癀片，每次4片，每日3次。用于湿热蕴积者。

3. 杞菊地黄丸，每次9g，每日3次。用于肝阴血虚者。

4. 七厘散，每次1.5g，每日2次。用于瘀血阻滞者。

5. 滋润琼玉膏，每次1汤匙，每日2次。用于气阴不足者。

二、外治

1. 对于灰指甲，可用二号癣药水或复方土槿皮酊浸渍甲部，每日1次，每次20分钟。浸药前，先用小刀刮除部分已变灰白的指（趾）甲。

2. 对于甲沟炎，初起用金黄散外敷或 10% 黄柏溶液湿敷、浸泡，每日 2~3 次。溃后用生肌散，外盖白玉膏。有胬肉者，修剪胬肉后用平胬丹或枯矾粉，外盖冲和膏。有指（趾）骨坏死者，应清除死骨。慢性溃疡有嵌甲者，行拔甲术或剪去部分甲根。

3. 对于绿甲，可用复方土槿皮酊浸渍甲部，每日 1 次，每次 20 分钟。或用乌梅、石榴皮、白鲜皮、马齿苋、苦参各 30g，煎水外泡，每日 1 次，每次 20 分钟。

4. 对于嵌甲、甲床肿瘤可行手术治疗。

5. 对于其他甲病，一般不需外治。

【预防调摄】

1. 加强营养，避免偏食。避免食用含胡萝卜素过高的食物。多食富含维生素 A、E、B_2 和含铁丰富的食品。

2. 注意保护指（趾）甲，避免外伤和各种生物、化学、物理因素刺激。

3. 有手足癣、甲沟炎应积极治疗，避免损毁指（趾）甲。

4. 继发性甲病，应积极治疗原发病。

第六节　粟丘疹

粟丘疹又称白色痤疮，是一种发生于表皮的良性潴留性囊肿。其临床特征为面部（尤其是眼下方）有散在粟粒大小的白色坚硬丘疹。中医学文献中尚无类似病名记载。

【病因病机】

湿痰瘀积肌肤而成。

西医认为本病分为原发性和继发性两型，原发性可从新生儿开始发病，可能与遗传有关，也有些从未发育的皮脂腺形成。继发性常发生于擦伤或某些皮肤病之后，如大疱性表皮松解症、大疱性类天疱疮、迟发型皮肤卟啉症、疱疹皮炎等，可能与汗管受损有关。

【临床表现】

1. 发于任何年龄，男女皆可患病，但多见于青年女性。

2. 主要分布于眼睑周围和面颊，亦可见于额、阴茎、阴囊及阴唇内侧面，继发性大多分布于原皮损周围。病程发展缓慢，可持续数年，最后可自然脱落。

3. 皮损为针头至粟粒大小的白色或黄白色硬丘疹，孤立散在，用针挑之，可见粟米样白色坚硬小颗粒。

4. 无自觉症状。

【损美评价】

粟丘疹长在最显眼的眼睑周围和面颊，使人产生瑕疵的感觉。眼睑周围和面颊出现针头至粟粒大小硬丘疹，改变了皮肤的光洁度。皮损呈白色或黄白色，改变了局部皮肤的色泽。

本病的美容治愈以皮损全部消退，且不留任何痕迹为标准。

【鉴别诊断】

1. 粉刺 好发于面部，皮损为针头大小的毛囊性丘疹，或为白头粉刺，可挤出白色或淡黄色脂栓，因感染而成红色小丘疹，顶端可出现小脓疱。同时伴有皮肤油腻。

2. 汗管瘤 好发于下眼睑和上颊部，皮损为粟粒至绿豆大小（少数为豌豆大小），正常肤色、淡棕黄色或褐色半球形丘疹，表面常有蜡样光泽，中等硬度。

【治疗】

本病不需要内治。一般采用外治的方法。

1. 局部消毒后，用针挑除。

2. 五妙水仙膏点涂患处。

3. 中药外洗：苦参30g，板蓝根20g，地骨皮30g，孩儿茶15g，煎水外洗。

4. 孩儿茶调敷患处。

【预防调摄】

1. 面部尽量避免擦伤。

2. 面部避免长期使用皮质类固醇激素。

第八节　汗管瘤

汗管瘤是一种汗腺管的瘤样病变，在中医学中尚未找到与之相应的病名。本病多见于女性。最常见的发病部位是在下眼睑，其次是面颊上部、颈部和前额上部，亦有发生在外阴生殖器部位。皮疹特征是粟米至绿豆大的硬实丘疹，表面正常皮色或棕褐色，散在或群集分布，一般不融合。

【病因病机】

1. 先天禀赋不足，肝气郁结，气滞血瘀，凝结于肌肤而发病。

2. 风湿之邪侵袭皮肤腠理，搏于体表，阻滞营卫循行，痰瘀凝结而发病。

西医认为本病可能与内分泌功能失调有关，是表皮内小汗腺导管分化的良性肿瘤。

【临床表现】

1. 发病时间常为青春期。女性较男性多见。

2. 女性好发于下眼睑和上颊部，其他如前额、颈部、胸部和腹部等处也不少见，偶见皮损局限于生殖器或手指伸侧。男性下胸部是常见发病部位。

3. 皮损为粟粒至绿豆大小（少数为豌豆大小），正常肤色、淡棕黄色或褐色半球形丘疹，表面常有蜡样光泽，中等硬度。损害数目多少不等。常较密集但不融合。皮损常逐渐增大，达到一定大小则不再长大，但很少自行消退。男性在胸部成批泛发者，称为发疹性汗管瘤。

4. 病程可长达数十年。

5. 一般无自觉症状。发于外阴，可有痒感。

【损美评价】

眼睑、面部出现粟粒至绿豆大小（少数为豌豆大小）的丘疹，破坏了皮肤的光洁度。疹色淡棕黄色或褐色，表面常有蜡样光泽，改变了皮肤的正常色泽。

本病的美容治愈，以皮损消退、不留瘢痕、接近正常皮色为标准。

【鉴别诊断】

1. 毛发上皮瘤　一般为皮色，质地较硬，好发于鼻唇沟及鼻翼处。

2. 扁平疣　散在分布的扁平丘疹，好发于手背和面部，多呈淡褐色，可较快增多，有时可见线状排列皮疹。

【治疗】

一、内治

（一）辨证施治

1. 肝郁气滞

症状：皮疹发生于眼睑或面颊部，肤色或淡棕黄色，质地偏硬不痒，舌质淡红，苔薄白，脉弦。

治则：疏肝理气，化瘀散结。

方药：逍遥散合柴胡疏肝散化裁。

2. 痰瘀凝结

症状：皮疹发生于眼睑、面颊部或外阴部，暗褐色，丘疹较硬，舌质暗红，苔薄白而腻，脉滑。

治则：温化痰湿，活血散结。

方药：苍术膏加减。

二、外治

局部皮肤消毒后，将五妙水仙膏直接点涂在皮疹上，反复多次，直至皮疹周围出现水肿性苍白环，然后用牙科砂轮磨除皮疹。亦可用水晶膏点涂。

三、其他疗法

可考虑 CO_2 激光、冷冻、多功能离子治疗机等物理疗法。

【预防调摄】

1. 情志不宜长期抑郁，女性患者注意调理月经。
2. 保持皮肤干爽清洁。

第九节 发蛀脱发

发蛀脱发又称"蛀发癣"，因其局部头发渐变细软、枯燥脱落而得名。西医称为脂溢性脱发。它是以头发油腻或焦枯、逐渐脱落为特征的一种较难治愈的损美性疾病。本病多发生于青壮年，病程呈慢性经过。临床分干性和油性两种。

【病因病机】

1. 血热风燥 血热生风，伤营化燥，进而耗伤阴血，阴血不能上潮巅顶营养毛发，毛根干涸，故发焦脱落。

2. 脾胃湿热 若脾虚又恣食肥甘，更易伤胃损脾，致使湿热上蒸巅顶，侵蚀发根白浆，引起头发黏腻而脱落。

现代医学认为，许多内分泌因素可引起本病的发生；免疫、遗传、激素、神经和环境因素亦可导致本病的发生；也有人认为本病与细菌感染有关，皮脂溢出增加了机体对细菌的易感性。此外，过食甜食、精神紧张等均是诱发和加重该病的因素。

【临床表现】

1. 多发生于青壮年男性，亦可见于部分女性。
2. 头发油腻发亮，如同擦油一样，或大量的灰白色糠秕状鳞屑脱落。
3. 头发干燥变细，缺乏光泽，在头顶部位或者前额两侧呈均匀性或对称性脱发，很少累及颞部和枕部头发，患处皮肤光滑且亮。
4. 自觉瘙痒。
5. 病程迁延日久，呈缓慢经过。

【损美评价】

一头飘逸乌黑靓丽的头发是人体容貌美的标志之一，而发蛀脱发引起了头发质地、色泽的改变，造成了头发的稀少甚至缺如，严重影响了人体的容貌美。头发焦枯，细软发黄，改变了头发的质地和色泽。头发稀疏脱落，中央脱落厉害，犹如蝶状，破坏了头发的完整性。头皮光亮，如抹油，或白屑层层叠起，梳洗时大片白屑脱落且时有异味，令人十分厌恶。

本病的美容治愈以头发基本长出，发质恢复正常，皮肤油腻基本得到控制为准。

【鉴别诊断】

早秃 多见于青中年男性，初起两鬓角处脱发，以后逐步向顶部和前额部发展，毛发稀疏、脱落逐渐加重，每次洗头时达百十根之多。

【治疗】

一、内治

（一）辨证论治

1. 血热风燥

症状：头发干燥，略有焦黄，稀疏脱落，挠之则有白屑叠飞，落之又生，自觉头部烘热，头皮瘙痒，舌红，苔薄黄微燥，脉细数。

治则：凉血消风。

方药：凉血消风散加减。头发干枯加侧柏叶、元参。

2. 脾胃湿热

症状：平素恣食肥甘厚味过多，头皮潮湿，状如油擦，甚则数根头发彼此粘连在一起，鳞屑油腻呈橘黄色，固着很紧，难以洗除，舌红苔黄腻，脉滑数。

治则：健脾祛湿。

方药：祛湿健发汤加减。

（二）经验方

1. 干性者用天麻杜仲胶囊，每次4粒，每日2次。或养血生发胶囊，每次2g，每日2次。
2. 油性者用茵陈五苓丸，每次6g，每日3次。
3. 当归注射液或红花注射液，每次2ml，肌注，每日2次。

二、外治

1. 侧柏叶30g，榧子2个，胡桃肉2个，捣烂浸雪水，梳发时涂上，则发润而不落。柏叶、桑白皮，煎汁洗之，再以木瓜浸油润之。适用于干性者。
2. 止痒生发酊：鱼腥草20g，白芷20g，冰片1g，大枫子20g，甘草10g，薄荷20g，白鲜皮15g，加入75%酒精1500ml中浸泡1周取滤液，用瓶密封备用。适用于以瘙痒为主者。
3. 祛脂方：山豆根、桑白皮、石菖蒲、五倍子、透骨草、皂角刺各15g。浓煎，加水1000ml，洗头，每日1次。适用于油性者。
4. 祛脂生发酊：仙鹤草20g，藿香15g，侧柏叶20g，苦参15g，金粟兰20g，川椒8g，白鲜皮15g，加入75%酒精1500ml中浸泡1周取滤液，用瓶密封备用。每日2～3次外涂患处。适用于油性者。

三、针灸治疗

1. 毫针 主穴取百会、四神聪、头维、生发穴（风池与风府连线的中点）。配安眠穴（合谷与三间连线的中点）、翳风、翳明、上星、太阳、风池、鱼腰、丝竹空。皮脂溢出过多，配上星。每日或隔日针刺 1 次，每次选取 5～7 个穴，交替使用，随证加减，视体质强弱及证情虚实运用补泻手法，可不留针，或用电针，10 次为 1 个疗程。治疗期间嘱患者每日早晚自行按摩头皮。

2. 穴位注射 ①取足三里、曲池穴，用复方丹参注射液 4ml 穴位注射，3 日 1 次，10 次为 1 个疗程，适用于油性者。②取足三里、三阴交穴，用复方人参注射液 4ml 穴位注射。用法同上，适用于干性者。

【预防调摄】

1. 限制甜食，少食甘肥厚腻之品，少饮酒及咖啡等刺激性饮料，多食蔬菜、水果。

2. 洗头不宜过勤，秋冬季每周 1～2 次，春夏季每周 2～3 次。不宜用过热的水及碱性大的洗发水洗头。洗发水应选取性质温和者为宜。

3. 生活规律，不宜熬夜或过度操劳。

4. 平素常食山楂、草莓之类，对控制头发油腻颇多裨益。

第十节 油 风

油风因头发突然成片脱落，头皮光亮如有油，且与风邪有关而得名。它是一种头部毛发突然发生斑块状脱落的慢性皮肤病，又名鬼舐头、鬼剃头。《外科正宗·油风》云："油风乃血虚不能随气荣养肌肤。故毛发根空，脱落成片，皮肤光亮，痒如虫行，此皆风热乘虚攻而然。"相当于西医的斑秃。其特点是：脱发区皮肤变薄，感觉正常，无自觉症状。可发生于任何年龄，但多见于青年，男女均可发病。常在过累、失眠或受到刺激后发生。

【病因病机】

1. 血热生风 过食炙煿之味，或者情志抑郁化火，损阴耗血，血热生风，风热随气上窜于巅顶，毛根失于阴血濡养，则突然脱发。

2. 血瘀毛窍 跌仆损伤，皮里肉外血瘀，阻塞血络，新血不能养发，故发脱落。

3. 气血两虚 气虚则血液难生，不能温煦肌腠，毛根空虚，故成片秃发。

4. 肝肾不足 肾阴不足，精不化血，则发无生长之源，故而脱发。

现代医学认为本病的发病机制不明，认为可能与神经精神因素、内分泌或局部病灶、肠道寄生虫以及遗传和自身免疫有关。

【临床表现】

1. 头发突然成片迅速脱落，脱发区皮肤光滑，边缘的头发松动，容易拔出，拔出时可见发根近端萎缩，呈上粗下细的感叹号样。脱发区呈圆形、椭圆形或不规则形。数目不等，大小不一，可相互连接成片，或头发全部脱光。严重者，眉毛、胡须、腋毛、阴毛甚至毳毛等全身毛发脱落。

2. 一般无自觉症状，多在无意中发现。常在过度劳累、睡眠不足、精神紧张或受刺激后发生。

3. 病程较长，可持续数月或数年，多数能自愈，但也有反复发作或边长边脱者。开始长新发时，往往纤细柔软，呈灰白色毳毛，类似毫毛，以后逐渐变粗变黑，最后恢复正常。

【损美评价】

头发不仅是人之华冠，还具有保护头皮和大脑的功能。拥有一头茂密、飘逸的头发，是青春和健康的象征。头发成片脱落甚至全部秃顶，重者连眉须均脱落，不仅严重影响人体容貌美，而且损伤人的自信心。脱发处光亮如抹油，易使周围的人群产生厌恶感，同时给病人心理造成较大压力。

油风是一种心身性疾病，美容治愈不仅要使自觉症状消失，毛发生长，而且要使病人消除心理压力，不再形成新的脱发区。

【鉴别诊断】

1. 白屑风　头发呈稀疏、散在性脱落，脱发多从额头开始，延及前头及颅顶部，头皮覆有糠秕状或油腻性鳞屑，常有不同程度的瘙痒。

2. 白秃疮　好发于儿童，为不完全脱发，毛发多数折断，残留毛根，附有白色鳞屑和结痂，断发中易查到真菌。

3. 肥疮　多见于儿童，头部有典型的碟形癣痂，其间有毛发穿过，头皮有萎缩性的疤痕，真菌检查阳性。

【治疗】

一、内治

（一）辨证论治

1. 血热风燥
症状：突然脱发成片，偶有头皮瘙痒，或伴头部烘热；心烦易怒，急躁不安，苔薄，脉弦。
治则：凉血熄风，养阴护发。
方药：四物汤合六味地黄汤加减。若风热偏胜，脱发迅猛者，宜养血散风、清热护发，方用神应养真丹。

2. 气滞血瘀
症状：病程较长，头发脱落前先有头痛或胸胁疼痛等症，伴夜多恶梦，烦热难眠，舌有瘀点、瘀斑，脉沉细。
治则：通窍活血。
方药：通窍活血汤加减。

3. 气血两虚

症状：多在病后或产后头发呈斑块状脱落，并呈渐进性加重，范围由小到大，毛发稀疏枯槁，触摸易脱，伴唇白，心悸，气短懒言，倦怠乏力，舌淡，脉细弱。

治则：益气补血。

方药：八珍汤加减。

4. 肝肾不足

症状：病程日久，平素头发焦黄或花白，发病时呈大片均匀脱落，甚或全身毛发脱落；伴头昏，耳鸣，目眩，腰膝酸软，舌淡，苔薄，脉细。

治则：滋补肝肾。

方药：七宝美髯丹加减。

（二）经验方

1. 首乌片，每次 5 片，每日 3 次。

2. 养血生发胶囊，每次 2 粒，每日 2 次。

3. 杞菊地黄丸，每次 9g，每日 3 次。

4. 六味地黄丸，每次 9g，每日 3 次。

5. 血府逐瘀丸，每次 6g，每日 2 次。适用于血瘀者。

二、外治

1. 鲜毛姜（或生姜）切片，烤热后涂擦脱发区，每天数次。

2. 5%～10%斑蝥酊、10%补骨脂酊、10%辣椒酊外搽，每天数次。

3. 斑蝥 9g，紫荆皮 30g，樟脑 12g，白酒 1000ml，浸泡 2 周后，过滤取汁备用。外搽，每日 2～3 次。

三、针灸治疗

1. 毫针 主穴取百会、头维、生发穴（风池与风府连线中点），配翳明、上星、太阳、风池、鱼腰透丝竹空。实证用泻法，虚证用补法。每次取 3～5 个穴，每日或隔日 1 次。如病期延长，可在脱发区和沿头皮足太阳膀胱经循行部位用针移动叩击，每天 1 次。

2. 梅花针 先用 75%乙醇在斑秃区和脊柱旁开 0.5cm 处（夹脊穴）常规消毒后，将梅花针背部用线接通 G860 脉冲针灸电针仪，以仪器中的另一极用线接出交病人握住，打开治疗仪，调至病人可耐受的强度。然后用七星针轻叩上述消毒部位，以皮肤轻度发红，少许渗出为宜，隔日 1 次，10 次为 1 个疗程，一般治疗 4～5 个疗程。

【预防调摄】

1. 劳逸结合，保持心情舒畅，避免烦躁、忧愁、动怒等。

2. 加强营养，多食富含维生素的食物，纠正偏食的不良习惯。

3. 有龋齿、肠道寄生虫的患者，在治疗脱发的同时，应积极治疗原发病。

4. 注意头发卫生，加强头发护理，不用碱性强的肥皂洗发，少用电吹风吹烫头发。

第十一节 白 发

白发指头发全部或部分变白的症状。中西医同名，中医又名"发白"。白发有生理性白发和病理性白发，老年性白发为生理性白发，青年、少年白发多为病理性白发。本节主要讨论青少年白发。青少年白发是青少年时期头发过早变白或白发增多的一种皮肤病。俗称"少白头"。其特点是见于青少年，起初头发少数散在性稀疏白发，以后可逐渐或突然增多，部位往往局限于两鬓部，无自觉症状。

【病因病机】

1. 肺胃积热 嗜食辛辣肥甘之品，久则肺胃积热，循经上蒸，则发枯而白。

2. 劳伤心脾 多愁善感，用脑过度，劳伤心脾，气血亏虚，发失濡养而白。

3. 肝失疏泄 精神抑郁或烦躁愤怒，肝失疏泄，气血失和或气滞血瘀，精血不能循经滋养毛发，发失濡养而白。

4. 劳欲过度 过度劳损或房劳过度，损伤肝肾，精血亏耗，引起气血乏损，头发失去濡养而白。

西医认为白发的发生原因较为复杂，通常分为先天性白发和后天性白发。先天性白发多与白化病同时伴发，有时呈家族性与色素缺失有关。后天性白发除生理性老年白发外多与营养不良、精神创伤、情绪激动、悲观及抑郁有关。

【临床表现】

1. 青少年出现白发或白发增多，部位以两鬓部为常见。

2. 起初头发少数散在性稀疏白发，以后逐渐或突然增多，一般是分散存在，亦有部分是成束变白。

3. 无自觉症状。

4. 部分患者有家族史。

【损美评价】

乌黑的秀发不仅把人衬托得容光焕发，同时也是健康的标志。白发，尤其是青少年的白发，却给人以衰老，病态的感觉。

本病的美容治愈以头发基本变黑，发质恢复正常。

【鉴别诊断】

1. 白驳风 病变发生在头部，除局部变白外，底层皮肤亦变白。

2. 油风 在病情恢复的过程中，初生白色毳毛，常是稀疏细软，时间一久，渐变黑、变粗，乃至恢复如常。

【治疗】

一、内治

（一）辨证论治

1. 肺胃积热

症状：白发增多，成束多见，或见头发成片脱落，伴口干口苦，面色潮红油腻，大便干结，小便短赤。舌红苔黄，脉数。

治则：清泄肺热，凉血乌发。

方药：清肺生发汤。

2. 劳伤心脾

症状：多见于脑力劳动者。白发渐增，伴毛发异常，毛发的异常多从末端开始，如毛发稀疏，粗糙而分叉，干燥易折，倦怠乏力，面色苍白，舌淡，苔薄白，脉细无力。

治则：养心安神，健脾益气。

方药：归脾汤加减。

3. 肝失疏泄

症状：头发在较短时间内变白，严重者可满头白发，情志抑郁不舒或烦躁不安，纳差口苦，胸胁胀闷，舌质淡红，或舌边尖红，苔薄黄或白，脉弦或弦细。

治则：疏肝理气，养血解郁。

方药：逍遥散加减。若伴头痛或头皮刺痛，舌质暗或有瘀斑，脉沉或涩者，加天麻、川芎、合欢花等。

4. 肝肾不足

症状：白发多从两鬓开始，缓慢扩展，倦怠乏力，不耐劳作，失眠健忘，腰膝酸软，男子遗泄，女子月经不调或带下清稀，舌质淡红，苔薄白，脉沉细。

治则：滋补肝肾，养血乌发。

方药：七宝美髯丹加减。

（二）经验方

1. 首乌片，每次 5 片，每日 3 次。

2. 二至丸，每次 9g，每日 3 次。

3. 六味地黄丸，每次 9g，每日 3 次。

4. 桑椹膏，每次 20g，每日 3 次。

5. 七宝美髯口服液，每次 10ml，每日 2～3 次。

6. 知柏地黄丸，每次 9g，每日 2 次。适用于血分有热者。

7. 逍遥丸，每次 6g，每日 2 次。适用于思虑忧愁者。

二、外治

1. 沐发方：桑白皮 500g，柏叶 500g，木瓜 250g。煎水外洗。
2. 醋煮黑大豆至稠去豆取汁。洗发，隔日 1 次；或涂抹，每日 1 次。

三、针灸治疗

取风池、肝俞、胆俞、支沟、足三里等穴。每日选 2 ~ 4 穴，施补法，留针 20 ~ 30 分钟。每日 1 次，10 次为 1 个疗程。

四、其他疗法

推拿法：第一步：指梳头法。两手五指微屈，以十指指端从前发际起，经头顶向后发际推进。反复操作 20 ~ 40 次。第二步：按头皮。两手五指自然张开，用指端从额前开始，至头部正中按压头皮至枕后发际，然后按头顶两侧头皮，直至整个头部。按压时要使头皮有肿胀感，每次 2 ~ 3 分钟。第三步：提拉头发。两手十指分开抓满头发，轻轻用力向上提拉，直到全部头发都提拉一次，时间 2 ~ 3 分钟。第四步：干洗头发。用两手十指按摩整个头部的头发，如洗头状约 2 ~ 3 分钟。第五步：拍打头皮。双手四指并拢，轻轻拍打整个头部约 1 ~ 2 分钟。

以上五个步骤的按摩法每日早、晚各做 1 次，长期坚持，可防治白发、脱发、头发干燥、枯黄等。

【预防调摄】

1. 注意合理的饮食营养，多食具有补肾乌发的食物，如黑芝麻、黑豆、黑米、核桃、大枣等。尽量少食糖及脂肪类食物。
2. 注意养护头发，使用合适的洗发和护发化妆品。
3. 保持充足的睡眠，保持心情舒畅。

第十二节　妇女多毛症

妇女多毛症是指女性在不该生长硬毛的部位长了许多又长又粗又黑的毛，或者女性毛发呈男性型分布，如上唇、下颏、前胸、腹部、四肢等处长出了又粗又黑的毛，阴毛向腹部甚至脐部发展。中医叫异毛恶发。《诸病源候论·令毛发不生候》记载："若风邪乘其经络，血气改变，则异毛恶发妄生也。"

先天性妇女多毛症难以根治；后天性妇女多毛症多数在青春期始发，其多毛部位除掌跖、唇红、乳头、阴蒂外，全身均可见到毛发异常生长。本节仅论及后天性的妇女多毛症。

【病因病机】

1. 素体肺胃阴虚，血热生风，风邪乘其经络，血气改变，则异毛恶发妄生。

2. 素体阳明胃经之血气壅盛以致异毛恶发妄生。

3. 肾阴不足，冲任失调，血气异常，导致异毛恶发妄生。

西医认为，体毛的生长情况受内分泌的影响，尤其与雄激素水平有关。雄激素水平高，体毛生长可增多增快，患者同时伴有乳房萎缩、月经减少或闭经、声音变粗、阴蒂增大等男性化症状。但是，大部分妇女多毛症患者并无内分泌疾病，生长发育正常，可能是由于雄激素的活性增高或体毛对雄激素的敏感性增高所致。此外，遗传也是原因之一。本病常见于肾上腺皮质功能疾病和卵巢疾病以及一些其他慢性疾病，引起雄性激素水平增高，其多毛具有雄激素依赖现象，须部、胸、腹、大腿、小腿伸侧毛发呈男性毛发分布的特征。此外，伴有痤疮、秃发、皮脂溢出等。

【临床表现】

1. 女性的面部、阴部、腹部及四肢毛发异常。

2. 上述部位的体毛明显增多、增长、增粗，增黑；阴毛延及脐部，眉毛异常粗黑浓密，并可出现长胡须和胸毛或乳头、乳晕部长毛等男性毛发分布的特征。

3. 多伴有月经不调，面部痤疮和乳房、外阴发育不良。

4. 与家族和内分泌功能紊乱关系密切。

【损美评价】

妇女多毛症损害了人体整体美。体毛明显增多、增长、增粗，增黑，给人以毛茸茸的感觉，损害了女性的阴柔之美。女性长胡须和胸毛或乳头、乳晕部长毛等，给人以男性化的感觉，给患者带来很重的心理负担。

本病的美容治愈以增多、增长、增粗、增黑的毛发全部脱落为标准。

【鉴别诊断】

妇妇多毛症应分清先天性妇女多毛症和后天性妇女多毛症。

先天性妇女多毛症除体毛生长可增多增快外，同时伴有乳房萎缩、月经减少或闭经、声音变粗，甚至出现喉结、阴蒂增大等男性化症状，以及雄激素水平明显增高等内分泌改变。而后天性妇女多毛症则无这些过于男性化的特征。

【治疗】

一、内治

（一）辨证施治

1. 肺胃阴虚血热

症状：四肢、躯干体毛明显增多、增长，皮肤较干燥，形体偏瘦，月经一般正常，口干喜冷饮，大便干，小便黄，舌红苔薄黄，脉细数。

治则：清肺养阴，凉血净肤。

方药：百合固金汤合泻白散加减。

2. 阴虚冲任失调

症状：多毛以口周、双前臂、小腿伸侧为主，或有面部痤疮，乳房发育不良，月经不调，心烦失眠，腰酸耳鸣，舌红少苔，脉细数。

治则：滋养肾阴，调理冲任。

方药：六味地黄丸合二至丸加减。

3. 阳明胃热壅盛

症状：体毛浓黑而密，伴有唇红，口干，大便秘结，小便短赤，舌红少苔，脉洪数。

治则：清胃凉血。

方药：净肤汤加减。

（二）经验方

1. 六味地黄丸，每次 9g，每日 3 次。

2. 二至丸，每次 9g，每日 3 次。

二、外治

1. 净肤剂：浮石 30g，炉甘石 30g，混合外用，轻擦多毛部位，以皮肤微红为度。

2. 炉甘石 15g，海浮石 15g，共研细末，每日用纱布蘸药粉揉搽多毛部位 1 次，每次 20 分钟。

三、针灸治疗

1. 毫针　①取肺俞、脾俞、足三里、三阴交、膈俞、合谷、列缺、上巨虚。方法：背俞穴针尖向椎体方向斜刺 1.2 寸；列缺向肘部方向斜刺；合谷直刺；足三里、三阴交向膝部斜刺。留针 20 分钟，隔日 1 次。用于肺胃阴虚血热型。

②肾俞、肝俞、三阴交、太溪、太冲、心俞。取双侧穴位，平补平泻，中等刺激，留针 20 分钟，每日 1 次。用于阴虚冲任失调型。

③合谷、列缺、足三里、上巨虚、膈俞、脾俞。均取双侧穴位。方法：背俞穴针尖向椎体方向斜刺 1.2 寸；列缺针尖向肘部斜刺；合谷直刺深 1 寸；足三里、上巨虚针尖略向膝部斜刺。针刺得气后留针 30 分钟，2 天 1 次，15 次为 1 个疗程。用于阳明胃热型。

2. 耳针　取脾、肺、胃、肝、内分泌、皮质下、肾上腺、子宫。每次取 4～5 穴，短毫针刺或耳穴压豆，隔日 1 次。或取胃、脾、肺、肾。方法：针刺留针 30 分钟，其间捻转 3～5 次，2 天 1 次，15 次为 1 个疗程。

四、其他疗法

可使用光子脱毛机脱毛。

【预防调摄】

1. 由于疾病原因引起的多毛症，要及早找妇科或内分泌科医师诊治，以免延误病情，影响健康。

2. 非疾病原因引起的多毛症对身体无害，但从美容角度考虑，可使用各种脱毛法。

3. 拔毛或剃毛时注意勿损伤皮肤，以免感染。

第十二章

敏感性皮肤病

第一节　颜面再发性皮炎

颜面再发性皮炎是反复发生于中青年女性面部的一种轻度红斑鳞屑性皮肤病。临床特点是面部出现潮红斑片，上附有单层糠秕状鳞屑，自觉灼热及轻度瘙痒感，春秋季节易反复发作。

【病因病机】

1. 风热血热　素体热盛，禀赋不耐，再加外感风热，两热相搏，蕴阻肌肤，上蒸于面而致。

2. 风热血燥　风热反复侵袭日久，郁而燥血，肌肤失养，生风化燥于面部而致。

西医认为本病发病原因尚不明确。但与化妆品、花粉、尘埃、日光照射、卵巢功能障碍、习惯性便秘及消化功能障碍刺激面部皮肤而产生变态反应有关。

【临床表现】

1. 好发部位　多见于两颧部及面颊部、额部，严重者可累及全颜面部，少数可发生于颈前三角区及颈部。

2. 皮损特点　轻度局限性潮红斑片，有的有轻度肿胀，上附有细小糠秕状鳞屑，无丘疹、水疱及苔藓样改变。多见于 25～40 岁女性。发病突然，自觉瘙痒。反复发作可致面部色素沉着。

3. 病程特点　发病后 1 周至 10 天左右消退，但易反复发作，春秋季节易发病，部分病人可反复发作 3～5 年。

【损美评价】

颜面再发性皮炎属于变态反应性皮肤病，多好发于中青年女性的面部，潮红脱屑的局限性损害使面部皮肤形成较大反差，破坏了皮肤色泽协调柔和美。反复发作后还易致面部色素沉着，皮肤干燥起皱，失去了原有的光亮及润泽。

【鉴别诊断】

1. 颜面单纯糠疹 发病原因不明确，好发于儿童，表现为面部局限性色素脱失斑，上附有细小糠状鳞屑，夏季多见。

2. 面部接触性皮炎 有明显接触史，面部接触部位潮红，肿胀明显或有密集丘疹、水疱，自觉痒痛灼热，发病与季节无关。

3. 面部湿疹 有湿疹反复发作病史，皮损呈多形性，有丘疹、丘疱疹，渗出及苔藓化倾向，自觉剧痒，与季节关系不大。

【治疗】

一、内治

（一）辨证论治

1. 风热血热
症状：面部潮红肿胀斑片，边界尚清，上附有细小鳞屑，自觉瘙痒，口苦而干，便干尿赤，舌质红，苔薄黄，脉浮数。
治则：祛风清热，凉血止痒。
方药：消风散合凉血地黄汤。面部红肿明显者加水牛角；五心潮热者加地骨皮、青蒿。

2. 风热血燥
症状：面部潮红肿胀斑片反复发作，皮肤干燥脱屑，口唇干燥，手心发热，舌质红，苔薄黄，脉细数。
治则：祛风养血润燥。
方药：当归饮子。皮肤干燥起皱加丹参、鸡血藤；口唇干燥明显者加南沙参、北沙参、芦根。

（二）经验方

苦参片，每次2片，每日2次。

二、外治

1. 发病初起潮红肿胀明显者可用内服中药的第三煎凉透后，六层纱布浸透药液湿敷患处15～20分钟，每日1～2次，5天为1个疗程。

2. 后期潮红肿胀已退，仅遗留有皮肤干燥脱屑时，每晚可用优质麻油或洋甘菊精油，棉签蘸后外涂患处，20分钟后用餐巾纸吸附，残留油过夜后晨起温水洗除，5日为1个疗程。

三、针灸治疗

1. 毫针 取曲池、合谷、血海、太溪、三阴交、肺俞等穴位。中等度刺激，有针感后留针 30 分钟。每日 1 次，5 次为 1 疗程，症状改善后改为隔日 1 次。

2. 放血疗法　取耳尖穴。先用手指揉捏耳尖部充血，常规消毒后用三棱针点刺耳尖部，挤压周围使之出血 5～7 滴，使热血外出，毒邪得泻。每周 2 次，6 次为 1 个疗程。

3. 穴位埋线　取大椎、肺俞、血海、曲池等穴位。先用甲紫液定位，常规消毒，将埋线针穿线后用注线法注入穴位。24 小时禁沾水，预防继发感染。15 天 1 次，3 次为 1 个疗程。对反复发作者效佳。

四、其他疗法

1. 口服抗组胺药物。
2. 外搽糖皮质激素类软膏。
3. 口服维生素 B、C。

【预防调摄】

1. 禁食刺激性食物及海鲜发物。
2. 注意避免日晒，外出回家后勤用清水洗面。
3. 面部少用化妆品。

第二节　唇　风

唇风是发生于口唇部位的炎症性疾患。相当于西医的剥脱性唇炎。临床特点是口唇部黏膜红肿、干燥、皲裂、脱屑，自觉痒痛感，好发于秋冬季节。

【病因病机】

1. 脾胃积热　饮食不节或过食辛辣食品致脾胃积热，加上风邪外侵，热燥化火上熏于唇。

2. 阴虚血燥　素体阴虚或劳伤心脾，生化不足而致阴虚血燥，不能上荣于唇。
西医认为其发病原因尚不明确。但与接触某种过敏物质及日光照射有一定的关系。

【临床表现】

1. 好发部位　皮疹常常从下唇的中央开始，而后逐渐扩大至整个下唇和上唇，嘴唇边界不清。

2. 皮损特点　初起唇部红肿、表面光亮。中期水肿破溃、渗液，日久结痂、干燥、裂口、反复脱屑，浸润肥厚，自觉痒痛感，多见于女孩和青年妇女。

3. 病程特点　经过缓慢，病情持续数月至数年不等。

【损美评价】

唇风主要表现为嘴唇部潮红肿胀、溃破渗液、结痂、干燥、脱屑，失去了正常的红润、光洁，唇部的美感荡然无存。且由于唇部长期干燥，患者常喜舌舔患处，也影响美感。

【鉴别诊断】

1. 接触性唇炎 有明确接触史，如食用菠萝、芒果等。症状轻重与接触物浓度、性质有关。斑贴试验阳性。避免接触过敏源可不再发作。

2. 腺性唇炎 可看到肥大的腺体和扩张的腺管开口部。有时可触摸到囊肿形成的结节。

【治疗】

一、内治

（一）辨证论治

1. 脾胃积热

症状：下唇部红肿、糜烂或唇部干燥、皲裂，自觉痒痛感，口干喜冷饮，大便干燥，小便黄赤，舌质红，脉数有力。

治则：祛风清热泻火。

方药：双解通圣散。局部潮红肿胀明显者加川黄连、地肤子、金银花；溃破渗液明显者加车前草、薏苡仁。

2. 阴虚血燥

症状：唇部干燥皲裂、脱屑肥厚，唇缘不清，常迁延数年不愈，口干，手心较热，舌红少苔，脉细数。

治则：滋阴降火，养血润燥。

方药：四物汤合六味地黄汤。口唇干燥明显者加玉竹、南沙参、北沙参、淮山药；手心较热，加地骨皮、龟板、青蒿。

（二）经验方

六味地黄丸，每次9g，1天2次。适用于阴虚血燥型。

二、外治

1. 青吹口散油膏，每日外涂患处4～5次。
2. 青黛油，外涂患处，1日2次。

三、针灸治疗

1. 毫针 取合谷、曲池、足三里、地仓、中脘等穴。每次取3～4个穴，留针30分钟，每日1次，10次为1个疗程。

2. 耳针 取口、胃、大肠、脾、内分泌、神门穴。每次选5个穴，隔日1次，10次为1个疗程。

四、其他疗法

1. 局部外用皮质类固醇激素软膏，症状改善后立即停用。
2. 有时可试用浅 X 线照射。

【预防调摄】

1. 切勿用舌舔唇部。可适当用润唇膏或滋润油脂涂擦患处，防止干燥、皲裂、脱屑。
2. 少食辛辣、肥甘厚味之食物，多食水果蔬菜。
3. 避免接触致敏物及风吹日晒。

第三节　桃　花　癣

桃花癣是春季好发于儿童、青少年、妇女面颊部的细小鳞屑性浅色斑。相当于西医的春季皮炎。临床特点是每至春季两面颊部即出现淡粉红色或淡白色的斑片，可伴发小红丘疹，上附有少量糠秕样鳞屑，无明显自觉症状或有轻微瘙痒。因好发于春季桃花盛开时，故名桃花癣。

【病因病机】

1. 禀赋不耐，外感风热　素体禀赋不耐，腠理不密，复因外感风热，上蒸于面而致。

2. 素体热盛，肠胃积热　素体热盛，加之饮食不节，肠胃湿热内生，两热相搏，毒邪蕴结肌肤，上冲于面而致。

西医认为本病发病的原因是由于面部接触了花粉而引起变态反应所致。

【临床表现】

1. 好发部位　两颧部及面颊部最常见，也可延及颈项间。

2. 皮损特点　初起为大小不等圆形或椭圆形浅红色斑片，也可伴发红色小丘疹。以后逐渐变为淡白色斑，边界不甚清楚，表面干燥，有少量糠秕状白色鳞屑附着。初起有轻微瘙痒，后无明显自觉症状。

3. 病程特点　每年 4～5 月份左右面部即出现皮疹，反复发作数年。

【损美评价】

桃花癣每至春季即出现红斑、脱屑、干燥及紧绷感，影响了面部光洁、润泽及美观。

【鉴别诊断】

1. 白驳风　发病原因不明，季节不明显，皮损表现为境界清楚的白色斑片，边缘有色素沉着带，部位不定。

2. 虫斑 多见于儿童，有寄生虫病史。发于颜面的淡白色斑片，无明显鳞屑，无自觉症状。

【治疗】

一、内治

（一）辨证施治

1. 风热外袭

症状：颜面部有大小不等圆形或椭圆形淡红色斑片，伴红色小丘疹，轻度脱屑，瘙痒，舌红苔薄黄，脉浮数。

治则：祛风清热。

方药：荆防汤。瘙痒明显者加地肤子、白鲜皮；风热症状明显者加刺蒺藜、紫背浮萍。

2. 血虚不荣

症状：颜面部皮疹每至春季即发，面色萎黄，呈现淡白色斑片，边界不甚清楚，干燥，上附有少量鳞屑，舌质淡，苔薄，脉细数。

治则：养血活血祛风。

方药：四物汤合当归饮子。面色萎黄不荣加党参、白术；脱屑干燥加丹参、红花。

（二）经验方

1. 玉屏风口服液，1 日 3 次，每次 1 支。
2. 苦参片，每次 2 片，每日 2 次。

二、外治

1. 发病初起有淡红色斑片、红色小丘疹时可用金银花 15g，野菊花 9g，生地榆 30g，煎汤冷却后，湿敷患处。每日 1~2 次。
2. 皮损干燥脱屑有紧绷感时可外搽优质麻油，每晚 1 次。

三、针灸治疗

1. 毫针 取风池、百会、曲池、大椎、合谷穴。风池、曲池用泻法。余穴平补平泻，留针 20 分钟，每日 1 次。

2. 刺络拔罐法 常规消毒大椎穴，用消毒三棱针点刺出血，2 号罐闪火法拔罐，留罐 10 分钟，隔日 1 次。

四、其他疗法

1. 抗组胺药物内服。
2. 糖皮质激素霜剂外搽，3 日后即停用。

3. 维生素 C 内服。

【预防调摄】

1. 春季减少外出，及时清洗面部。预防可用白玉膏外涂。
2. 生活规律，多食水果蔬菜，少食辛辣刺激性食品。

第四节 化妆品皮炎

化妆品皮炎是指使用化妆品、护肤品而引起的一种皮肤炎症性皮肤病。近年来发病率明显上升，是一种特殊类型的接触性皮炎。类似于中医的"粉花疮"。临床特点是：多发于经常使用化妆品的妇女。颜面部出现潮红肿胀、红斑、丘疹、水疱、糜烂、渗液、色素沉着等，自觉热、痒、痛感。

【病因病机】

1. 风毒血热 素体禀赋不耐，血热内蕴或饮食辛辣之品，加之外感风毒，血热风毒相搏于肌肤，上袭颜面而发本病。

2. 风毒湿热 禀赋不耐，腠理不密，脾虚湿热内生，复因外涂化妆品，染毒化热，湿热蕴阻肌肤上蒸于面所致。

西医认为发生化妆品皮炎，大多数是由化妆品中的化学物质引起的原发性刺激性反应和变态反应所致，此外也与使用不合格或被微生物污染的化妆护肤品、长期浓妆艳抹、不注意皮肤清洁有关。

【临床表现】

1. 好发部位 颜面部多见，好发于两面颊及额部。

2. 皮损特点 初起在曾外涂化妆护肤品的颜面部位出现边界清楚的潮红肿胀斑块，继而出现红色丘疹、水疱。重症患者可出现较大水疱、糜烂、渗液。日久反复发作者可出现黑头粉刺、色素沉着。好发于从事文艺工作的青年女性或经常使用化妆品的妇女，自觉灼热、瘙痒、疼痛。

3. 病程特点 停用化妆护肤品并适当处理，1 周左右可逐渐消退，严重者约 2 周才能恢复。

【损美评价】

外用化妆及护肤品本意是使面部更漂亮美观，但由于患上了化妆品皮炎，除面部热、痒、痛等自觉不适外，还使颜面部出现潮红、肿胀、红斑、丘疹、水疱，严重者还会出现渗液、糜烂、黑头粉刺及色素沉着，严重影响了颜面部的美观，求美不成反而破坏了容貌的自然美。

【鉴别诊断】

1. 颜面再发性皮炎 好发于春秋季节，皮损为局限性轻度潮红斑片、轻度肿胀，上附细小鳞屑，无明显丘疹、水疱。自觉轻度瘙痒。

2. 面部湿疹 有湿疹反复发作病史，皮损呈多形性，有密集小丘疹、丘疱疹、渗出及苔藓化倾向，自觉剧痒。

【治疗】

一、内治

（一）辨证论治

1. 风毒血热

症状：发病较急，外搽化妆护肤品处出现边界清楚潮红肿胀斑块，继而出现红色小丘疹、小水疱。自觉灼热、瘙痒、疼痛。口苦而干，尿黄便秘，心情烦躁、夜寐欠安。舌红苔黄，脉浮数。

治则：祛风清热，凉血解毒。

方药：消风散加凉血地黄汤。面部潮红明显者加紫草、冬桑叶；瘙痒剧者加地肤子、白藓皮。

2. 风毒湿热

症状：面部潮红肿胀水疱，皮肤湿烂、滋水淋漓，纳呆腹胀，舌红苔黄腻，脉滑数。

治则：清热利湿，凉血解毒。

方药：清热除湿汤。面部肿胀渗液明显者加猪苓、茯苓、薏苡仁、车前草；纳呆腹胀加苍术、川朴、枳壳。

（二）经验方

1. 龙胆泻肝丸，1 日 2 次，每次 6g。
2. 苦参片，每次 2 片，每日 2 次。

二、外治

1. 初起肿胀潮红明显者：取苦参 15g，白茅根 30g，白鲜皮 15g，蒲公英 15g，水煎取汁，冷湿敷患处。每日 2 次，每次 20 分钟。连续用 4 天。

2. 水疱、渗液明显者：取五倍子 9g，野菊 9g，煅瓦楞子 9g，银花 15g，苦参 15g，水煎取汁，冷湿敷患处，每日 2 次，每次 20 分钟，连续用 3 天。

3. 结痂干燥脱屑可外用优质麻油外搽，每日 1 次。

三、针灸治疗

1. 毫针 取曲池、大椎、迎香、颊车、合谷、血海。每次选 4 ~ 5 穴，留针 30 分钟，每日 1 次，6 次 1 疗程。

2. 耳针 取双耳尖，捏揉至充血潮红，用三棱针点刺放血，挤压周围使其出血约 7 ~ 8 滴。每周 2 次，4 次为 1 疗程。

3. 刺络拔罐法 常规消毒后在大椎穴用三棱针点刺出血，用 2 号罐闪火法拔罐，留罐 10 分钟。隔日 1 次。

四、其他疗法

1. 生理盐水加氢化考的松注射液外用冷湿敷。
2. 口服抗组胺药物。
3. 口服维生素 C。

【预防调摄】

1. 第一时间停用已明确或可疑有刺激性和过敏反应的化妆护肤品。
2. 寻找一种适合自己皮肤、刺激性小的护肤品，此后不要再频繁更换品种或多种化妆护肤品重叠使用。
3. 不可使用劣质、过期或异常的化妆品。
4. 患病时，忌食辛辣、刺激食品，饮食宜清淡。

第五节　激素依赖性皮炎

激素依赖性皮炎是指持续或间断外用皮质激素制剂或含皮质激素的化妆护肤品，皮肤病明显改善后，突然停药，原皮损恶化，如再使用激素类制剂，症状体征会很快改善，但停药后又可再发并逐渐加重。患者不得不依赖激素制剂才能减轻痛苦。这是一种近年来多发的皮肤病，治疗较棘手。临床特点是皮损呈多形性，潮红肿胀、皮肤变薄发亮，时有小丘疹、小脓疱、脱屑皲裂。伴有毛细血管扩张，自觉干燥紧绷、灼热痒痛感。停用激素外用制剂易反跳，形成恶性循环。

【病因病机】

1. 风热血热 素体禀赋不耐，腠理不密加之外感风热之毒、药物之毒，蕴郁化热，上蒸于面部而致。

2. 血虚风燥 反复发作日久，耗伤阴血，阴虚内热，生风化燥，不能荣养面部肌肤。

西医认为本病发病原因比较复杂。可能与糖皮质激素强度、应用部位、持续时间及个体素质等因素有关，导致皮肤萎缩和应激能力降低。

【临床表现】

1. 好发部位 面颊部及额部，严重时可泛发整个面部及颈项部。

2. 皮损特点 面部潮红肿胀、红色小丘疹、小脓疱、结节，有毛细血管扩张。停用激素制剂症状加重，需用强效或加大剂量，炎症方能缓解。如此反复形成恶性循环，病情逐渐加重，出现糜烂、渗液、结痂、皲裂。病久可出现皮肤干燥变薄，汗毛增多，毛细血管扩张，色素沉着等。自觉灼热痒感，遇冷热刺激后症状加重。

3. 病程特点 不及时戒断外用激素制剂，病情可反复发作几年，病程越长，治疗越困难。

【损美评价】

面部起始有脂溢性皮炎、湿疹等皮肤病，很多患者为了尽快消除症状，长期大量地滥用激素。故近几年来，本病有增加趋势。且发病时间越长，治疗起来越困难。导致面部出现多形损害，后遗有皮肤萎缩、毛细血管扩张、粉刺、色素沉着，且不可逆转，严重影响了面部皮肤的白皙、润泽及光亮。

【鉴别诊断】

面部接触性皮炎 有物质接触史，皮损呈多形损害，某一阶段以某种皮损为主，无皮肤变薄，毛细血管扩张及色素沉着，不再接触致敏物即可自愈。

【治疗】

一、内治

（一）辨证论治

1. 风热血热

症状：面部皮肤潮红肿胀发亮，红色丘疹、结节，干燥脱屑、灼痒刺痛，严重时皲裂渗液，遇冷热刺激、洗脸后症状加重，涂激素制剂症状可缓解，停用后又复发，周而复始，缠绵难愈，口干喜饮，便干尿赤，心情烦躁，舌红苔薄黄，脉弦数。

治则：祛风清热，凉血止痒。

方药：消风散合凉血地黄汤。面部潮红肿胀明显者加紫背浮萍、白僵蚕；瘙痒剧烈者加苦参、徐长卿。

2. 血虚风燥

症状：面部皮肤干燥变薄，粗糙脱屑，汗毛增多、增粗，毛细血管扩张，色素沉着晦暗，自觉瘙痒，激素制剂外涂后症状可减轻，口燥咽干，五心燥热，舌红少苔，脉细数。

治则：祛风养血，凉血润燥。

方药：当归饮子。口燥咽干加南沙参、北沙参、芦根；五心燥热加地骨皮、龟板。

（二）经验方

六味地黄丸，每日 2 次，每次 9g。

二、外治

1. 初起潮红肿胀明显时可外用生理盐水或中药（生地榆、白芷、地骨皮、白鲜皮）煎出液冷湿敷，每日 2 次，每次 20 分钟，6 天 1 疗程。

2. 皮肤干燥、粗糙脱屑时可用优质麻油或性缓精油外搽，每日 1 次。

三、针灸治疗

1. 毫针　取大椎、曲池、合谷、列缺、百虫窝等穴位，用泻法。隔日 1 次，10 次为 1 疗程。

2. 穴位埋线　先定位取穴：大椎、肺俞、曲池，常规消毒，用埋线针穿入 1cm 长左右羊肠线，用注线法注入。24 小时禁沾水，酒精、牛、羊肉过敏者禁用。

3. 穴位注射　取双侧血海穴或曲池穴，常规消毒后，抽取丹参或生地注射液 3ml，每穴注射 1.5ml。每周 2 次，6 次 1 疗程。

四、其他疗法

1. 逐渐减低外用激素的浓度，或使用非甾体类抗炎制剂。

2. 抗组胺药物内服。

【预防调摄】

1. 尽早停用激素制剂或逐渐停用。非用不可时可短程、少量运用。切忌长期，大面积使用。

2. 激素依赖性皮炎治疗较为棘手，停用激素后最初几周较为痛苦，但要有信心坚持下去，会逐渐改善症状。

3. 面部有皮疹时禁食海鲜发物及各种刺激性食品。

4. 平素多锻炼身体，生活规律，提高自身免疫功能。

5. 尽量避免长时间待在空调房，否则面部更干燥不适。

第六节　晒　斑

晒斑好发于春夏季，是局部皮肤受强烈日光照射后引起的急性炎症性皮肤病。其临床特点是局部红斑、水肿或大疱。相当于西医的日光性皮炎。

【病因病机】

1. 热毒蕴肤　盛夏酷暑，阳光曝晒，热毒侵袭肌肤所致病。

2. 湿毒搏结　机体禀赋不耐，湿热内蕴，复感日光阳毒，湿热、阳毒搏结阻于肌肤而发病。

西医认为本病的发病原因是皮肤被较强的中波紫外线照射后出现了光毒反应，释放多种炎症介质，导致真皮血管扩张，组织水肿，激发了炎症反应。

【临床表现】

1. 好发部位 颜面部、项部、手臂伸侧、背部及日晒部位。

2. 皮损特点 日晒部位 2~6 小时出现皮损，12~24 小时症状可进行性加重达到高峰。皮损为境界清楚的水肿性红斑，严重者可出现水疱及大疱或伴糜烂和渗出。好转后可有脱屑及色素沉着。自觉瘙痒及灼痛感。

3. 病程特点 日晒后 3~5 天可逐渐消退，重者需 7~10 天才能恢复。

【损美评价】

晒斑常好发于暴露部位，如颜面、项部、背部等处。曝晒后会出现水肿性红斑、水疱，严重影响容貌美及肤色美。且在恢复期会出现明显脱屑、色素沉着，约要 4~6 个月方能恢复正常肤色。故美容临床治疗除了治愈局部皮损外，还应消除印痕，恢复皮肤柔嫩、平滑及弹性。

【治疗】

一、内治

1. 热毒蕴肤
症状：暴露部位皮肤潮红，逐渐肿胀，边界明显，或皮肤上出现大片红色丘疹，自觉局部灼热、瘙痒感，伴口唇干燥，尿赤便秘，舌红、苔薄黄，脉弦数。
治则：凉血清热解毒。
方药：犀角地黄汤合白虎汤。口唇干燥加淡竹叶、芦根；尿赤便秘加车前子、瓜蒌仁。

2. 湿毒搏结
症状：暴露部位皮肤出现大片潮红肿胀、丘疹，继而出现大量水疱，密集成片，甚则糜烂、渗液，久则结痂脱屑，伴有食欲不振，神疲肢倦，舌质红苔黄腻，脉滑数。
治则：清热利湿，凉血解毒。
方药：清热除湿汤。食欲不振加藿香、佩兰；皮损糜烂渗液加煅瓦楞子。

二、外治

1. 初起潮红肿胀明显者可用中药（生地、丹皮、银花、苦参、地肤子、生地榆）煎出液冷湿敷，1 日 2 次，5 天 1 疗程。或外搽炉甘石洗剂，1 日 2 次。

2. 水疱密集，渗液较多时可用中药（银花、野菊花、煅瓦楞子、苦参、白鲜皮）煎出液冷湿敷，1 日 2 次，5 天 1 疗程。

3. 局部糜烂、脓疱可用青黛散外扑，每日 1 次。

三、针灸治疗

1. 毫针　取穴大椎、百会、风池、肺俞、尺泽、膈俞、曲池、血海、足三里、百虫窝。每次选穴 5 个，泻法。留针 20 分钟。每日 1 次，10 次为 1 疗程。

2. 耳针　取穴肾上腺、神门、肺、大肠、内分泌及相应区。用王不留行籽及橡皮胶贴住以上穴位。每日用手按压 2 ~ 3 次，局部出现胀感效佳。

四、其他疗法

1. 严重者可口服强的松。
2. 面部常用冷喷、冷膜治疗。

【预防调摄】

1. 盛夏季节应尽量避免在上午 10 时至下午 3 时外出日晒，或预先外搽防晒霜、戴帽子或打太阳伞、穿长衣裤等。
2. 勿食光敏性食物，如灰菜、苋菜等。
3. 晒伤期间，多食清热利湿解暑饮食，如绿豆、西瓜、薏苡仁、海带等。
4. 晒伤后应尽早就诊，以避免病情加重。

第十三章
病毒性皮肤病

第一节　疣（疣目、扁瘊、鼠乳、丝状疣）

疣是一种发生在皮肤浅表的良性赘生物。好发于面部，颈项、躯干及手足背部。其临床特点：疣目好发于手足部，为粟米至黄豆大小，表面粗糙，状如花蕊的赘疣；扁瘊好发于青年女性面部及手背部，为米粒至绿豆大小扁平丘疹；鼠乳好发于儿童躯干部，为中央有脐凹，表面有蜡样光泽，中间可挤出乳酪样物质的丘疹；丝状疣为好发于中老年女性面部及颈项部的丝状赘生物，无明显自觉症状。相当于西医的寻常疣、扁平疣、传染性软疣、丝状疣。

【病因病机】

1. **肝经血燥**　七情所伤，肝经血燥，血不养筋，筋气不荣，风邪外搏肌肤而生。
2. **风热毒邪外侵**　肝火妄动，气血不和，外感风热之毒，阻于肌肤所致。
3. **气滞血瘀**　情志失调，肝郁气滞，发病日久，缠绵不愈，导致气滞血瘀，郁阻肌表而成。

西医认为本病是感染了人类乳头瘤病毒所致。当人体免疫功能低下时，可直接接触、间接接触或自体接种而感染本病。

【临床表现】

1. **好发部位**　不同的疣所好发的部位不同：疣目好发于手背、手指、足缘、颜面；扁瘊好发于面部及手背部；鼠乳好发于躯干部；丝状疣好发于眼睑、颈、颏部。
2. **皮损特点**　疣目初起小如粟米，逐渐增大如黄豆，数目多少不一，突出皮面呈半球形或多角形隆起，颜色灰褐或污黄，表面蓬松枯槁，状如花蕊。一般无明显自觉症状。扁瘊呈皮色、淡褐色或淡红色扁平小丘疹，数目可为十数个至上百个，略有痒感，若搔抓自体接种可出现沿抓痕排列的串珠状皮损。鼠乳初起坚实，小者如米粒，大者如豌豆，呈半球形隆起，皮色或乳白色，表面有蜡样光泽，中间有脐凹，若挑破丘疹，可从中央挤出乳酪样的软疣小体，愈后不留疤痕。丝状疣呈细软的丝状突起，易脱落，但新长不断，无明显自觉症状。

3. 病程特点　病程较长，有数年不愈者，但亦有不治自行消失者，亦可复发。

【损美评价】

疣是属于病毒性皮肤病。好发于颜面部及暴露部位，表现为高出皮面不同肤色的赘生物，使面部、颈项、手背部出现皮肤的不光滑，色素异常，破坏了颜面部及暴露皮肤的美感。因病程较长，久而久之会使患者产生自卑感，影响正常的心理。

【鉴别诊断】

1. 疣状痣　多从幼年起病，呈线状排列的疣状角化皮疹，与神经分布一致。与疣目单个散发不同。

2. 汗管瘤　多见于女性，好发于上下眼睑处，为正常肤色米粒大小丘疹，无明显自觉症状。与扁瘊散在分布，时有痒感不同。

3. 雀斑　有遗传史，与日光照射有关，夏重冬轻，为棕色或黑褐色斑点，不高出皮面。与扁瘊高出皮面的丘疹，与日光照射无关，无明显遗传史不同。

【治疗】

顽固性疣目及扁瘊可内服中药，鼠乳及丝状疣仅外治即可。

一、内治

1. 肝经血燥

症状：结节如豆，坚硬粗糙，蓬松枯槁，颜色污黄。伴急躁易怒，口苦而干，便干尿赤，舌质红苔薄黄，脉弦数。

治则：清肝润燥，养血活血。

方药：治瘊方。急躁易怒者加广郁金、绿萼梅；口苦而干者加焦山栀、淡豆豉。

2. 风热毒邪

症状：皮疹初起形如粟米或米粒样，扁平隆起，色呈淡褐、淡红或皮色，表面光滑，散在分布，自觉轻微痒感，搔抓后可出现串珠状排列皮疹，舌淡红苔薄黄，脉滑数。

治则：疏风清热解毒。

方药：桑菊消疣汤

3. 气滞血瘀

症状：病程较久，皮损以面部、手背为主，颜色紫褐，质略硬，皮疹长期不消，亦无新皮疹出现，无明显自觉症状，舌质紫暗有瘀斑、瘀点，脉弦或涩。

治则：理气活血，软坚散结。

方药：桃红四物汤。质硬难消者加露蜂房、三棱、莪术；热毒盛者加板蓝根、大青叶、紫草、马齿苋。

二、外治

1. 各种疣均可选用板蓝根、马齿苋、木贼草、香附、苦参、白鲜皮、地肤子、野菊花等中药，煎汤趁热洗涤患处。每日 2 次。

2. 疣目：对于蒂小的疣体可用推疣法。局部用 75% 酒精消毒后，用刮匙套住疣体根部，与皮肤呈 30°角，向前快速均匀用力推动使疣体脱落，创面压迫止血后，贴上创可贴，禁沾水。

扁瘊：用五妙水仙膏外搽：常规消毒后，用五妙水仙膏点涂患处，每半小时点涂 1 次，共 2 ~ 3 次，数日后自行脱落。

鼠乳：用消毒针头挑破患处，挤出其内乳酪样物质，用碘伏溶液外搽。皮损较多可分批治疗，注意保护周围皮肤。

丝状疣：用细丝线或头发，结扎疣体根部，数日后可自行脱落。

三、针灸治疗

1. 毫针　主穴：印堂、阳白、太阳、颧髎、颊车。配穴：风池、曲池、合谷、血海。皮损处选用 30 ~ 32 号毫针斜刺，从皮损周围进针，针尖对准皮损处，用平补平泻法。四肢穴直刺用提插泻法，留针 30 分钟，每日 1 次，10 次为 1 疗程。对扁瘊有效。

对于疣目常规消毒后，用毫针垂直快速进针至疣基底，强刺激不留针，4 周后疣体未脱落可再针 1 次。最好选母疣（最早出现或体积最大的疣体）。

2. 耳针　主穴：肺、肝、内分泌。配穴：面颊、枕、神门、大肠，每次选主、配穴各 1 ~ 2 个，留针 30 分钟，每日 1 次，连续 14 天。或用耳穴压豆法，两耳轮换，3 日 1 次，10 次为 1 疗程。

3. 穴位注射　取穴为血海、曲池，用注射器抽吸 2% 川芎注射液及防风注射液各 2ml，每次选 2 穴，每穴注射 2ml。隔日 1 次，10 次为 1 疗程。

四、其他疗法

可采用激光疗法、冷冻疗法、手术疗法等。

【预防调摄】

1. 禁食辛辣之品，多食新鲜水果蔬菜，保持大便通畅。
2. 禁搔抓皮损，防止自体接种传染。经常高温消毒洗脸毛巾。

第二节　热　疮

热疮是发热后或高热过程中在皮肤黏膜交界处所发生的疱疹性皮肤病。临床特点是出现成簇的水疱，有的可互相融合。自觉烧灼痒痛感，多在 1 周左右痊愈，但易反复发作。相当于西医的单纯疱疹。

【病因病机】

1. 肺胃热盛　素体虚弱，外感风热之毒，阻于肺胃二经，蕴蒸皮肤所致。

2. 阴虚内热　素体阴虚，复感风热之毒，反复发作，热邪伤津，导致阴虚内热。

西医认为是感染了人类单纯疱疹病毒所致，其病毒潜伏在三叉神经节，侵犯口、鼻及眼部皮肤黏膜。当发热、创伤、劳累、胃肠功能紊乱、月经、妊娠等使机体抵抗力降低时，即可发病。

【临床表现】

1. 好发部位　皮肤与黏膜交界处最好发，如口角、唇缘、鼻孔周围、面颊及外阴等部位。

2. 皮损特点　初起为红斑，继而出现针头大小簇集成群水疱，内有透明浆液，破裂后出现糜烂面，逐渐干燥结痂，痂脱落后即愈，可遗留有轻微色素沉着。一般无明显全身症状，患处皮肤可有烧灼及痒痛感。

3. 病程特点　病程为 1 周至 10 天左右，但易反复发作。

【损美评价】

热疮为病毒感染所致的疱疹性皮肤病，其好发在面颊及口周、鼻周，易出现糜烂、结痂，痂脱落后可遗留有色素沉着，约要 4 个月左右方可褪尽。使面部皮肤的完整性、光滑性均遭到破坏，且易反复发作，使面部失去了美感。

【鉴别诊断】

1. 蛇串疮　皮损为成簇的水疱，沿身体的一侧神经呈条带状分布，疱群间皮肤正常，自觉刺痛明显。病程约 2 ~ 4 周，一般愈后不再复发。

2. 黄水疮　好发于面部及四肢暴露部位，儿童多见。初起为水疱，继而形成脓疱，脓疱破后可结成蜜黄色痂。夏秋季节多见。

【治疗】

一、内治

（一）辨证论治

1. 肺胃热盛
症状：口周、鼻周群集小疱，灼热痒痛。轻度周身不适，心烦郁闷，便干尿黄，舌红苔薄黄，脉弦数。
治则：祛风清热。
方药：辛荑清肺饮加竹叶石膏汤。
2. 阴虚内热
症状：反复发作，口唇干燥，午后潮热，两手心热，舌红苔薄黄或少苔，脉细数。
治则：养阴清热。

方药：知柏地黄汤合增液汤。

二、外治

1. 中药煎出液湿敷：马齿苋30g，煎水待凉，用6层纱布浸透药液后冷湿敷患处，每次20分钟，每日2次。

2. 用西瓜霜或锡类散麻油调敷于患处。

三、针灸治疗

1. 毫针 取主穴肺俞、风池、上星、胃俞，配穴为合谷、鱼际。平补平泻，得气后留针30分钟，1天1次，10次为1疗程。

2. 耳针 取肺、胃、心，针刺后留针30分钟，2天1次，10次为1疗程。

四、其他疗法

可采用抗病毒药物或干扰素治疗。

【预防调摄】

1. 对反复发作者，要寻找发病诱因，尽量避免再发。

2. 保持局部干燥、清洁，防止继发细菌感染。

3. 禁外用激素制剂外搽。

4. 饮食宜清淡，忌食辛辣肥甘厚味之品。

第十四章

形体疾病

第一节 肥 胖 症

肥胖症是指体内脂肪堆积过多和（或）分布不均匀，体重增加，是遗传因素和环境因素共同作用的结果。目前肥胖症的诊断标准主要是：

①体重指数≥25 ［BMI = 体重（kg）／身高（m^2）］。

②超过标准体重的 20% ~ 30% 。

③分别在腹腰臀部检查，皮下脂肪厚度超过 2.5cm 。

上述三项符合其中之一即可。

肥胖症分为单纯性肥胖症和继发性肥胖症。单纯性肥胖症占肥胖病人总数的 90% ，它与生活方式相关，以过度进食、体力活动过少、行为偏差为特点，表现为全身脂肪组织过度增生、能够合并多种疾患的慢性疾病。继发性肥胖症约占肥胖病人总数的 5% ，它常出现于多种内分泌、代谢性疾病的发展过程中，也可以由遗传因素、外伤后或服用某些药物所引起。本节主要介绍单纯性肥胖症。

单纯性肥胖症是严重危害健康的疾病（如糖尿病、冠状动脉粥样硬化性心脏病、脑血管疾病、高血压、高脂血症等）的危险因子，在其发病中起着或为病因、或为诱因、或为加重因素、或兼而有之的作用。

中医学对肥胖症的认识较早。《素问·通评虚实论》中曾指出："甘肥贵人，则膏粱之疾也。"《灵枢·卫气失常》中就有关于肥胖特征的描述，将肥胖者分为"脂人"、"膏人"及"肉人"三种类型。此"三分法"是辨证施治肥胖症最早的分型原则，至今仍有一定的指导意义。历代医家早就注意到肥胖有害健康，并有不少论述中药减肥的记载。

肥胖症是一种世界性疾病。目前肥胖已成为全球范围迅速增加的流行疾病，减肥也成为席卷全球的新浪潮和国际热点。受国际上减肥浪潮的冲击，我国国内减肥、瘦身、美容渐渐成为时尚，但人群总体超重肥胖比例不高。

【病因病机】

中医认为，肥胖多与禀赋、饮食失调及脾、胃、肝、胆、肾功能失常和不良生活习惯有关。其主要发病机制为：

1. 禀赋体丰 有的肥胖患者与先天禀赋有关，常自幼就显肥胖身型，或有明显家族史。特别是随着生活水平不断提高，先天之精与后天之精的充盛与濡养过度，此类肥胖越来越多。

2. 饮食失调 过食肥甘、膏粱厚味之品，导致气血过于充盛，多余部分化为膏脂，使人肥胖。过食肥甘厚味，还可影响脾胃运化功能，使饮食水谷不能化为精血而转化为膏脂积于体内，导致肥胖。正如《素问·奇病论篇》中云："数食甘美而多肥也"。

3. 安逸过度 "久卧伤气"、"久坐伤肉"，久卧久坐，活动过少，导致气机不畅，血行迟缓，气虚则运化不健且影响脾胃运化水谷功能，致中气不足，四肢肌肉无所主，加之脾胃中气健运失职，则水谷精微化为痰湿浊脂，蓄积形体而致肥胖。

4. 肝失疏泄 肝之疏泄功能失常，气机郁结而横逆犯胃，影响脾胃运化水谷及水液功能；或肝胆气机不畅影响胆汁的分泌与排泄，浊脂不能运化，蓄积体内导致肥胖。

5. 脾肾阳虚 脾阳虚不能正常化生精血，聚而化生痰湿浊脂，导致肥胖；肾阳虚不能化气行水，不能温煦助脾胃运化，使湿浊内停，从而产生肥胖。

6. 脾胃实热 脾胃功能亢进，多饮多食，导致水谷精微在体内运化不及，化为膏脂，停滞于肌肤脏腑而为肥胖。

7. 年高气衰 中老年后肾气渐衰，五脏六腑功能减退，饮食水谷不能正常转输，聚而成痰湿浊脂发为肥胖。

总之，本病与脾、胃、肾、肝密切相关，以脾失健运，生湿生痰为主要病机，辨证论治应紧扣脾、胃、肾、肝与气血的关系。

西医学认为人的胖瘦取决于体内脂肪细胞的数目和大小。脂肪细胞内主要是中性脂肪、磷脂、胆固醇等。单纯性肥胖与遗传因素、精神因素、环境因素、饮食结构、生活习惯以及脂肪的摄入水平、体力活动消耗能量的多少有关。

【临床表现】

1. 症状 单纯性肥胖由于肥胖程度不同，其临床表现各异。根据伴见的自觉症状和体重将本病分为轻度、中度、重度3级：

轻度肥胖（超过标准体重在30%以下）仅见体态臃肿，有失健美，一般不伴有异常自觉症状。

中度肥胖（超过标准体重30%～50%）可见乏力，怕热，易出汗，行动迟缓，心悸，气短，易于疲劳思睡，记忆力减退，进食后腹胀满，便秘，头痛，头晕，腰酸腿痛。

重度肥胖（超过标准体重50%）上述症状均有加重，逐渐喜坐嗜卧，行动困难，动则气短，疲乏无力，生活难以自理，渐至卧床不起，男性则性欲降低，女性月经失调，经量稀少之闭经不孕。

2. 体征

（1）肥胖程度的计算

①标准体重：

成人标准体重（kg）：〔身高（cm）－100〕×0.9

儿童标准体重（kg）：1 岁以上：年龄×2 + 8

②体重指数测定：

体重指数（BMI）＝体重（kg）/身高（m）^{2}

（2）肥胖类型的测定

腰围/臀围比值（WHR）能衡量脂肪组织的量和分布。

测定方法：男性 WHR >1，女性 >0.9 则为中心型肥胖。

男性 WHR <0.8，女性 <0.7 则为周围型肥胖。

除外，还可以通过肥胖病局部脂病贮积的测定，如皮下脂肪厚度，脂肪细胞大小及数目测定。

（3）肥胖症的常规化验检查

①血、尿常规检查，尿糖测定；②血脂检查；③肝功能测定；④血糖测定；⑤血尿酸测定。以上检查可以了解肥胖症是否存在有并发症。

【损美评价】

不同的历史时期和文化背景有不同的审美观，因此形态的美很难有统一的标准。如我国古代对女性形态美的标准就有"环肥燕瘦"之别。今天，人们对自身形态美的鉴赏品位和追求越来越高，普遍认识到过于肥胖有损身体健康和形态美。从医学美学角度来看，肥胖使人变得臃肿，举止活动不灵活，有的颈部发黑并有污秽感，使颜面变得丑陋，皮肤皱褶部位还容易发生浸渍，感染霉菌而长癣，还有的鼾声如雷，更容易引起别人的厌恶，个人形象不佳，同时使机体负担过重，耗氧量增加，引起心、脑血管疾病和代谢紊乱，内分泌紊乱，免疫力下降，甲皱微循环和血液流变学异常，呼吸道通气低下，进而影响心脏功能，导致嗜睡。肥胖症可使人们的生活质量下降和恶化，甚至影响人的寿命。大多数人是从美学的观点关心自己的体重，而医学界则已清楚地认识到，肥胖病是对人类健康和生命的最大威胁。目前世界卫生组织（WHO）已确认肥胖是一种病，并向全世界发出忠告："肥胖病将成为全球首要健康问题"。

【鉴别诊断】

单纯性肥胖症诊断并不困难，但需排除由于内分泌病和先天性疾病引起的继发性肥胖，如库欣综合征、下丘脑性肥胖、甲状腺功能减低、多囊卵巢综合征及先天性疾病相关肥胖等。

【治疗】

一、内治

（一）辨证论治

1. 痰湿蕴结

症状：形体臃肿肥胖，伴疲乏无力，肢体困重，痰多，纳差，腹满，舌苔薄腻，舌质淡红，脉滑或濡缓。

治则：祛痰除湿，理气宽中。

方药：平胃散合二陈汤加减。

2. 湿热阻滞

症状：形体臃肿肥胖，伴头胀，眩晕，脘腹痞满，肢重，困楚怠惰，口渴，喜饮，舌苔腻微黄，舌质红，脉滑数或濡数。

治则：清热利湿祛浊脂。

方药：连朴饮合甘露消毒饮加减。

3. 脾胃实热

症状：形体壮实肥胖，伴脘腹嘈杂，易饥多食，精力过剩，面色红润光泽或口臭泛酸，牙龈肿痛，口渴引饮，便秘尿黄，舌红苔黄，脉弦滑有力。

治则：清胃通腑，凉血润肠。

方药：防风通圣散加减。

4. 肝郁气滞

症状：形体臃肿肥胖，伴胸胁苦满，急躁易怒，胃脘痞满，口苦咽干，失眠多梦，妇女可见乳房胀痛或少腹胀痛，月经不调，闭经，苔白或薄腻，舌质暗红，脉弦或弦细。

治则：疏肝解郁，行气导滞。

方药：柴胡疏肝散合调胃承气汤。

5. 脾胃气虚

症状：形体臃肿肥胖，伴面色苍白或萎黄，神疲乏力，气短懒言，口淡，饭后饱胀感，或四肢浮肿，便溏泄泻，舌淡苔白，脉濡缓。

治则：健脾益气，淡渗利湿。

方药：防己黄芪汤合参苓白术散。

6. 脾肾阳虚

症状：形体臃肿肥胖，以腰腹下肢为甚。伴颜面虚浮，神疲乏力，面色㿠白，形寒肢冷，或五更泻，下利清谷，腰酸腿软，小便清长，舌质淡红，苔白，脉沉细无力。

治则：温补脾肾。

方药：济生肾气丸合理中丸加减。

（二）经验方

1. 痰湿蕴结

实脾轻身饮（《圣济总录》）：干姜 5～10g，附子 5～10g，白术 10～15g，草豆蔻 5～8g，厚朴 10～15g，山楂 10～15g，大黄 6～10g，泽泻 6～10g，甘草 3～6g。

2. 湿热阻滞

七味白术散：太子参、云苓、葛根各 15g，炒白术 30g，藿香 10g，木香、甘草各 6g，荷叶、黄连各 12g。

3. 脾胃实热

清通饮（中国中医研究成果院西苑医院方）：胡黄连 10g，番泻叶 10g，生大黄 10g，生地 15g，夏枯草 12g，草决明 12g。

4. 肝郁气滞

疏肝消肥汤（北京大学附属医院方）：柴胡、枳壳、当归、香附、郁金、泽泻各 12g，丹参 30g，生山楂 50g，荷叶 10g，水蛭、大黄各 6g。

5. 脾胃气虚

补中益气汤（《脾胃论》）：黄芪 15g，人参 3g，白术 10g，升麻 9g，柴胡 6g，当归 12g，陈皮 6g，甘草 3g。

6. 脾肾阳虚

仙灵芪归汤组成：仙灵脾、茯苓各 15g，黄芪 20g，肉桂 3g，川断、白术、泽泻、山药、当归、泽兰各 10g。

（三）常用减肥中成药

1. 肥治方　（《石室秘录》）

组成：人参、杜仲、白芥子各 90g，白术、薏仁、芡实各 150g，熟地 240g，山茱萸 120g，肉桂、茯苓各 60g，砂仁 15g，益智仁、北五味、橘红各 30g。

功效：健脾胃，补肝肾，美形体。

用法与剂量：每日服 15g，白开水送服。

适应证：本方适用于脾胃虚弱，湿盛痰壅，肝肾不足，阳气微弱而致形体胖大，动辄气喘汗出者。

2. 轻身散　（《圣济总录》）

组成：黄芪 500g，茯苓、甘草、人参、山茱萸、云母粉、生姜各 3g。

功效：补气健脾，利湿减肥轻身。

用法与剂量：每服 1g，入盐少许，开水冲服，不拘时候。

适应证：适用气虚湿阻型肥胖症。

3. 防风通圣散　（《宣明论方》）

组成：防风、荆芥、薄荷、连翘、桔梗、川芎、白芍、当归、白术、山栀、大黄、芒硝、石膏、黄芩、滑石、甘草。加工制丸或散。

功效：解表通里，疏风清热。

用法与剂量：口服，每次 6g，每日 2 次。

适应证：用于腹部皮下脂肪充盛，即以脐部为中心的膨满型（腹型）肥胖患者。对于经常便秘并且有高血压倾向的患者尤为适宜。

4. 减肥降脂片　（上海长征医院研制）

组成：苍术、荷叶、大黄等多味中药精制加工而成。

功效：消食除积，祛脂减肥，促进代谢，增强体质。

用法与剂量：饭前半小时，口服 4~6 片，每日 3 次，连服 2~3 个月为一个疗程。

适应证：适用于治疗单纯性肥胖伴有高血脂者。对于中医辨证属于脾虚湿阻型和胃热湿阻型的肥胖患者效果尤佳。

5. 消胖美 （第四军医大学研制）

组成：柴胡、党参等9味中西药物精制而成。

功效：疏肝解郁，健脾益气，祛除浊疾，利水渗湿，增强新陈代谢。

用法与剂量：成人按肥胖程度，口服。每次4~8片，每日3次。

适应证：单纯性肥胖。尤其是对控制饮食有困难，单用运动减肥无效者，以单纯性肥胖伴有高血压、高血脂者最佳。

二、外治

（一）药浴法

1. 取冬瓜皮500g，茯苓300g，木瓜100g，水煎后去渣，将煎液倒入溶水中，每日沐浴1次，20~30天为1疗程。此法尤以夏季使用，冬瓜皮取新鲜者效尤佳。

2. 人参叶50g，玫瑰花30g，红花30g，木瓜30g，川芎15g，菊花30g，海藻30g，研成细末，放入水中，稍沸洗浴，每天1次，2~3个月为1个疗程，具有疏风清热、醒脾化痰、减肥降脂的功效，主治单纯性肥胖。

（二）药袋法

1. 老年减肥方

组成：淫羊藿50g，麻黄、磁石（后入）各10g，藿香叶、二丑各30g，肉桂、艾叶、硫黄（后入）各15g。

功效：助阳化滞，芳香化浊，固本消肿。

制法：除磁石粉、硫黄外，将其余药煎煮，提取烘干研粉，再将磁石、硫黄加入，研成极细粉，装入稀薄布制成8cm×8cm药芯，外用彩色绸缎制成肚兜，紧贴肚脐处。

疗程：15~30日更换1次药芯，3个药芯为1个疗程，一般用3个疗程。

2. 妇女减肥方

（1）脾虚痰湿

组成：佩兰20g，白芷、苍术各15g，独活、广藿香各10g，花椒、艾叶各5g，桂枝15g。

功效：健脾温中，除湿通络。

制法：将上药煎煮，提取烘干研粉，装入稀薄布制成8cm×8cm药芯，外用彩色绸缎制成肚兜，配以松紧腰带，紧贴肚脐处。

疗程：15~30日更换1次药芯，使用3~6个药芯为1个疗程，一般用1~3个疗程。

（2）气滞血瘀

组成：当归30g，川芎15g，细辛、三棱、莪术各10g，乳香、没药、丁香各5g，冰片3g（后入）。

功效：行气散结，活血消积。

制法：除冰片外，将其余药煎煮，提取烘干研粉，再将冰片加入，研成极细粉，装入稀薄布制成 8cm×8cm 药芯，外用彩色绸缎制成肚兜，配以松紧腰带，紧贴肚脐处。

疗程：15～30 日更换 1 次药芯，3 个药芯为 1 个疗程，一般用 2～3 个疗程。

三、针灸治疗

1. 毫针

（1）整体减肥

治则：理气健脾，化痰降脂。

取穴：主穴：中脘、气海、滑肉门、大横、梁丘。配穴：脾虚湿阻配足三里、三阴交、阴陵泉、公孙；胃热湿阻配合谷、曲池、丰隆、内庭；肝郁气滞配膻中、期门、阳陵泉、太冲；脾肾两虚配关元、足三里、三阴交、照海；阴虚内热配内关、足三里、三阴交、太溪。

方法：针刺以泻法为主，留针时间宜长，一般每日或隔日 1 次，10 次为 1 疗程，疗程间隔 5～7 天，连续 3 个疗程。

（2）腹部减肥

取穴：主穴：阿是穴、梁丘。配穴：脐以上肥胖明显配中脘、下脘、滑肉门；脐以下肥胖明显配阴交、关元、腹结；全腹肥胖配建里、气海、大横。

操作方法：患者取仰卧位，充分暴露腹部，仔细观察整个腹部，在左、右腹部各确定 1 个最高点作为阿是穴。选用 30 号 1～2.5 寸毫针，全部穴位直刺进针，到达常规深度。

治疗时间：每日以中午 11～13 时，下午 17～18 时效果最佳；一年以春、夏季效更明显。

疗程：每日或隔日 1 次，10 次为 1 疗程，疗程间隔 5～7 天。

注意事项：腹部最高点作为阿是穴，配穴重新选择稍远一些的腹部穴位。腹部穴位进针到达常规深度即可，不要进针过深，以免损伤内脏。

2. 耳针

取穴：饥点、食道、胃、肺、脾、神门、三焦、内分泌等，每次选 3～4 穴。

方法：①耳穴埋针：将揿针刺入穴位，胶布固定，每日自行按压 5 次，每次 1 分钟，嘱咐患者饭前按压，留针 3～5 天，7 次为 1 疗程。②耳穴贴压：采用王不留行籽经高压灭菌后，粘贴在选定的耳穴上，胶布固定，每日自行按压 5 次，每次 1 分钟，嘱咐患者饭前按压，要求以感到痛、胀或热感为度，一般 4～7 日更换 1 次，7 次为 1 疗程。

3. 穴位埋线

取穴：主穴：梁丘、三阴交、肾俞、中脘。配穴：血海、脾俞、公孙、天枢、肥胖阿是穴、曲池、关元、阴陵泉、地机。

操作：采用一次性专利埋线针，每次选 6～8 穴，埋入 3 号药物羊肠线。

疗程：15 天埋线 1 次，3 次为 1 个疗程。

4. 艾灸疗法

（1）隔姜灸

取穴：主穴：阳池、三焦俞。配穴：地机、命门、三阴交、大椎。每次选主穴及配穴各

1 穴。

　　方法：用隔姜灸法。每次灸 5 ~ 6 壮。

　　疗程：每日 1 次，30 次为 1 个疗程。

　　（2）回旋雀啄灸

　　取穴：主穴：神阙。配穴：中脘、水分、气海、关元等。

　　方法：采用雷火灸条在穴位上施以回旋灸并结合雀啄灸，使局部有热烫感觉，每次 30 分钟，以皮肤红晕热烫为度。

　　疗程：每日 1 次，10 次为 1 个疗程。

四、推拿治疗

　　1. 局部按摩法　患者平卧，施术者立于左侧，在患者腹部擦上减肥膏，用右手掌对其按摩，具体可采用下述手法：

　　（1）圆切法　从患者小腹耻骨联合右侧处向上切去，沿腹部一圈，一直切至耻骨左侧，反复做 15 次。

　　（2）扣揉法　右手握成空心拳，扣在患者的肚脐上，做顺时针方向揉动，腹部脂肪厚的可将左手置于右手上加力运转，反复揉动 15 圈。

　　（3）双手推摩法　双手平掌贴于患者腹部两侧，分左右以顺时针方向推摩患者整个腹部 15 圈。

　　（4）双手交叉推挤法　双手交叉按在患者两侧肋骨下缘处，用力将一手从右推挤向左侧腹股沟皱纹处，另一手从左推挤向右侧腹股沟皱纹处，双手各做 15 次。每日或隔日 1 次，每次 45 ~ 60 分钟，10 次为 1 疗程。本法能分解脂肪，促进代谢。主治单纯性腹部肥胖。

　　2. 经穴按摩法　按揉背俞穴分布区域，以潮红为度，重点按揉脾俞、肝俞、大肠俞、肾俞等穴；横擦背部、肩胛骨之间，令热为度；在足厥阴肝经的足内侧，由上而下做擦法；点按三阴交 1 ~ 2 分钟；在足少阴经的足内侧由上而下推擦 5 遍；以中脘、神阙、关元 3 穴分别为中心，先自上而下顺时针急速不停地摩擦 2 ~ 3 分钟；再用较重的拿揉、擦振手法在脂肪堆积较多处反复行施；最后再以掌根或小鱼际将胃向上托提，并停留 1 分钟，最终使患者产生一种胀饱感；接着以腹部环形摩法做结束手法。本法能健脾和胃，消积化滞，抑制食欲，促进代谢，消脂减肥。主治单纯性肥胖，或合并局部肥胖。

　　3. 推脊摩腹法　推脊 5 ~ 7 遍，医者手掌自患儿大椎沿脊椎两侧向下推，推毕后再揉按两侧肾俞、脾俞各 50 次；摩腹 100 次，医者用手掌顺时针方向摩腹，然后用两手拇指自患儿剑突处沿两边肋下分推 50 次；然后按承山 100 次，医者用拇指向下推按两侧承山穴至足跟部。胃肠实热证加清大肠、退六腑、清胃经各 100 次，肝郁气滞证加清肝经、拿肩井各 50 次，脾虚湿阻加运脾土、运八卦、按揉足三里各 50 次。以指代针，刺激穴位，激发经气，活血化瘀。主治幼儿肥胖。

五、刮痧治疗

　　主穴：百会、大椎，背部两侧（重点是肺俞、脾俞、三焦俞、肾俞），任脉（中脘、关元)，胃经（双侧天枢、水道）。

配穴：大肠经（曲池、合谷），胃经（梁丘、丰隆），脾经（三阴交、公孙）。

刮痧力度要适中，每天刮 1～2 次。若按压力大，刮拭时间长，必须涂刮痧润滑剂，直接刮拭肥胖局部，应使按压力传导至皮下组织，促其被动运动，有利于加速新陈代谢，消除局部水分和脂肪达到减肥的目的。

六、其他治疗

1. 仪器减肥法　可利用各种电子减肥仪配合中药减肥苗条霜使用。常用的减肥仪器有交流电收缩肌肉减肥仪、震动减肥仪、光学减肥仪、溶解脂肪治疗仪、电离子分离渗透治疗仪、电子肌肉收缩治疗仪和各种抽脂治疗仪等。

2. 食膳疗法

（1）橘皮饮　橘皮、杏仁、老丝瓜各 10g，白糖少许。将老丝瓜、橘皮洗净，杏仁去皮一同入锅，加水适量，置火烧沸，用文火煮 20～30 分钟，稍凉去渣，加入白糖，拌匀当茶饮。

（2）椿芽胡豆　鲜胡豆 100g，椿芽 100g，红油、味精适量。胡豆洗净用沸水煮，沥干，椿芽去蒂入沸水烫一下捞起，切成米粒大小的颗粒，把胡豆入盆加红油、盐、椿芽、味精拌匀即可。

（3）桑白皮茶　桑白皮 30g，草决明 20g。桑白皮轻刮去表皮，切成短节，加草决明煮沸 10 分钟，稍焖后滤渣取汁。

（4）山楂菊花茶　山楂 20g，菊花 12g，草决明 20g，煎水当茶饮。

（5）参苓粥　人参 3～5g，白茯苓 15～20g，生姜 3～5g，大米 100g。先将人参切成薄片，茯苓、生姜捣碎，浸泡半小时，煎取药汁两次，药汁合并，与大米同煮成粥。

（6）参芪鸡丝冬瓜汤　鸡脯丝 200g，党参、黄芪各 10g，冬瓜 200g，盐、味精、黄油适量。鸡肉切丝，参芪洗净切片，连皮冬瓜洗净切片。鸡丝、参芪同入锅，加水 500ml，用小火炖成八分熟，放入冬瓜，加盐、黄酒、味精，待冬瓜熟透即成。

3. 运动疗法　运动治疗能帮助消耗体内的脂肪和糖。当肌肉在运动时，由于肌肉对血液内的游离脂肪酸和葡萄糖利用率增加，使脂肪细胞变瘦；另一方面，体内多余的糖被消耗而不能转变为脂肪，从而减少脂肪的形成。

运动减肥法，目前流行很多种类，如减肥健美操、瑜伽减肥功，还可以选择各种运动方法，如跑步、跳绳、游泳、走路、骑自行车、跳舞等。个人根据自己的爱好、环境和条件，选择适合于自己的运动减肥法。运动的内容应以能引起减肥者的兴趣和长期坚持进行安排。对于儿童运动减肥尤其应注意树立其对完成运动的信心，并注意安全运动和创造良好的运动设施条件。

4. 气功疗法　可采用气功减肥法。

【预防调摄】

1. 要从思想上提高对肥胖预防的认识，了解肥胖的危害性，纠正一些错误观念。

2. 要采用合理的饮食方法和饮食习惯，加强饮食管理，控制营养素的摄入，一日三餐提倡"早餐吃好，午餐吃饱，晚餐吃少"的原则，在睡觉前 3 小时避免进餐。多吃富含蛋白质的食物，少吃含大量脂肪和碳水化合物的食品。饮食有节，少食多餐，不偏食，不饥饱，不暴饮暴食，戒烟戒酒。

3. 加强体育锻炼和户外活动，以增加能量消耗，有利于脂肪消耗。

4. 有正常的生活习惯，克服不良的习惯和嗜好，避免暴饮暴食和过多睡眠。

5. 要保持良好的心情，做到身心愉快，使机体各项生理功能正常运行。

6. 穴位埋线

（1）取穴　主穴：中脘、足三里、脾俞。配穴：关元、三阴交、肾俞、天枢。

（2）操作　采用一次性专利埋线针，每次选 5～6 穴，埋入 4 号药物羊肠线。

（3）疗程　15 天埋线 1 次，3 次为 1 个疗程。

第二节　皲裂疮

皲裂疮是一种主要发生在手足部，以皮肤干燥、粗糙、肥厚、发紧，表面有长短深浅不一、纵横交错的裂纹为特征的皮肤病，多发于严寒冬季。本病相当于西医的"手足皲裂"。发病以成年人为主，多见于老人和妇女。古代文献中对本病的记载较多，如隋《诸病源候论·手足皲裂候》中写道："皲裂者，肌肉破也，严冬时触冒风寒，手足破，故谓之皲裂。"此后，历代文献中对本病均有一定描述和分析，并有"尸脚"、"皲裂"、"干裂疮"、"裂口疮"、"肉裂"等不同名称。

【病因病机】

1. 寒凝血瘀　血得温则行，遇寒则凝，肌肤骤遇寒冷，致血脉凝滞，气血不和，肤失濡养，而生裂纹。

2. 血虚风燥　燥性干涩，易伤阴液，深秋季节，燥邪当令，易伤人体之阴津，肌肤失于荣养而生裂纹。

3. 劳作过度　劳作过度，经常摩擦，或不断牵拉，或冷水久渍，肌肤破伤，而成皲裂。

总之，外感风寒、风燥之邪是本病发生的外在原因，素体禀赋不足，气血不能润养四末是本病发生的内在因素，而劳作过度，冷水久渍则是本病的触发因素。

西医认为，本病是因掌跖部皮肤角质层较厚，劳动、行走经常摩擦、牵拉，或经常受机械性、化学性物质的刺激，促使角质层进一步增生变厚，柔韧、弹性下降，加之掌跖皮肤无毛囊及皮脂腺，缺乏皮脂的保护、滋润，若在工作、生活中又接触溶脂性、吸水性或碱性物质，则会使皮肤干燥、皲裂。

【临床表现】

本病男女均可发生，以久渍冷水作业者或经常受机械性及化学性刺激的人居多，多发生于成年人，尤以老人及成年女性居多。

1. 好发部位　常见于成年人的手足，尤其足跟、手掌等经常受压、摩擦的部位。

2. 皮损特点　初起皮肤干燥、发紧、变硬，渐渐粗糙、肥厚，出现与皮纹一致、深浅不一的裂隙。裂隙深者，疼痛较剧，并伴有出血，常使手足屈伸不利，活动受限。

3. 病程特点　本病病程经过缓慢，一般秋冬加重，春夏气候温暖后可自愈。

【损美评价】

手足部皮肤对人体的美影响较大，尤其是双手素有"第二张面孔"之称。皲裂疮作为主要发生于手足部的皮肤病，从视觉和触觉两方面影响了手足的美感。

皲裂疮的皮损以深浅不一、大小不等的裂纹为特征，纵横的裂纹或裂隙破坏了皮肤的平整光滑，尤其对以拥有纤纤玉手为自豪的女性们更是为之苦恼。过度角化、开裂的皮肤，坚硬、粗糙，触之令人不适，患者因之不敢与人相握。此外，较深的裂隙疼痛难忍，使人呈现痛苦的面容，进而影响容貌之美。

【鉴别诊断】

1. 手足癣　发生于手足指趾间及掌跖面皮肤的浅部真菌感染。分水疱型、浸渍型、鳞屑角化型三类，其中鳞屑角化型与本病表现有相似之处，但其主要表现为脱屑，角质增厚，皮肤粗糙干裂。有的可见到水疱，有的可见到潮红糜烂。趾间浸渍，覆以白皮。手足部有局限明显的红斑脱屑，皮肤干燥，甚或整个手掌、足跖皮肤肥厚、粗糙、皲裂、脱屑，亦可出现水疱或糜烂，自觉瘙痒。

2. 湿疹　是一种由内外因素引起的皮肤过敏性疾病，皮损为多形性，呈弥漫性分布，对称性发作，剧烈瘙痒，且不仅限于手足部。

3. 鱼鳞病　以皮肤干燥，伴有鱼鳞状鳞屑为特征的遗传性角化障碍性疾病。多自幼开始，无男女差别，多与遗传有关。

【治疗】

一、内治

（一）辨证论治

1. 寒凝血瘀

症状：手足不温，皮肤干燥发紧，裂隙细密如蛛网，遇寒加重，多见于手足外露及接触外物较多之体力劳动者，舌质淡，苔白，脉沉。

治则：温经散寒，荣养肌肤。

方药：当归桂枝汤加减。肤色深暗，瘀血象明显者，可酌加桃仁、红花，气虚者酌加黄芪。禀赋不足者可酌加何首乌。

2. 血虚风燥

症状：皮肤肥厚，裂隙较深，血水滋渗，疼痛剧烈，屈伸受限。可伴身体其他部位皮肤干燥龟裂。多见于素体气血虚弱或病久失治或素体禀赋不足之人，舌质淡，苔少，脉沉细。

治则：养血熄风，滋阴润燥。

方药：养血润肤饮加味。肾阴不足者，可酌加何首乌，血虚生风者可酌加明天麻、蝉蜕。

（二）经验方

1. 人参养荣丸，每次 9g，每日 2 次。
2. 润肤丸，每次 9g，每日 2 次。

二、外治

1. 三合油：蛋黄油、大枫子油、甘草油，等量混匀外搽。
2. 黑色拔膏棍：裂口深者，外用黑色拔膏棍加温后贴患处。
3. 苍肤洗剂：苍耳子 15 g，地肤子 15 g，土槿皮 15 g，蛇床子 15 g，苦参 15 g，百部 15 g，枯矾 6g。上药共研粗末，用布包好，加水 3000ml，煮沸 20 分钟后，待温浸泡或湿敷患处。每次 20 ~ 60 分钟，每日 1 ~ 2 次。
4. 泡削法：先用温水或苍肤洗剂等药水趁热泡洗手足，然后用钝刀片刮削过厚的干皮。取补骨脂 15g，赤芍 10g，蜂房 20g，地肤子 10g，地骨皮 10g。每日 1 剂，水煎取药液浸泡患处 20 分钟，再用热水洗去药液，将云南白药粉少许撒在伤湿止痛膏上，贴于手足皲裂处，每天 1 次，连用 10 天。
5. 取柏树胶、松香各 30g，共研成细末，混合均匀，贮瓶备用，治疗时将药粉撒于胶布上，用文火烊化，紧贴于裂口处，每天 1 次，连用至愈。
6. 取白蔹、白及各 30g，大黄 50g。先将上药炒黄研成细末，贮瓶备用，治疗时取药粉少许加适量蜂蜜调成糊状外涂皲裂患处，每天 3 次，10 天为 1 疗程。
7. 取白及 10g，凡士林 100g。先将白及研成细末，再将凡士林加入白及粉中调成软膏，每天 3 次外涂患处。
8. 取生大黄 15g，甘草 30g，香油 250g。先将大黄、甘草切细碎后放入香油中，以文火煎熬，待炸至药成焦黄色，过滤去渣备用。用时取适量外搽皲裂处，每 3 次，连用 10 天。
9. 取白及 30g，生地 30g，香油 120g，黄蜡 120g。先将香油放入锅中加热，再把生地、白及加入油内炸枯，去渣后，放入黄蜡即成膏状。治疗前先用温水泡洗患处，擦干后，将药膏涂于患处，每天 2 次，连用 10 次。
10. 猪胰 1 具，洗净，放入适量黄酒中，用手揉搓猪胰，将其揉烂，取汁涂擦皲裂处。

三、其他疗法

1. 当归生姜羊肉粥：当归 15 g，羊肉 50 ~ 100g，粳米 30 ~ 50g。煮烂成粥食之，每日 1 次或隔日 1 次。入冬时连服 10 次。

2. 桑椹饮：桑椹 30g，百合 30g，大枣 10 枚。桑椹、百合、大枣共同煎汤饮用。每日 1 次，连服 2~4 周。

3. 每晚入睡前先用蜂蜜再用米醋搓揉患处，并戴手套入睡。

4. 手部护理：先用洁面奶清洁手足部，再以美容喷雾机喷熏 15 分钟，同时做手足部按摩，穴位按压，可用维生素 E 按摩膏或上述外用药膏。按摩后用刀片仔细削除裂口处过厚皮肤，用维生素 A 加蜂蜜作底霜，胶原蛋白软膜保留 20 分钟，取膜后擦润手霜或治疗药膏。

【预防调摄】

1. 平时应尽量减少直接接触肥皂、洗衣粉及其他强酸、强碱和有机溶剂等。

2. 户外工作时应戴防护手套。

3. 冬春季注意保暖及手足部护理，擦用防裂护手霜。

4. 入冬后常用温水浸泡手足，用甘草粉 1g，青黛粉 5g，甘油 60ml，红花油 15ml，加 75% 乙醇 19ml，混匀外搽有预防及治疗作用。

第三节　冻　疮

冻疮是冬季常见的一种以手指、手背、足背、足趾、足跟、耳部等暴露受冻部位，出现红肿发凉、瘙痒疼痛、甚至皮肤紫暗溃烂为主要特征的局限性瘀血性红斑性或疮疡性皮肤病。相当于西医的冻伤。《诸病源候论》称本病为"冻疮"、"冻烂疮"，《外科正宗》称之为"冻风"，《医学入门》称之为冻裂等。本病主要是冬令之时，因寒邪侵袭，搏结于气血，肌肤失却温煦，引起局部血脉凝滞所致。

【病因病机】

1. 阳虚寒袭　素体阳虚，复加外寒侵袭，寒凝肌肤，阳气不能外达，皮肉气血受寒则收引凝涩，运行不畅，气血凝滞肌肤而成。

2. 暴受寒邪　暴感寒邪，寒凝血瘀，肌肤失养，或暴寒即热，以致冷气与火气相搏，致气血瘀滞，溃烂成疮。

3. 寒化热毒　冻损疮破，复染邪毒，寒化为热，热胜肉腐所致。

总之，冻疮的发病机理与素体阳虚，触冒风雪寒毒之气均有关。《外科启玄》指出："冻疮多受其寒冷，致令面耳、手足初痛次肿，破出脓血，遇暖则发热。亦有元气虚弱之人，不耐其冷者有之。"

西医认为，冻疮是由于气候寒冷、潮湿引起局部血管痉挛、瘀血而发生的。轻的血管壁遭到破坏，血管内的液体渗出，因组织液回流不畅，渗出的液体不能即时回到血液中去，于是就出现红肿，刺激感受器，产生灼痛、发痒的感觉。严重的血管被冻坏，血液循环受阻，引起皮肤及皮下组织坏死、溃烂、不易愈合。

【临床表现】

本病多见于儿童、女性，或久坐少动、活动较少的老人，或低温下常接触冷水和长时间处于湿冷环境及野外工作者。

1. 好发部位 冻疮容易发生在身体的外露部位和血液循环不良的四肢末梢，如脚趾、脚跟、手背、手指伸侧、耳廓、鼻尖等处。

2. 皮损特点 初起为局限性充血性紫红色红斑，境界不清，中央青紫，边缘呈现淡红色，触之冰冷，压之苍白退色，撤去压力则又缓慢恢复红肿色泽。继而肿胀，皮色紫红，或有结块，甚而肌肤拆裂，局部灼痛瘙痒，遇热尤甚，严重时可有大小不等的水疱、血疱，如无染毒，则逐渐消肿，或疱破后形成溃疡，愈合甚慢。随后结成紫黑痂皮，不久即脱落而愈，可留瘢痕及色素沉着或色素脱失。自觉麻木、胀感，得暖后患处皮肤瘙痒不适，遇热后尤甚，溃疡后疼痛。

3. 病程特点 经过缓慢，天暖自愈。每年冬季易发。

【损美评价】

本病好发在对人体容貌和形体美审美具有关键意义的部位，如手、面颊、耳廓等，反复发作后患处皮肤颜色加深，故对整体的美造成影响。主要是影响肤色的均匀柔和，影响视觉上的审美感受。

【治疗】

一、内治

1. 寒侵血瘀

症状：局部皮肤漫肿麻木发凉，皮色苍白或紫暗，触之冰凉，遇热痒疼相兼，可见水肿性红斑，或起水疱，发痒，灼痛，感觉迟钝，舌淡苔白，脉沉细或迟。

治则：温经散寒，祛瘀通络。

方药：当归四逆汤或桂枝汤加减。寒盛血瘀甚者，可酌加麻黄、川芎以活血散寒。

2. 寒郁化热

症状：病变局部红肿灼热，遇热疼痒相兼，水疱破溃露出溃疡，创面溃烂渗液，全身可伴轻度发热。舌质红，苔微黄，脉细数。

治则：清热解毒，活血止痛。

方药：四妙勇安汤加味。疼痛较甚者可酌加乳香、没药、红花。

3. 阳虚寒袭

症状：平时畏寒，形寒肢冷，面色㿠白少华，四肢不温，每于天冷低温则发病，病变局部肿胀冷痛，肤色青紫，局部漫肿或起大小不等的水疱、血疱，遇热痒疼相兼，疱破露出溃疡，或溃疡日久不敛，舌质淡，苔薄白，脉细涩或迟沉细无力。

治则：益气固本，扶阳通络，敛疮。

方药：玉屏风散合麻黄附子细辛汤化裁。

二、外治

1. 早期未溃者选用当归、红花、川乌、草乌各10g，煎汁，先用药汁熏后浸泡。红肿或多形性红斑阶段，先用红灵酒外涂，或敷独胜膏，或外用紫色消肿膏（紫草、升麻、贯众、赤芍、当归、白芷、红花、羌活等）。

2. 白萝卜自然汁：白萝卜切成丝，放在锅内加热（不能加水），萝卜汁自然溢出，盛盆内，温度40℃左右，患者泡洗患部，冷再加热，泡洗两次，连用2～3天。

3. 红灵酒：当归、肉桂各60g，红花、花椒、干姜各30g，樟脑、细辛15g，用50%的酒精1000ml泡7天备用。用时取出涂患处，轻柔按摩，适用于红肿痛痒未溃者。

4. 生姜25g，白萝卜1个，白附子0.5g，桂枝25g。上药一同水煎，趁热洗患处，连洗2天，即可见效。以上为1天的量，早晚各洗1次。本方适用于冻疮未溃时的治疗。

三、针灸治疗

1. 毫针 取大椎、阿是穴。气血虚弱，肾阳不足者配足三里、脾俞；寒邪外侵，脉络瘀阻者配肝俞；手背冻伤加合谷、外关、八邪、阳池；足趾冻伤加昆仑、行间、足临泣；重症冻伤加涌泉、曲池，或取神阙、关元、气海、命门、肾俞。中等刺激，每日1次，留针30分钟，10次为1个疗程。同时可配合艾灸治疗。

2. 艾灸 主穴为阿是穴，配穴取大椎、足三里、涌泉、合谷。隔姜灸，每日1～2次，每次10～15分钟。手部冻疮配后溪、中渚，足部冻疮配行间、内庭、足临泣。

四、其他疗法

1. 食膳疗法
（1）羊肉500g，花椒3g，生姜15g，当归30g，煮食。
（2）生姜、当归、红花、川芎各10g，同浸于500ml白酒中，1周后即可服用，每次饮酒10ml，每日2～3次。
（3）山楂15g，当归15g，红枣10g，煮食。
（4）参芪粥：党参、黄芪各30g，薏米、粟米各50g。先煎参芪30分钟，去渣留药汁，加入薏米、粟米煮成粥，每日吃1次或分2次吃完。适用于气虚患者。

2. 按摩疗法 初起症轻者，可用软布揉搓患处，使局部发热，但Ⅱ度、Ⅲ度冻伤病人不宜按摩。

【预防调摄】

1. 初冬时节，天气突然变冷，此时最易冻伤，要特别注意保暖，尤其是往年发生过冻疮的部位。尤其野外作业或旅行者要注意手、足、耳、鼻等暴露易冻部位的保暖。

2. 受冻部位严禁火烘或热水烫洗，避免碰伤，并注意保持局部清洁、干燥。

3. 未溃瘙痒时切忌用手搔破，以免继发感染。

4. 坚持体育锻炼，以增强身体的冬季抗寒耐寒能力。选择适合自身条件的体育锻炼，如练气功、跳舞、跳绳等活动，或利用每天洗手、脸、脚的间隙，轻轻揉擦皮肤，至微热为止，以促进血液循环，消除微循环障碍，达到"流通血脉"的目的。

5. 预防冻疮的办法很多，首先要加强耐寒锻炼，练习用冷水洗脸、洗脚、洗手或冷水浴。

6. 鞋中要有宽大舒适、渗汗能力较强的鞋垫，以保持鞋的干燥。同时还要避免局部受压。

7. 如在寒冷的环境中停留时间过久，应用温水浸泡受冻较重及局部受压的部位，或用揉擦按摩的方法加强局部的摩擦及运动，以迅速改善局部的血液循环。

第十五章

其他损美性病症

第一节 面部潮红

更年期为妇女卵巢功能逐渐消退至完全消失的一个过渡时期。一般发生于 45～55 岁左右妇女，可出现一系列的症状称为更年期综合征。其中包括面部的阵发性潮红，故更年期面部潮红是更年期综合征的一个症状。

【病因病机】

1. 肝肾阴虚 素为阴虚之体，或有失血病史，至更年期冲任空虚，肾水不足。肾为癸水，肝属乙木，心为君火，肾水亏虚不能涵木、制约心火，故出现水亏火旺的面部潮红。

2. 阴虚内热 肾水不足，阴液亏虚，无以制阳，虚火内生而致。

西医认为是妇女卵巢功能衰退、性激素减少所致的植物神经功能失调。

【临床表现】

1. 好发部位 全面部或两颧部出现阵发性面部潮红。

2. 皮损特点 情绪激动时或遇热时出现阵发性面部潮红，自觉灼热感；安静后潮红会逐渐减退乃至消失。

3. 病程特点 反复发作可为几个月、几年乃至 10 余年，一般为 2～5 年左右。

【损美评价】

更年期阵发性面部潮红使面部正常肌肤色泽出现异常变化，严重影响容貌美，由于病程较长，久而久之会影响患者心理：如脾气急躁、自卑、多疑等。

【鉴别诊断】

1. 毛细血管扩张症 面部毛细血管持续扩张而导致面红，无任何自觉症状，多发于居住于高原地区的人。

2. 桃花癣 好发于春季，面部出现潮红斑片，上附细小鳞屑，轻微瘙痒感。

【治疗】

一、内治

(一) 辨证论治

1. 肝肾阴虚

症状：面部经常阵发性潮红，两手心热，伴有头晕目眩，健忘失眠，耳鸣，咽干口燥，腰膝酸软，夜间盗汗，舌红少苔，脉细数。

治则：凉血清热，滋补肝肾。

方药：凉血地黄汤合六味地黄汤。面部潮红明显，两手心热者加地骨皮、青蒿；腰膝酸软者加桑寄生、狗脊。

2. 阴虚内热

症状：情绪容易激动，易出现面部潮红，安静下来后潮红渐退，伴烦躁易怒，口苦咽干，便干尿赤，舌红少苔或苔黄，脉细数。

治则：滋阴清热。

方药：青蒿鳖甲汤合杞菊地黄汤。情绪波动明显者加广郁金、绿萼梅、玫瑰花；口苦咽干者加龙胆草、焦山栀。

(二) 经验方

1. 六味地黄丸，每次9g，1日2次。
2. 杞菊地黄丸，每次9g，1日2次。
3. 二至丸，每次6g，1日2次。

二、针灸治疗

1. 毫针　取肾俞、心俞、太溪、三阴交、太冲。心俞向脊椎方向斜刺，肾俞直刺，均为捻转补法；太溪、太冲直刺施提插补法，三阴交施提插补法。

2. 耳针　取卵巢、内分泌、神门、交感、皮质下、心、肝、面颊。每次选3~4穴，中等刺激，隔日针1次。

三、其他疗法

可采用补充适量雌、孕激素等疗法。

【预防调摄】

1. 保持生活规律，禁食辛辣、酒类等刺激食品。
2. 注意面部皮肤保养，尽量避免日晒及高温刺激。
3. 认识本病规律，保持良好心态。

第二节　毛细血管扩张症

毛细血管扩张症是指面部皮肤的毛细血管及小血管持续性扩张而导致面部色泽异常的损美性疾病。其临床特点是面部皮肤出现多少不等的红血丝，可呈斑片状、点状或网状损害，经久不退，无明显自觉症状。

【病因病机】

1. 血热　素体血热，复感外邪侵袭，如长期风吹、日晒或长期外搽激素制剂，火热循经上冲于面，致血脉充盈发病。

2. 血瘀　风寒外袭，客于面部肌肤，使血行不畅，脉络阻塞，瘀血停滞于肌表而发病。

西医学认为长期生活在高原地区人群，因为高原大气压及氧分压低可出现本病；也可因为长期反复在面部外搽激素制剂而导致面部毛细血管扩张。

【临床表现】

1. 好发部位　面部两颧部，两颊及鼻部。

2. 皮损特点　初起面部潮红反复出现，以后可在皮下见到粗细不等的毛细血管扩张，颜色可为淡红、鲜红或紫红色，压之褪色，有的呈点滴状、丝状或网状。无明显自觉症状。

3. 病程特点　起病缓慢，病程较长，不经治疗，有的可永久不退。

【损美评价】

面部毛细血管扩张虽无明显自觉症状，但发于面部出现网状细小红丝及斑片，破坏了面部的白皙、细腻，影响了面部的整体美感。

【鉴别诊断】

1. 更年期面部潮红　发生于更年期妇女多见，为阵发性面部潮红，自觉灼热感，激动烦躁时易出现，平静后面红即退，伴有一系列更年期症状。

2. 白屑风　面部油腻，潮红斑片，上附有细小鳞屑，自觉轻微瘙痒。

【治疗】

一、内治

（一）辨证论治

1. 血热

症状：面部皮肤潮红，以面颊及颧部多见，毛细血管扩张明显，呈鲜红色或深红色，有的相互交织呈网状，常伴有心情烦躁，舌红苔薄黄，脉数。

治则：凉血清热。

方药：凉血地黄汤。面红明显者可加紫草、冬桑叶。另外，加水牛角粉1g冲服。

2. 血瘀

症状：发病较久，面部皮肤呈紫红色，遇冷加重。女性常月经不调，有血块，舌质紫暗瘀斑、瘀点，苔薄白，脉弦细涩。

治则：理气活血通络。

方药：通窍活血汤。瘀血明显者加桂枝、鸡血藤、丹参。

二、外治

1. 退红粉：将三七、薄荷、生地、益母草、黄芩、白芷研极细末，用蛋清、藕粉调成软膜外涂，每日1次，10次为1疗程。

2. 将中药生槐花、白茅根、银花、生地煎汤，冷湿敷于患处，每日2次，10日为1疗程。

三、针灸治疗

1. 体针加面针　取曲池、合谷、三阴交、血海、太溪和面部穴位，每日1次，10次为1疗程。

2. 火针　常规消毒后，用尖头火针在酒精灯上烧至彤红，快速将扩张的毛细血管寸寸点断。1周内禁沾水，预防感染，禁剥痂，让其自然脱落。

3. 耳尖放血　初期表现为血热时，可行耳尖放血法，将两耳揉至充血发红，在耳尖处常规消毒，用三棱针点刺放血7～10滴。每周2次，6次为1疗程。

四、其他疗法

可采用激光疗法或冷冻疗法。

【预防调摄】

1. 禁食酒类及辛辣刺激食品。
2. 避免长期、大量、反复在面部外搽激素软膏。
3. 避免日晒及高温刺激。

第三节　月经疹

月经疹是指与月经周期有关而发生的皮疹，又名自身过敏性孕酮皮炎，属于中医学"经行风疹"的范畴。其临床特点是常在月经前2～3天发疹，月经期及月经后皮疹即消退或减轻的周期发作性疾病。皮疹可出现红斑、风团、水疱、大疱、紫癜、口腔溃疡等。

【病因病机】

1. 肝气郁结 七情所伤、肝气郁结，肝失疏泄，血不养肤所致。

2. 冲任失调 肝郁日久，气机郁滞不畅，气滞血瘀，冲任失调而致病。

西医认为本病发病原因与月经前卵巢分泌的孕酮骤增而引起的变态反应有关。

【临床表现】

1. 好发部位 颜面、四肢、躯干。

2. 皮损特点 皮疹形态不一，有红斑，风团，紫癜，水疱，皮肤瘙痒等，常在月经前发生，月经来潮时或终了时消退，周而复始，反复发作。

3. 病程特点 与月经周期关系密切，反复发作。有的可持续数月，有的可数年。

【损美评价】

女人均爱美，但每逢月经将至时会在面部、四肢等暴露处出现红色斑疹、丘疹、水疱或紫癜，不但影响容貌且使心情很差，且每月均会发生，严重影响了生活的质量。

【鉴别诊断】

1. 多形红斑 发病急骤，红斑、丘疹、水疱形态各异。特征性皮损为虹膜状斑，常因药物及食物过敏所致，春秋季易发，与月经周期无关。

2. 瘾疹 突然出现红色风团，瘙痒明显，骤起骤消，消退后不留任何痕迹。常与接触或饮食过敏物有关，以往有类似病史，与月经周期无关。

【治疗】

一、内治

（一）辨证论治

1. 肝气郁结

症状：每逢月经将至时，均会在头面、躯干、四肢出现红斑、丘疹、风团等，自觉瘙痒，伴有心情烦躁，失眠多梦，经前乳胀，月经不调，经行腹痛，舌红苔黄，脉弦数。

治则：疏肝解郁，凉血清热。

方法：柴胡疏肝散。月经期前 5~7 天可用调经药如丹参、益母草、泽兰。皮疹痒甚者可加苦参、地肤子。

2. 冲任失调

症状：皮疹均在月经前 3 天左右出现，月经后消失，周而复始，反复发作，伴有月经不调，腰膝酸软，舌红苔薄，脉细数。

治则：调摄冲任。

方药：四物汤合二仙汤。肾阳虚者可加菟丝子、巴戟天；肾阴虚者加女贞子、旱莲草、枸杞子；腰膝酸软者可加川断、杜仲。

（二）经验方

1. 乌鸡白凤丸，每次 1 丸，1 日 2 次。
2. 逍遥丸，每次 6g，1 日 2 次。

二、外治

1. 炉甘石洗剂外搽，1 日 3 次。
2. 中药生地、紫草、苦参、地肤子、苍耳子等煎汤外洗。

三、针灸治疗

1. 毫针　取曲池、血海、三阴交、足三里、关元、中极、地机等中等度刺激，有针感后留针 30 分钟，每日 1 次，10 次为 1 疗程。

2. 穴位注射　取曲池、足三里，常规消毒后，用注射器抽取当归或丹参注射液 3ml，分别注入 2 个穴位，每周 2 次，6 次为 1 疗程。

四、其他疗法

1. 皮质类固醇　常用泼尼松每日 30~40mg，分 2~3 次口服。疗效明显。

2. 抗组胺药物　有抗炎症介质，抗过敏的作用，可减少皮疹发作及减轻瘙痒等症状。可选用开瑞坦等口服，每次 10mg，每日 1 次。

3. 雌激素　对本病有一定疗效，可减轻瘙痒及减少皮疹发作次数。常用己烯雌酚口服，每次 1mg，每晚 1 次，从月经最后一天开始服，连续 21 天为 1 个疗程。

【预防调摄】

1. 慎食海鲜及辛辣刺激食品。
2. 生活规律，保持情绪平稳。

第四节　血管瘤

血管瘤是一组常见的先天性皮肤血管良性肿瘤。其特点是病变局部色泽鲜红或紫暗，或局限性柔软肿块，边界不清，触之如海绵状。目前国内一般所指的先天性血管瘤主要包括鲜红斑痣、草莓状血管瘤和海绵状血管瘤，它是婴幼儿最常见的病种。相当于中医"血瘤"的范畴。

【病因病机】

先天禀赋不足，胎火妄动，肾中伏火，血行失常，以致气滞血瘀，脉络凝聚所致。

西医认为是由残余的胚胎血管细胞发展而成的一种错构瘤。

一般于出生时或出生后不久即发病，婴儿期生长迅速，而后渐缓，到一定程度时可停止发展。

【临床表现】

1. 好发部位　头面、颈部多见，也可发于躯干四肢。

2. 皮损特点

（1）鲜红斑痣　为大小不一不规则形的淡红、深红或紫红色斑片、质软、表面光滑，可见毛细血管扩张，边界清楚。有时在斑片上可有少数结节，压之部分或完全退色。

（2）草莓状血管瘤　为大小不等鲜红色或紫红色隆起的结节，扩大后形成斑块，质软，表面呈草莓状，其间可见毛细血管扩张，压之体积缩小。

（3）海绵状血管瘤　为大小不等的紫红、暗红或青红色结节或斑块，质软，状如海绵，表面呈半球形或分叶状，压之体积可缩小，多为单发。

3. 病程特点　草莓状血管瘤多数可在 5 年内自行消退。鲜红斑痣及海绵状血管瘤大多持久存在。

【损美评价】

皮肤血管瘤若发生在面部、颈部，出现淡红、紫红、青红色斑块会严重影响面颈部整体美，使人存在美的缺陷，因大多数血管瘤难以自行消退，会给患者心理带来阴影。

【治疗】

本病为先天性良性肿瘤，内服药物效果不佳，应以外治为主。

一、外治

1. 五妙水仙膏　对于表浅、面积较小的不在头面部的草莓状血管瘤可用五妙水仙膏局部外敷，进行腐蚀疗法。应当注意保护其周围皮肤，及其腐蚀的深度。

2. 火针疗法　常规消毒后，对于较小皮损可用火针烧红后点灼清除，注意禁沾水 1 周，禁剥痂。

二、其他疗法

1. 激光疗法　鲜红斑痣和草莓状血管瘤可以用美国 Vbeam 管激光治疗仪治疗有效，形成瘢痕的风险小，无色素减退和明显色素加深，是比较理想的方法之一。

2. 冷冻疗法　可用于四肢损害，而面部尽量不用，因为常遗留不规则色素脱失斑，美容效果差。

3. 手术疗法　既可用于任何时期的血管瘤，也可用于治疗血管瘤消退后出现的多余纤维脂肪组织和不正常的皮肤。

4. 注射疗法　局部注射皮质类固醇，适用于较小的血管瘤（一般在 1~2cm），通常选用曲安奈德，该方法也适用于有小溃疡的血管瘤。海绵状血管瘤也可注射硬化剂至损害区内。

【预防调摄】

1. 慎食煎炸、厚味之品。
2. 保持心境平和，情绪乐观。
3. 树立信心，坚持治疗。

第五节　睑黄疣

睑黄疣又称睑黄瘤，是眼睑部出现黄色斑块，形状如疣故称之，是脂质代谢性疾病。多见于中年女性及有高血压、肝胆疾病及高脂蛋白血症患者。临床特点是发生于双上眼睑内侧，对称分布，呈橘黄色的柔软斑块，略高出皮肤，无明显自觉症状。

【病因病机】

1. **肝胆湿热**　平素嗜酒肥甘厚味，化生湿热，蕴结肝胆，上泛于肌肤所致。
2. **脾失健运**　素体脾虚，气机不畅，运化失常，致水液代谢不畅，沉积于肌肤。
西医认为本病的发生有50%是由于脂质代谢障碍所致，可伴有高脂血症及高胆固醇。

【临床表现】

1. **好发部位**　大多发生于上眼睑的内侧缘。
2. **皮损特点**　为黄豆至蚕豆大小黄色柔软的斑块，呈圆形，椭圆形或不规则形。部分患者可伴有血中高胆固醇和高血脂，无明显自觉症状。
3. **病程特点**　病情发展缓慢，可长期存在。

【损美评价】

睑黄疣虽然无明显自觉症状，但发生于两侧上眼睑内侧，呈橘黄色，好像眼睑上又长了两个小眼睛，破坏了面部整体的美观。

【鉴别诊断】

1. **粟丘疹**　淡黄色粟米大小丘疹，逐渐增大，但无明显自觉症状。可挑除，其内有完整黄色颗粒，不留任何痕迹。
2. **汗管瘤**　青年女性多见，可发生于上下眼睑，针头至豌豆大小，皮色或褐黄色半球形丘疹，表面有蜡样光泽，质地中等。常密集而不融合，无自觉症状。

【治疗】

一、内治

（一）辨证论治

1. 肝胆湿热

症状：上眼睑内侧出现橘黄色斑块逐渐增大。伴有口苦纳呆，胁肋胀痛不舒，便干尿赤，苔黄腻，脉弦数。

治则：清肝火，利湿热。

方药：龙胆泻肝汤。若伴血高胆固醇、高血脂者可加山楂、虎杖、黄精、何首乌等。

2. 脾失健运

症状：上眼睑内侧出现淡黄色斑块，质软，伴有面色萎黄，纳呆腹胀，四肢乏力，大便溏薄，舌淡苔白，脉细弱。

治则：益气健脾。

方药：六君子汤。

（二）经验方

1. 龙胆泻肝丸，每次 6g，每日 2 次。
2. 参苓白术丸，每次 6g，每日 2 次。

二、外治

火针疗法　常规消毒后，将火针在酒精灯上烧至彤红，局部点灼疣体至稍低于周围皮肤，1 周内禁沾水，禁剥痂。必要时 40 天后再点灼 1 次。

三、其他疗法

可采用激光疗法、冷冻疗法或手术疗法等。但局部治疗常易复发，可配合全身治疗。

【预防调摄】

1. 注意合理饮食，少食动物脂肪及内脏，宜低糖、低脂、高蛋白饮食，多食山楂、芹菜等降血脂饮食，多饮绿茶。
2. 尽早发现，尽早治疗。
3. 保持大便畅通。

第六节　蟹足肿

蟹足肿是机体因多种损伤引起的良性结缔组织新生物，因形态如蟹足故名。相当于西医的瘢痕疙瘩。临床特点是外伤后创口愈合部位出现肥大而坚实的斑块，颜色可为淡红色或暗红色，表面光滑，自觉稍痒痛。

【病因病机】

1. 气血凝滞 素体禀赋不足，加之疮疡、刀伤、手术、烫伤等外伤，痊愈后，气血凝滞不散所致。

2. 瘀血阻络 素为瘀血体质，加之金刃所伤或瘀毒聚结日久而致，瘀血阻塞经络，日久而蕴积成块。

西医认为本病是皮肤组织损伤（外伤、手术）和某些炎症性皮肤病（痤疮、化脓性汗腺炎）后，大量结缔组织过度增生和透明变性所致。

【临床表现】

1. 好发部位 胸前、头面、肩背、四肢。

2. 皮损特点 初起为小而坚硬的红色小丘疹，逐渐增大，形成圆形、椭圆形或不规则形状的新生物，高出皮肤表面，有时呈蟹足状向外伸展。表面光滑发亮，颜色淡红或暗红。进行期患处常有不同程度的痒痛感或感觉敏感。

3. 病程特点 病程较长，逐渐扩大，或长期保持原状，很少自行消失。

【损美评价】

在光滑平整的皮肤上出现没有正常皮肤纹理的红色不规则形高突的斑块，严重破坏了面部、胸部及暴露部位皮肤的完整性和协调性，给人以丑的感觉。若面积较大，时间较长会改变患者以往的正常心理。

【鉴别诊断】

肥厚性瘢痕 一般皮损不超过原损伤范围，无蟹足状伸展，1~2年后可停止发展，逐渐变平、缩小。

【治疗】

一、内治

（一）辨证论治

1. 气血凝滞
症状：皮损质偏硬，逐渐增大，色淡红或皮色，自觉痒痛，尤其是出汗时，舌质紫暗，苔薄白，脉沉缓。
治则：行气活血化瘀。
方药：蟹足肿方。瘙痒明显者加地肤子、白鲜皮。

2. 瘀血阻络

症状：皮损逐渐扩大，日久不消，高突坚硬，色紫暗，多发生在关节活动处，肿胀疼痛，影响活动，舌有瘀斑，苔薄白，脉细涩。

治则：理气散结，活血通络。

方药：蟹足肿方加鸡血藤、制乳香、制没药、忍冬藤、络石藤。肿硬难消者加石见穿、露蜂房。

（二）经验方

1. 大黄䗪虫丸，每次 1 丸，每日 2 次。

2. 小金丹，每次 1 支，每日 2 次。

3. 夏枯草膏，每次 10ml，每日 2 次。

二、外治

1. 用中药落得打 30g，五倍子 15g 煎汤，微温外洗患处。

2. 黑布膏（老黑醋 2500g，五倍子 860g，金头蜈蚣 10 条，蜂蜜 180g，梅花冰片 3g）外贴，2～3 天换药 1 次。

3. 热烘疗法：外搽药膏后再用电吹风或神灯吹烤 10 分钟。每日 1 次，效果更佳。

三、针灸治疗

1. 毫针围刺法 取局部阿是穴，距皮损 0.5cm 外进针，呈 70°角斜刺入皮损处，每针距相隔 1cm，留针 30 分钟，其间行针 3～5 次，2 日 1 次，10 次为 1 疗程。

2. 梅花针 局部皮损常规消毒后，用梅花针轻轻叩刺，以略为发红为度，3 天 1 次，10 次为 1 疗程。

四、其他疗法

1. 局部封闭疗法 一般选用曲安奈德混悬液作皮损内注射，一般可用 2% 利多卡因稀释，每周或几周一次，可阻止其发展，连续使用可使大多数瘢痕疙瘩变平。

2. 浅层 X 线照射疗法 术后立即作放疗（24～48 小时）是防止其形成和降低其复发率的一个有效方法。

3. 冷冻疗法 对部分胸骨前较小者有效，但治疗后复发率较高，现较少采用。

4. 激光疗法 可减少胶原的形成和改善临床症状。激光可与其他治疗方法一起用于蟹足肿的综合治疗。

【预防调摄】

1. 瘢痕疙瘩体质者，应尽量避免外伤及手术。

2. 少食辛辣刺激食品。

3. 夏季避免搔抓患处，否则易增长扩大。

第七节　进行性掌跖角化症

进行性掌跖角化症是掌部和跖部皮肤呈弥漫性或局限性角化过度的遗传性皮肤病。以常跖部角质蛋白过度形成，产生弥漫性或局限性的掌跖皮肤增厚为特征。本病男女均可发生，多在婴儿期开始发病，出生后 6 个月损害已较明显。可持续终身。常有家族史。

【病因病机】

本病多由脾虚、营血化源不足，四末失于营养而发病。

西医认为本病发病机理复杂，其发病多由遗传因素引起，与内分泌因素有关。

【临床表现】

1. 好发部位　病变局限于掌跖部，偶尔可累及手背、足背等处，呈对称分布。

2. 皮损特点　皮肤增厚、变硬、光滑、光亮、干燥，呈淡黄色、棕色或黑色，边缘清晰。常于冬季发生皲裂。可伴有掌趾多汗，甲增厚、混浊、弯曲或有纵嵴。

3. 病程特点　轻者为一个或多个掌跖干燥，细碎斑片，少许鳞屑，皮肤尚软。中度为多个手指及掌跖明显角化、干燥、脱屑较多，皮肤稍硬，浅裂纹，有紧绷感；重度为手指及掌跖角化变硬，皲裂疼痛，指尖变细，活动受限。

【损美评价】

进行性掌跖角化症是一种局限性角化过度性遗传性皮肤病。影响手部皮肤美观，严重时影响手指功能活动。

【鉴别诊断】

1. 手、足癣　损害可发生角化过度，除掌趾增厚外，尚有脱屑，指趾甲常被累及。刮下鳞屑可找到真菌。

2. 胼胝　仅发生于掌趾或其他受摩擦、挤压之处，日久而成。患处皮肤增厚，圆短如茧，中央凸起，小如指甲，大如钱币，表面光滑，其色灰白或黄白，触之坚实。

3. 慢性湿疹　掌趾部慢性湿疹常有急性发作史，境界常不清楚，不一定对称，可呈局限性，其他部位也常有湿疹皮损，自觉瘙痒明显。

【辨证论治】

一、内治

脾虚血亏

症状：掌趾皮肤坚如胼胝，发硬变厚而色黄，冬季发生皲裂。日久则伴有头晕、目眩，面色苍白，纳差，乏力。舌淡少苔，脉细弱。

治则：健脾和营，养血润燥。

方药：八珍汤加减。

（一）经验方

1. 理中丸，每次 4.5g，每日 2 次。
2. 当归丸，每次 10 粒，每日 3 次。

（二）饮食疗法

1. 肥海参 1 条，浓煎取汁，顿服，每周 1 次。
2. 鲜山药 50g，白木耳 30g，冰糖 30g，加水 500ml，顿服，每周 1~2 次。

二、外治

1. 透骨草、地骨皮、王不留行、明矾各适量，煎水后浸泡患处，然后选用玉黄膏或独角莲膏，交替外用。
2. 猪脂 200g，白蜡 20g，先将猪脂熬化，去渣，然后再兑入轻粉 5g，待凉后即成，每日涂患处 2 次。
3. 兔脑 1 个，麻雀脑 3 个，捣烂成泥，外涂患处，隔日 1 次。
4. 经验方：生地 30g，丹参 20g，赤芍、白芍、怀牛膝各 15g，当归、川芎、防风、荆芥、白鲜皮各 10g，蜈蚣 2 条。水煎服，每日 3 次；另以苦参、白矾各 15g，白及、乌梅各 20g，每日 1~2 次，20 天为一疗程。

三、针灸治疗

1. 毫针　取合谷、曲池、血海、三阴交、绝骨、太溪、后溪、脾俞等穴，留针 15~20 分钟，每日 1 次，10 次为一疗程。

2. 耳针　选取内分泌、手、足、脾、胃、神门、交感等区域，每次 2~3 穴，单耳埋针，双耳交替，每周轮换 1 次。

【预防调摄】

1. 注意皮肤护理，避免碱性肥皂洗涤患处，局部不滥用刺激性或腐蚀性的外用药物。
2. 避免接触汽油、油漆、酒精及苯等刺激性物质，防止皮肤损伤。
3. 多食新鲜蔬菜、水果、忌食辛辣等刺激性食物。
4. 冬季注意手足保暖，防止皮肤受冻、干裂。

第八节　剥脱性角质松解症

剥脱性角质松解症俗称"手足脱皮"，又名层板状出汗不良，家族性连续性皮肤剥脱，是一种浅表的手足角质剥脱性皮肤病，以掌跖部无水疱性点片状表浅角质剥脱为临床特征，常伴有出汗功能不全。多发于春夏或秋冬季节气候转换之时，可以自愈，但常复发，常伴多汗症。严重者可有手指皲裂、疼痛等症。本病男女之间无明显差异，好发于儿童及青少年，有明显遗传倾向。

【病因病机】

本病病因、病机较为复杂。中医认为本病因主要由于脾湿内蕴，外感风邪，风湿之邪郁阻肌肤；或脾虚日久，气血生化不足，血虚生燥，肌肤失养。

1. 风湿郁阻 脾湿内蕴，外感风邪，风湿之邪郁阻肌肤而发病。

2. 脾虚血燥 脾虚日久，气血生化不足，血虚生燥，肌肤失养而发病。

西医认为本病病因尚未明确，可能与遗传、手足多汗等因素有关。

【临床表现】

1. 好发部位 好发于掌指、足趾部，常对称分布。

2. 皮损特点 掌跖部无水疱性点状表浅角质剥脱为特征。初起皮损均为很小的白色斑点，以后逐渐扩大像干瘪的水疱疱壁，中央容易自然破裂及被撕落成薄纸样的鳞屑，多数损害可互相融合成大片状表皮剥脱，鳞屑下皮肤几乎完全正常，没有炎症表现，反复多次剥脱者皮肤干燥、微红、起皱，个别形成小皲裂。接触水或肥皂后，局部刺激后以及多汗时加重病情。

3. 病程特点 容易复发。常经 2～3 周鳞屑自然脱落而痊愈，但有些病例一年可复发多次。

【损美评价】

剥脱性角质松解症是一种角质剥脱性皮肤病，影响手部美观，对患者生活造成一定影响。

【鉴别诊断】

1. 湿疹 急性或亚急性湿疹的原发损害为红斑、丘疹和水疱，多有明显瘙痒；慢性湿疹表现为浸润性肥厚，可有皲裂，但病情顽固，一般不会自愈。

2. 局限性剥脱性皮肤综合征 为双手掌、指背境界清楚的红斑剥脱性损害，皮损持久存在，不随季节变化而变化，无自愈倾向。

【辨证论治】

一、内治

（一）辨证论治

1. 风湿郁阻

症状：双手掌或足趾多汗，出现点状或皮状脱屑，伴有瘙痒或灼热感；身倦纳呆，便溏不爽，舌淡苔白腻，脉濡。

治则：祛风止痒，燥湿消疹。

方药：消风散加萆薢胜湿汤加减。

2. 脾虚血燥

症状：双手掌或足趾部皮肤干燥，出现点状或片状脱屑；伴面色无华，或失眠心悸，咽干口渴；舌淡红少苔，脉细。

治则：补气健脾，养血润燥。

方药：八珍汤加味。

（二）经验方

1. 归脾丸，每次 9g，每日 3 次。

2. 知柏地黄丸，每次 9g，每日 3 次。

二、外治

1. 紫草膏或生肌玉红膏外涂。

2. 王不留行 25g，明矾 10g，煎水外洗，每日 1 次。

3. 白矾、皂矾、儿茶、侧柏叶各 10g，煎汤熏洗，每日 1 次。

4. 薄荷脑 25g，甘草 50g。甘草切片或研成粗粉后加入 75% 酒精 500ml 中，装瓶密封，2 周后取其 4 滤液备用。外搽患部，每天 3~4 次，洗手后加用 1 次，7 天为一疗程。

三、针灸治疗

1. 毫针　取合谷、曲池、膈俞、外关、内关、足三里、后溪穴位，用平补平泻法。留针 15~20 分钟，每日 1 次。

2. 耳针　取穴神门、交感、脾、肺、手、足，每日 1 次，或埋针或穴位按压。

【预防调摄】

1. 勿搽刺激性大的药物，勿用肥皂外洗。平时可应用一些润肤霜外搽。

2. 多食富含维生素的蔬菜、水果。

3. 应让其自然脱屑，切勿撕剥。

第九节　汗疱疹

汗疱疹是一种发生于掌跖、指（趾）侧的复发性非炎症性水疱病，常伴有手足多汗。多发于夏季，易复发。常与个人体质、植物神经功能紊乱、精神紧张或抑郁有关。属于中医学"蚂蚁窝"、"田螺疱"的范畴。本病男女均可发生，可发于任何年龄，多见于青少年，多于夏季发病。

【病因病机】

本病病因、病机较为复杂。中医认为本病因夏季易感风、热、湿邪，郁于皮肤而发疹。

1. 湿热蕴结 湿热蕴结，邪不外达，郁阻于肌肤，气血津液郁阻不畅，皮肤失其滋养而发病。

2. 风湿热蕴 本病多发于夏季，夏季易感风、湿、热邪，风湿热郁于皮肤而发疹。

西医认为本病发病机理复杂，其发病可能与精神因素、癣菌感染、接触性刺激、过敏、个人体质及神经系统功能失调有关。

【临床表现】

1. 好发部位 病变累及双手指侧，部分累及手掌、手指末节及趾侧。

2. 皮损特点 粟粒大的深在性水疱，呈半球形，略高出皮面，周围无红晕，对称分布，均伴有轻至中、重度瘙痒。水疱多无自行破裂，于干枯后形成脱屑。汗疱疹大多发生于夏季，常伴手足多汗。在手指间、掌心或者手指末节背部的皮肤深部出现小水疱、水疱粟粒或米粒大小，半球形，初起为透明液，以后逐渐混浊。水疱部位有瘙痒感或烧灼感。

3. 病程特点 一周左右可以自愈，疱液吸收后局部会出现领口状脱屑。

本病与季节、局部多汗、精神紧张及某些重金属的接触有关。

【损美评价】

汗疱疹多发于手部，影响手部美观，可引起瘙痒，影响生活质量。

【鉴别诊断】

1. 花斑癣 黄豆至蚕豆大小圆形或卵圆形，分布于颈、面、胸、背上部，表面有微细鳞屑，易找到真菌。

2. 白色糠疹 多见于儿童，春天明显，苍白色斑片，上有小量细小灰白色鳞屑。

3. 贫血痣 摩擦局部，淡色斑本身不红而周围皮肤发红。

【辨证论治】

一、内治

（一）辨证论治

1. 湿热蕴结

症状：双手出现水疱，伴瘙痒，水疱干枯后脱皮，伴口干，纳呆，乏力，大便不爽，舌红苔黄腻，脉滑数。

治则：清热利湿。

方药：三仁汤加减。热盛者，加金银花 12g；气虚者，加党参、茯苓各 10g。水煎服，第一煎口服，第二煎熏洗双手。

2. 风湿热蕴

症状：水疱、瘙痒、脱屑、肿胀、疼痛，伴口渴、多汗、便秘。

治则：祛风止痒，解毒利湿，收敛止汗。

方药：乌蛇蝉衣汤加减。每日1剂，水煎两次，分两次服，第三次煎液浸泡外洗。

（二）经验方

1. 薏苡仁30g，滑石粉30g，竹叶10g，甘草10g，水煎取汁内服，每日1剂。

2. 杭白芍、怀牛膝、煅龙骨、煅牡蛎各30g，生甘草、五味子各10g，桂枝、桑枝各6g，明矾3g，水煎取汁内服，每日1剂，每日2次。

二、外治

1. 土茯苓60g，白鲜皮30g，地肤子30g，黄柏30g，苡仁30g，白矾30g，生地榆30g，水煎约1500～2000ml，待温稍凉，浸泡患处，每次30分钟，每天2次，两天用药1剂。

2. 三黄洗剂：黄连、生大黄、黄芩、苦参、苍术、白鲜皮各20g，白芷、地肤子各15g，土茯苓25g，薄荷、藿香各10g；皮损以水疱明显者加明矾、五倍子各15g；皮损以脱屑为主者加生地、首乌、当归各20g；皮损部以脱屑后暴露新鲜皮者加白及15g，白蔹20g。每日1次，每次15～25分钟，1剂中药可用3天，3剂共9天1疗程。

3. 明矾10g，王不留行30g，煎液浸泡。

4. 麻黄根、瘪桃干、糯稻根、煅牡蛎各30g，乌梅10g。水煎取汁湿敷患处。

5. 生地30g，银花45g，黄芩、连翘各30g，防风50g，白鲜皮、野菊花各30g，水煎取汁湿敷患处。

6. 王不留行、白鲜皮、白及各30g，明矾（后下）10g，水煎取汁浸泡患处。

三、针灸治疗

1. 火针点刺 用直径为0.5ml的细火针，病变区以碘酒、75%酒精常规消毒，医者左手固定患者手（足）部，右手持火针，将针尖体伸入酒精灯外焰上烧至通红发亮，趁着针红，非常迅速地将针尖点刺各个水疱，以破皮为度，用消毒干棉球吸尽渗出液，后用75%酒精棉球拭干创面，外涂龙胆紫溶液，再用消毒无菌纱布覆盖即可。

2. 艾灸 点燃艾条灸皮损处，每天1次，每次10～15分钟，5天为1个疗程。

四、其他疗法

1. 糖皮质激素 对于较重病例，可短程口服泼尼松每日30mg，共5～7日。

2. 局部治疗 以敛汗、止痒药物为主。轻者可外用炉甘石洗剂，干燥剥脱时可用10%尿素霜。

3. 抗胆碱能药物。

【预防调摄】

1. 保持心情舒畅、乐观的情绪。
2. 多食蔬菜、水果。
3. 禁滥用外用药物，应正规治疗。
4. 避免洗衣粉、肥皂等理化刺激。

第十节　手足逆剥

手足逆剥是一种以手足（趾）甲跟部皮肤枯剥倒卷、翘起撕裂为特征的皮肤病，好发于学龄前儿童及妇女，春秋干燥季节常见。相当于中医古代文献中的"肉刺"、"倒刺"、"逆胪"等。本病男女均可发生，好发于学龄前儿童及妇女以及接触洗涤剂较多的行业工人。

【病因病机】

中医认为本病因气血亏虚或气血失和而致。因人体十二经脉或起于手足或止于手足，手足肌肤有赖经脉气血的旺盛和运行通畅来温煦、濡养。

1. 阴亏血燥　阴亏血燥，肌肤失于荣养。或素体阴亏血燥，或热病伤阴，或吐泻亡津，使阴津亏损，血虚风燥，肌肤失于阴血滋养，肌肤甲错，手指足趾甲边缘皮肤干燥剥裂、倒卷起刺。

2. 风邪侵袭，气血失和　气候炎热干燥，或闷热潮湿，腠理开泄，或触摸泥沙污垢，或过用热水肥皂洗涤等，使手足局部肌肤腠理失于固密，风邪乘虚侵入，致气血失和，肌肤不润。

西医认为本病发病主要由外界因素导致。包括职业性损伤，如理发、餐饮、洗染行业的工作人员，工作中经常接触洗涤剂、洗衣粉、肥皂等碱性物质。神经质习惯，如咬甲癖等也常导致本病。

【临床表现】

1. 好发部位　手足（趾）甲跟部皮肤。
2. 皮损特点　皮肤枯剥倒卷、翘起撕裂。
3. 病程特点　初起于甲襞上缘，皮肤纵向撕裂，呈三角形剥离。一至数个，针尖至芝麻大小，前端上翘倒卷。触碰时感到疼痛，若牵拉倒刺，则可撕脱出血。

过多接触洗涤剂以及不良习惯常常导致本病的发生。

【损美评价】

手足逆剥属于角化剥脱形皮肤病，发生于手足（趾）甲根部，发生于手部的皮损使手指的美观受到影响。

【辨证论治】

一、内治

（一）辨证论治

1. 阴亏血燥

症状：素体虚弱，或大病之后，肌肤干燥，毛发不荣，倒刺上翘，舌红苔少，脉细数。

治则：益阴生津，养血润燥。

方药：养血润肤饮加减。

2. 气血失和

症状：久触泥沙污垢，或经常接触热水、洗涤剂，致手足局部皮肤干燥、粗糙、皲裂，甲周皮肤皲裂、倒刺，舌脉如常人，或脉浮缓。

治则：养血疏风，调和气血。

方药：当归饮子加减。

（二）经验方

养血荣筋丸，每次 1 丸。每日 2 次口服。

（三）饮食疗法

香酥参归鸡（《中国食疗学》） 仔鸡一只1300g，党参20g，白术10g，当归10g，生姜块10g，熟地15g。制作：将党参、白术、熟地、当归加工烘干制成粉末，与精盐、绍酒等调料一起涂抹在鸡身内外，放入蒸碗内，加生姜块、葱结、花椒、五香粉等，入笼蒸透，再将仔鸡放入烧至七成热的油锅内，炸至金黄色，皮酥捞起。用法：每日 1 ~ 2 次，每次200 ~ 250g，佐餐食用。

二、外治

1. 柏叶洗方（《赵炳南临床经验集》） 侧柏叶120g，苏叶120g，蒺藜秧240g。上药共研粗末，装入布袋内，加水 2500 ~ 3000ml 煮沸 30 分钟，即可。以温热药液泡洗手足后，剪去翘皮。每日 1 次。

2. 润肤膏（《外科正宗》） 当归15g，紫草15g，麻油120ml，黄蜡15g。当归、紫草与麻油同熬，药枯滤清，将油再熬，入黄蜡化尽，倒入碗中置冷待用。每日涂搽手足，或手足泡洗后涂搽。

【预防调摄】

1. 加强对手足皮肤的保护，保持清洁，经常涂抹护肤油膏。

2. 特殊行业从业者应注意佩戴手套加强劳动保护；儿童应避免长期掏挖沙土、嬉水等。

3. 注意多食鲜嫩多汁蔬菜、水果，尽量少接触热水、肥皂等各种洗涤用品。

4. 已经生出的倒刺应立即剪去，防止意外伤害造成撕脱、出血和感染。

第十一节 早 衰

早衰是指未老先衰，即未到老年（60 岁以上）就出现衰老的征象。因此，早衰也称之为"早老"。早衰早老的结果是早亡早夭（夭折、夭殁、夭殇）。

早衰，中医很早就有论述，如《素问·上古天真论》称之为"半百而衰"。所谓早衰指的是提前或过早的衰老。衰老（Senility）一词，系西医的名词之一。关于衰老，Medewar 认为"衰老是体能对疾病的敏感性和能量随年龄增长的变化，导致死亡的可能性越来越大。"Strehler 则认为："衰老是在机体生殖机能停止之后一段时间的变化，这些变化导致个体生活力的下降。"有关衰老的征象，《黄帝内经》中曾作过具体的描述："发鬓白，身体重，行步不正"，"天癸竭，精少"，"筋骨懈惰"，"九窍不利，下虚上实，涕泣俱出"，"好卧"，"皮肤枯"等等。

衰老是自然规律所决定的，60 岁以上的人出现老态是自然的。我国将 45～59 岁称为老年前期，因此，45 岁以前出现衰老改变就称为早衰。

【病因病机】

1. 肾气亏损 肾为先天之本，生命之根。肾气充盛，人的生长发育良好，身体壮实。房劳过度，伤肾耗精，引起肾气亏损，是导致早衰的重要因素。"醉以入房，以欲竭其精，以耗散其真"。《抱朴子》认为："若欲纵情恣欲，不能节宜，则伐年命。"先天禀赋不足亦引起肾亏致早衰，《灵枢·寿夭刚柔》篇曰："以母为基，以父为楯"。

2. 脾胃虚弱 后天可以养先天，脾胃虚弱经久不复，必然导致肾虚，引起早衰，正如丁其誉在《调摄》中说："胃强则肾充而精气旺；胃病则精伤而阳事衰"。《养生论》曰："气化为血，血复为气。气血者通于内，血壮则体丰，血固则颜盛，颜盛则生合，若血衰则发变，血败则脑空，脑空则死。"

3. 气血郁滞 人之精、津、气血贵在流通，循环不已，川流不息则身健寿长；若人之精、津、气血郁滞，便致早衰，折人寿数。

早衰往往虚多实少，虚者以脾肾俱虚为主，实者以肝郁血瘀为主。临床见证常常虚实夹杂，但多以虚为本。

西医认为早衰主要与遗传有关，也就是说人的衰老速度是由所谓"遗传钟"所规定，受寿命自动调节基因综合体所控制的。此外，也有人认为早衰是后天机体过度的损伤所造成的，即机体在过度和长期内外环境中，受各种因素的干扰和损伤，使机体的自由基、过氧化物等代谢性废物堆积和机体损伤，造成蛋白质合成障碍或细胞构成成分错误，引起机体功能减退而出现早衰。

【临床表现】

1. 未到老年（45 岁以前）便开始出现衰老的征象。
2. 精力神志改变：精神耗减，寐少健忘，易于伤感，孤寂郁闷，等闲喜怒，性情不定。
3. 五官容颜改变：头倾目眩，视物昏花，发白牙落，面焦色败，面皮生皱。
4. 形体体态改变：肌肤干痒，肢体懈惰，哭号无泪，笑如雨流，鼻不嚏而出涕，耳无声而蝉鸣，溲不利而自遗，便不通或泄，昼则使人瞌睡，夜则独卧惺惺，寐则涎溢。
5. 对气候变化的耐受力：未风先寒，未暑先热。
6. 消化吸收能力的改变：食则易饥，饱则难化。

【损美评价】

青壮年是一个人一生中的顶峰时期。一方面青壮年是人精力最充沛，事业有成的阶段，另一方面，也是人容颜、形体最美妙，最有魅力的阶段。而过早的衰老，自然会极大地影响人体的容貌美和形体美。

早衰影响人体美主要表现在以下方面：
1. 形体多弯腰驼背、屈伸不利，体态老态龙钟。
2. 精力不及，精神萎靡，反应迟缓。
3. 容颜憔悴，肤质毛发干枯，发白牙落，面焦色败，面皮生皱。

早衰的美容治愈在于形体、容颜和精力的恢复与实际年龄相匹配。

【鉴别诊断】

1. 早衰须排除生理性衰老，即 60 岁以上随年龄增长而出现的衰老征象。
2. 虚劳、肺痨、郁证等虽然也有某些衰老的表现，但这些疾病本身还具有相应的临床表现和实验室检查的异常，因而，可以予以鉴别。

【治疗】

一、内治

（一）辨证论治

1. 脾气亏虚
症状：面焦，发鬓斑白，头发脱落，皮肤枯，肌肉消瘦，可兼见面浮肢肿，精神困乏，少气懒言，食少纳呆，腹胀肠鸣，便溏或腹泻或便意频频，舌淡苔白，脉缓无力。
治则：健脾益气。
方药：参苓白术散。

2. 肾阳衰弱
症状：面皮早皱，发落齿槁，两鬓早白，阳痿不育，性欲减退，乏力倦怠，精神耗减，骨肉疏冷，腠理开疏，懈惰好卧，腰脊酸软，动则气喘，视听失聪，夜尿频多，舌质淡白或略黄，脉沉弱。

治则：温肾壮阳。

方药：右归丸或金匮肾气丸合五子衍宗丸。

3. 肾阴耗衰

症状：面色憔悴苍老，形羸体枯，发焦早白，头晕耳鸣，视物昏花，寐少健忘，五心烦热，走路脚软，腰脊酸楚，多梦遗精，夜半咽干，舌质红苔少，脉细数。

治则：滋肾育阴。

方药：左归丸或六味地黄丸合二至丸。

4. 肝郁血瘀

症状：孤僻抑郁，闷闷不乐，或性情不定，喜怒无常，形态衰老，暮气沉沉；或有胁痛，或有腹胀，或有胸闷，或有癥瘕痞块；神情呆滞，时有叹息；面色晦暗，或见黑斑；或肌肤甲错，面色无华。舌质红有瘀点，脉涩结。

治则：舒肝解郁，活血化瘀。

方药：逍遥丸和桃红四物汤。

（二）经验方

1. 驻颜方 胡桃仁 30g，牛奶 200g，豆浆 200g，黑芝麻 20g。将胡桃仁、黑芝麻磨碎，与牛奶、豆浆调匀，共入锅中煮沸，加适量白糖，每天早晚各一碗。

2. 延年悦泽方 茯苓 1500g，菊花 750g。上二味捣细为末，以炼成的松脂拌和为丸，如弹子大，贮瓶备用。每次服 1 丸，每天 2 次，以酒溶化后吞用。

二、针灸治疗

1. 毫针 脾气亏虚型，取穴脾俞、章门、中脘、天枢、大横，捻转补法，留针 20 分钟；肾阳衰弱型，取穴肾俞、命门、关元，捻转补法，留针 20 分钟；肾阴耗衰型，取穴肾俞、太溪、水泉，捻转补法，留针 20 分钟；肝郁血瘀型，取穴肝俞、膈俞、期门、太冲，捻转泻法，留针 10 分钟。

2. 耳针 取穴为心、皮质下、额、枕、神门、脑干。每次取 3~4 穴，中等刺激，每日或隔日 1 次。

3. 皮肤针 取穴为颈项部、背部督脉和膀胱经。操作：轻轻叩刺，以皮肤红润为度，每日或隔日 1 次，10 次为 1 疗程。

【预防调摄】

1. 注意房室节制，不可过劳伤肾。

2. 饮食有节，饮食搭配得当，食不过饱，低脂低盐、少吃甜食，勿过度饮酒。注意常吃豆腐、香菇、番茄、香蕉、牡蛎、洋葱，常饮绿茶、葡萄酒，以预防人体老化。

3. 起居有常，不妄作劳，有规律的生活。

4. 精神乐观，适当参加体育活动。

5. 未病早防，已病及时治疗。

第十二节　慢性疲劳综合征

慢性疲劳综合征是一组以长期极度疲劳为主要表现的全身症候群，常伴有头痛、咽喉痛、淋巴结肿大和压痛、肌肉关节疼痛以及多种神经精神症状，其基本特征为持续性或反复发作的虚弱性疲劳，持续时间6个月，卧床休息不能缓解，而各项体格检查及实验室检查没有明显的异常发现。且严重影响患者的工作和生活。由于其常有疲惫不堪、容颜憔悴无华以及神经精神症状，因而也属于一种损美性疾病。中医学虽无慢性疲劳综合征的病名记载，根据其临床表现有属"虚劳"、"郁证"、"脾胃内伤症"、"百合病"等不同范畴。

调查结果显示本病的高发年龄在30～50岁之间，患病率脑力劳动者高于体力劳动者，经济上成功者高于一般人群者，发达国家和地区人群高于欠发达国家和地区人群，女性高于男性。科技人员、医务人员、电脑软件设计人员等为最好发的人群。

【病因病机】

1. 心脾气虚　饮食不调，或劳力过度，损伤脾胃，脾胃虚弱，湿热内生或外感邪毒侵袭，内外相引，脾胃受损，湿热内蕴，阻遏气机，内扰心脑；或脾气虚弱，气血生化无源，脏腑、经络、四肢、筋肉无以滋养；或劳神过度，暗耗心血，损伤脾气，心脾气血亏虚、血运不足或不畅或心不藏神，导致体力和脑力的疲劳；或脾虚日久，中气不足，营卫不固，肌肤腠理不密，病邪乘虚而入，更易诱发疲劳。

2. 肝郁血瘀　情志不遂，肝气郁结，气机不畅；或气滞日久，血行不畅，瘀血内停，筋脉不得温煦濡养，引发疲劳。或肝气犯脾，脾虚湿困，或情志郁结不畅，气不布津，液聚为痰，痰蒙清窍，内阻经络，流注肌肤，出现身重，神疲之证。

3. 肾精不足　先天失养，禀赋不足或脏腑亏损，或房劳过度，或病后久虚不复，耗损阴精，髓海空虚，清窍失养，骨髓失充；或阴损及阳，肾阳亏虚，气化无权而为水湿，水气凌心，心阳被遏，不能温运血液，机体失去温煦；或操劳过度，积劳内伤，耗损心阴，心阳偏亢，灼伤肾阴，虚阳上扰心神，水火不济，心肾不交，引起心神不宁和疲劳之证。

综上所述，慢性疲劳综合征的病机主要是脏腑功能失调。脑力疲劳与心脾关系密切，体力疲劳与肝脾关系密切，久则势必影响及肾。从气血阴阳角度分析，气虚日久，可致血瘀；血虚日久又可导致气虚；阳损及阴，阴损及阳。病势日渐发展，虚实夹杂，使病情趋于复杂。

西医认为，慢性疲劳综合征与感染、免疫功能失调、营养代谢障碍、心理社会压力及遗传等有关。其发病机制可能是病毒感染、应激（极度紧张、精神负担过重）等多种因素引起神经–内分泌–免疫功能紊乱的结果，有些慢性疲劳综合征患者可能存在其他易感性。

【临床表现】

1. 长期反复发作的疲劳：慢性疲劳综合征的疲劳表现为新发生的、持续性或反复发作的虚弱性疲劳，持续时间超过 6 个月。

2. 不能缓解疲劳的睡眠：患者经过卧床休息和睡眠，疲劳仍然不能缓解。

3. 短期记忆力及集中注意力下降。

4. 咽喉疼痛。

5. 颈部或腋下淋巴结肿大、触痛。

6. 肌肉疼痛：患者常有全身肌肉疼痛，主要以颈胸部肌肉为主，严重的胸痛甚至被怀疑为心肌缺血。

7. 不伴红肿的多关节疼痛。

8. 出现与以往不同形式或程度的头痛。

9. 活动后的疲劳超过 24 小时以上。

此外，部分患者初期有类似流感样症状。有些患者也可出现低热，头晕，对酒精耐受性降低，消化道症状（腹痛、腹胀、腹泻、恶心、食欲减退），情绪症状（抑郁、易激惹、焦虑以及惊恐发作），体重减轻，夜间盗汗，心律不规则，睡眠障碍，慢性咳嗽，气促等。

长时间的极度紧张、精神负担过重等情况是常见的诱发因素。

上述 9 项中，排除其他可引起类似症状的疾病，满足第 1、2 项，可诊断为特发性慢性疲劳；满足第 1 项，加上从第 2 ~ 第 9 项中，同时出现 4 项或 4 项以上，且这些症状已持续存在或反复发作 6 个月或更长的时间，但不早于疲劳的出现，即可诊断为慢性疲劳综合征。

【损美评价】

人体美无外乎形容之美和神气之美，而本病恰恰在这两个方面均有改变，破坏了人体的形神之美。

1. 多有精神神经症状。

2. 形体倦怠疲惫，无精打采。

3. 常有面容色泽和皮肤质地的改变。

慢性疲劳综合征的美容治愈在于各种不适症状消失，容颜色泽正常，精力恢复如常人。

【鉴别诊断】

1. 本病需与消耗性疾病（如结核、肿瘤等）、贫血、自身免疫疾病、感染和内分泌疾病相鉴别。选择某些常规或特异性的检查，可排除这些疾病引起的类似症状。慢性疲劳综合征目前尚无特异性的检查项目。

2. 因慢性疲劳综合征患者常伴有一定的精神症状，故还应对其进行精神状况检查以及神经心理学评估，以明确其所伴随的精神症状是否合并有精神性疾病。

【治疗】

一、内治

（一）辨证论治

1. 气虚

症状：神疲乏力，少气懒言，语声低微，纳谷不馨，面色㿠白，头晕目眩，心悸自汗，舌淡苔白，脉虚无力。

治则：补中益气。

方药：补中益气汤。若证属夹湿而见脘闷，纳呆、舌苔腻者，加苍术、砂仁、法半夏等；心悸甚者，加柏子仁、龙齿等；自汗多者，加牡蛎、浮小麦等。

2. 气血两虚

症状：神疲乏力，少气懒言，呼吸气短，自汗，头晕眼花，心悸失眠，面色苍白无华或萎黄，手足麻木，指甲色淡或月经量少，色淡质稀，舌淡而嫩，脉细弱无力。

治则：补气养血。

方药：人参养荣汤。若头晕重者，加天麻、菊花等；失眠重者，加酸枣仁、夜交藤、合欢花等；兼肢麻者，加鸡血藤、丹参、丝瓜络等；兼皮下出血者，加仙鹤草等。

3. 气阴两虚

症状：神疲乏力，自汗，呼吸气短，干咳，失眠少寐，面容瘦削，纳呆，口干咽痛，头晕目眩，潮热，五心烦热，腰酸耳鸣，尿少便结，舌红少苔，脉细数无力。

治则：补气滋阴。

方药：四君子汤合左归饮。若兼干咳少痰者，加沙参、麦冬等；口干咽痛者，加石斛、玄参等；潮热、手足心热者，加银柴胡、秦艽、丹皮、龟甲等；便干者，加生首乌，肉苁蓉等。

4. 气虚夹郁

症状：神疲乏力，心烦不寐，思维混乱，倦怠健忘，表情淡漠，忧愁善感，难以欢欣，舌淡苔少，脉细涩等。

治则：益气开郁。

方药：启脾丸。若属正气大虚者，则又当合大营煎。

5. 气虚夹瘀

症状：神疲乏力，面色淡白或晦滞，身倦乏力，少气懒言，胸胁刺痛，痛处不移，或拒按。舌淡暗或有紫斑，脉沉涩。

治则：益气扶正，化瘀通络。

方药：补阳还五汤。

6. 肝脾不调

症状：神疲乏力，胸胁胀满，喜太息，精神抑郁，面色无华，食少纳呆，腹胀便溏或腹痛欲泻，泻后痛减，苔白或腻，脉弦。

治则：健脾疏肝。

方药：柴胡疏肝散加香砂六君子汤。若胁肋疼痛甚者，加郁金、延胡索等；心烦易怒、口苦咽干者，加栀子、黄芩等；呃逆吞酸者，加吴茱萸、黄连等。

7. 肝肾阴虚

症状：神疲乏力，面容憔悴，头晕目眩，视物昏花，耳鸣健忘，失眠多梦，咽干口燥，潮热，五心烦热，盗汗，筋脉拘急或疼痛，腰膝酸软，舌红少苔，脉细数。

治则：补肾养肝。

方药：六味地黄丸合一贯煎。若见肌肉疼痛明显者，加地龙、秦艽、川牛膝、延胡索等；头痛者，加蔓荆子、菊花、桑叶等；关节疼痛者，加威灵仙、防风、青风藤等；咽痛明显者，加山豆根、射干、玄参、马勃等；淋巴结肿痛者，加夏枯草、猫爪草、连翘等。

8. 脾肾阳虚

症状：神疲乏力，面色㿠白或面皮多皱，形寒肢冷，腰酸膝冷，腹部冷痛，下利清谷，或五更泄泻，面浮肢肿，阳痿遗精，宫寒不孕，带下清稀，舌淡胖，苔白滑，脉沉细。

治则：补肾温脾。

方药：金匮肾气丸。若寒邪重者，加炮姜、细辛等；肠滑久泻者，加肉豆蔻、补骨脂等；腰酸膝冷者，加淫羊藿、巴戟天、杜仲、川牛膝等。

（二）经验方

1. 仙参汤：人参10g，白芍12g，仙鹤草30g，三七6g（冲服）。日1剂，分2次服。
2. 抗疲劳散：人参100g，刺五加100g，五味子80g，茶叶60g，共研细末，制成散剂，每次6g代茶饮服。
3. 人参归脾丸，每次1丸，每天3次。

二、外治

敷脐疗法 将人参30g，黄芪30g，当归15g，生、熟地各15g，丹参30g，苦参30g，郁金15g，紫草30g，茯苓15g，白术15g，败酱草30g，陈皮10g。干燥、粉碎，过100目筛，包装袋密封备用。治疗前温水洗净脐部，再以75%酒精棉球擦拭，取上药0.3~0.5g，用2%氮酮3~5ml，调成糊状，将药糊填满脐窝，外用麝香虎骨膏（市售）严密固封。贴药后用电热机，放在穴位上20分钟热敷理疗，以利药物吸收及迅速发挥药效，24小时后取下，用温水洗净脐部药渣。隔日治疗一次，10次为1疗程，每疗程间隔7天，共治疗3个疗程。

三、针灸治疗

常规用穴：太阳、曲池、合谷、足三里、阳陵泉、三阴交、太冲（均双侧）、百会。加减用穴：虚证加针中脘、关元、气海；实证加针期门、章门。按摩后行针灸治疗，隔日1次，10次为1个疗程。

四、心理治疗

针对患者不同病因和性格特征，劝说引导患者改善生活方式，调整对生活的期望，减轻精神压力，消除不利于心理和身体健康的行为和习惯，调整心理不平衡状态，达到七情调和，疲劳症状消失的健康状态。

【预防调摄】

1. 注意劳逸结合。体力劳动者要尽量多休息；脑力劳动者加强适当的运动，保证充足的睡眠。
2. 用积极的态度面对现实，面对各种精神压力。
3. 提高自身的体能和心理素质，以适应现实。
4. 多吃蔬菜水果，喝酸奶。经常服用西洋参、龙眼肉、枸杞、牛蒡根等。
5. 每天进行温水浴，有条件可常洗矿泉浴，有利消除疲劳。

第十三节 口 气

口气是指口腔发出或呼出之气臭秽，又谓之口臭。口气主要为胃腑积热所致。如宋《济生方》论曰："口臭者，乃脏腑腐腐之不同，蕴积于胸膈之间而生热，二中发于口也。"《圣济总录》中载："口者脾之候，心脾感热，蕴积于胃，变为腐腐之气，府聚不散，随气上出，熏发于口，故令臭气。"

【病因病机】

1. 胃腑积热 本病由于胃腑积热所致者多见。脾胃开窍于口，胃腑积热，则上冲于口，同时，口臭常兼有其他口味，此为胃腑积热并有其他脏腑证候所致。脾热则口甘，胆热则口苦，需分别加以区别。清《类证治裁》中载："口之津液通脏腑，肝热则口酸……胆热则口苦……心热亦口苦……脾热则口甜……胃热则口臭……虚则口淡……肺热则口辣……肾热则口咸。"

2. 它病引发 因其他脏腑病变，引起腑热升腾，熏发于口。

西医认为本症主要由牙龈炎、牙周炎、化脓性扁桃体炎、肺脓疡以及消化不良，或嗜食辛辣，或常不自洁有关。

【临床表现】

口腔内或呼出之气有异味。其引起原因有所不同，故在口臭的同时伴有以下相应临床表现。

1. 口腔疾病：患有龋齿、牙龈炎、牙周炎、口腔黏膜炎以及蛀牙、牙周病等口腔疾病的人，其口腔内容物易滋生细菌，尤其是厌氧菌，其分解产生出了硫化物，发出腐败的味道，而产生口臭。

2. 胃肠道疾病，如消化性溃疡、慢性胃炎、功能性消化不良等，都可能伴有口臭。近来，有学者还发现，导致许多胃疾病的幽门螺旋杆菌感染者，其口臭发生率明显高于未感染者，而根治幽门螺旋杆菌后，口臭症状明显减轻。原因可能是幽门螺旋杆菌感染直接产生硫化物，引起口臭。

3. 吸烟、饮酒、喝咖啡以及经常吃葱、蒜、韭菜等辛辣刺激食品，或嗜好臭豆腐、臭鸡蛋等具有臭味食物的人，也易发生口臭。故其临床表现可随不同病因而有不同表现。

【损美评价】

美不仅包括容貌美，也包括嗅味美。当一个人口中有异臭时，既令别人厌烦，也使自己尴尬，影响人的整体美。同时影响社交，给患者心理造成影响。

【治疗】

一、内治

（一）辨证论治

1. 胃腑积热
症状：口臭，怕热，胃纳可，嗜食辛辣，大便秘结，尿黄，牙龈红肿，出血，舌苔黄而厚腻，舌质红，脉弦数。
治则：清阳明湿热，解毒通腑。
方药：清胃散加减。若属风火牙痛者，可酌加防风、薄荷以疏风；胃火灼盛之牙衄者，可酌加牛膝以降火止衄；便秘者，可酌加大黄以导热下行。

2. 肝经蕴热
症状：口酸，胸胁胀满，头昏，目眩，胃纳欠佳，舌苔薄黄舌质红，脉弦数。
治则：舒肝和胃。
方药：小柴胡汤加减。气滞甚者加香附、枳壳以行气。

3. 胆经湿热
症状：口苦，善叹息，心下澹澹，恐人将捕之，胸胁胀满，便干等，舌苔薄黄，质红，脉弦数。
治则：清利肝胆湿热。
方药：龙胆泻肝汤加减。若头痛眩晕，口苦善怒者，可酌加菊花以清利头目。

4. 肺胃积热
症状：口辛、口臭，口渴喜饮，大便干，尿黄，舌红苔黄，脉滑。
治则：清肺胃之热。
方药：泻白散合白虎汤化裁。

5. 肾虚有热

症状：口臭、口咸，口渴不欲饮，腰酸，腿软，舌质淡，脉尺弱。

治则：补肾泻火。

方药：六味地黄丸加减。腰膝酸痛甚者，可酌加牛膝、杜仲以壮筋健骨；小便频数者，可去泽泻，酌加益智仁以固精缩尿。

二、外治

用生理盐水漱口，后用加有菊花、冰片、甘草煎剂的小型喷雾机进行口腔内喷雾。

三、针灸治疗

曲池、合谷、中脘、足三里、肺俞、脾俞、委中等，每次选 3～5 穴，毫针刺，采用平补平泻法，留针 20～30 分钟，每日 1 次，10 次为 1 个疗程。

四、其他疗法

银花茶：银花 15g，知母 15g，佩兰 10g，甘草 10g，煮水代茶饮。

【预防调摄】

1. 注意口腔卫生，每天晨起、睡前及饭后认真地刷牙漱口，养成良好的口腔卫生习惯。

2. 戒烟酒，避免食油腻、刺激性及有臭味或不易消化的食物，多食蔬菜、水果，生活作息要规律。

3. 防止便秘，保持大便通畅。

4. 口腔含化维生素 C 片，嚼口香糖，使用中草药牙膏，嚼茶叶等也有一定的除口臭效果。

5. 继发性口臭多源于身体内部，此时单用上述措施常难以见效，因此要针对原发病进行治疗，如及时治疗龋齿、牙龈炎、胃炎、肺脓肿、糖尿病等。原发病一旦治愈，口臭多能消除。

第十四节　体　气

体气是指腋下、会阴部、足部的汗液所发出的特殊臭味的一种皮肤附属器疾病。相当于西医的"臭汗症"。根据其发病特点，中医历代文献中尚有"胡臭"、"腋臭"、"狐气"、"狐骚臭"等不同名称。本病多有家族史，始发于青春期，女性多见，轻重不一，夏季或汗出后尤甚，老年后逐渐减轻或消失。臭气常出自腋下，严重者在乳晕、脐周、前后阴、足部等处均有臭秽之气。虽不影响容貌，但因其特殊的异味而影响患者与他人交往，导致心理压力增大，由此而影响整体之美，影响神韵之美。

【病因病机】

1. 先天禀赋 禀受于先天，承袭父母秽浊之气，发于腋下、会阴部、足部等处。如明代《外科正宗·体气》记载："体气，一名狐臭，此因父母有所传染者。"

2. 湿热内蕴 过食辛辣熏炙、油腻酒酪、肥甘厚味等，致使湿热内生，郁于腠理，或天暑衣厚，久不洗浴，湿热污垢，酿成秽浊之气，熏于腠理，致使臭汗外溢，发为体气。

总之，先天禀赋是本病发病的基础，嗜食肥甘，湿热内蕴则是本病的重要诱因。

西医认为，本病是由于青年人性腺的发育成熟，性激素分泌增加，促进了大汗腺的分泌，经过细菌的分解作用，分泌物中的有机物被分解为具有特殊臭味的不饱和脂肪酸等物质而成，多与遗传有关。少数患者可在精神或神经系统损害时产生，如偏执症和精神分裂症等。

【临床表现】

1. 本病好发于青春期，男女均可发生，但以女性多见，多有家族史。

2. 初起腋下易汗出，逐渐色黄如柏汁，染着衬衣，带有臭气，若夏季或多汗时，臭气加剧，不可近人。腋下有棕纹缕孔，汗出黏腻，如膏似脂，味若野狐，严重时乳晕、脐周、会阴均可嗅及，常伴外耳道耵聍。

3. 发于足部者多与足部多汗症伴发，有刺鼻臭味，尤以夏季及不勤洗脚时更甚。

4. 病程缠绵，多无自觉症状。

【损美评价】

体气是人体发出的臭秽之气，不断向外界传递着人体不洁不健康的病理信息，虽不影响容貌，但因气味特殊，从嗅觉上带给人美的缺陷，且影响社交活动，给患者带来很大的不便和苦恼，直接影响心理健康。

【治疗】

一、内治

（一）辨证论治

1. 秽浊内蕴

症状：常有家族史，多在青春期开始发病，除腋下外，在乳晕、脐周、阴部、足部均可有野狐臭味，夏日或汗出时更甚，外耳道多有柔软耵聍，舌脉可如常人。

治则：芳香辟秽。

方药：五香丸加减。体气见口苦而干，小便短赤，舌苔黄腻，脉滑数者加栀子、茵陈、金银花以清热利湿解毒。

2. 湿热蕴阻

症状：常无家族史，好发于夏季，皮肤潮湿多汗，或身热不扬，口干而黏，四肢困重或关节肿痛，脘腹胀满，大便溏而不爽，小便短少不畅，女子带下黄浊，舌红苔黄，脉滑数或濡数。

治则：清热利湿，芳香化浊。

方药：甘露饮合连朴饮化裁。

二、外治

1. 腋香散 密陀僧 15g，生龙骨 30g，红粉（红升丹）6g，木香 10g，白芷 10g，甘松 15g，冰片 3g。分别研细和匀，纱布包扑患处，每日 1 次。

2. 治胡臭方 辛夷、川芎、细辛、杜蘅、藁本各 3g。以上 5 味，以醋渍一宿，煎取汁。临睡前洗净腋下等处，敷上药汁，次晨洗去，以瘥为度。

3. 祛足臭方 苍耳子、蛇床子、明矾、苦参各 15g，煎汤浸泡足部，每日 1 次。

三、针灸治疗

1. 毫针 取行间、少冲、肩井，用重刺激泻法。每次刺激 4~6 分钟，每日 1 次，10 次为 1 个疗程。

2. 艾灸 先剃去腋毛令净，取白淀粉水调搽附患处，6~7 日后，看腋下有一黑点如针孔大者，即为大汗腺所在部位，以笔定点，即用小艾炷灸 7 壮，每周 1 次。

3. 火针 先剃去腋下汗腺处的腋毛，用肥皂水洗净，常规消毒，用 1% 盐酸普鲁卡因局麻，粗火针用酒精灯烧红至发白亮，对准毛囊和汗腺，以 45°角斜刺，迅速刺入毛囊及汗腺的基底层，穿过一下囊带，立即出针，然后连续围刺毛囊及汗腺 5~10 分钟后，手持棉球在针孔周围挤压，将囊内臭液和少许血液挤出后，用抗生素软膏涂于针孔上，敷包扎好，防止感染。

4. 水针 以 70% 乙醇，按水针操作常规，在腋下大汗腺分布处常规消毒，针刺入汗腺部位，提插得气后，抽无回血，即将 70% 乙醇注入约 0.5~1ml，注意针刺深度应在汗腺部位，过深会损伤神经和血管，过浅使皮肤坏死。若一次不能根治，隔 6~12 月后再注射 1 次。

四、其他疗法

1. 红外线灯局部照射，或用液氮局部冷冻，或用外科美容手术破坏局部大汗腺，以绝臭源。

2. 薏仁芳香粥：薏苡仁 50g，荷叶 15g，白花蛇舌草 15g，香薷 5g，佩兰 10g，粳米 100g，将薏苡仁、粳米煮至米仁开花，再将荷叶、白花蛇舌草、香薷、佩兰用纱布包好置入锅中同煮 15min 即可，食粥弃纱包之物。

3. 芳香茶：薏苡仁 30g，荷叶 60g，香薷 15g，佩兰 30g，陈皮 5g。共研细末，每晨取药末适量，加少许茉莉花，沸水冲泡 30 分钟后代茶饮，可长期服用。

【预防调摄】

1. 平素注意个人清洁卫生，保持腋下、乳晕、脐周、阴部、足部清洁，勤洗澡，尤其在汗出过多时，勤换衣衫、鞋袜。

2. 忌食葱、蒜、酒、酪、腥腐臭味等食物，多食新鲜蔬菜、水果及芳香食物。

3. 洗涤用品选择香气淡雅之品。

附录一

常用名词术语中英文对照

英汉部分

A

(acne) rosacea	酒渣鼻
a clergyman's sore throat	慢喉喑
acne, comedo	粉刺
acupuncture	针刺
acupuncture cosmetic	针灸美容
affected by Fluid – retention	伤饮
alopecia seborrhoeica	发蛀脱发
armpit odor, bromhidrosis	体气

B

balance between Yin and Yang	阴阳平衡
baldhead	油风
beauty by dietotherapy	食膳美容
beauty by naprapathy	推拿美容
beauty of feature	容貌美
beauty of figure	体型美
beauty of grace	风度美
beauty of hair and whiskers	毛发美
beauty of harmonious	中和之美
beauty of muscle and skin	肌肤美
beauty of pose	姿态美
beauty of verve	神韵之美
black nevus	黑痣
black – eyelid	睑黡
Blood deficiency	血虚
Blood stasis, Blood stagnation	血瘀
Blood – Dryness	血燥

Blood – pricking therapy by three – edged needle	三棱针刺血法
body of harmony between Yin and Yang	阴阳和平之人
body of Shao – Yang	少阳之人
body of Shao – Yin	少阴之人
body of Tai – Yang	太阳之人
body of Tai – Yin	太阴之人
body of the tongue, tongue proper	舌质

C

cataplasm	糊剂
Channels	经脉
chapped dermatosis	皲裂疮
Chinese external cosmetic	中医美容保健妆饰法
Chinese traditional medicine cosmetic	中药美容
chiropractic therapy	捏脊法
chloasma	黧黑斑
clear away Heat – toxin	清热解毒法
Cold and Heat, chill and fever	寒热
Cold Evil	寒邪
Cold Zheng	寒证
Cold – Dampness obstructs Spleen	寒湿困脾
Collaterals	络脉
color of the tongue	舌色
comprehensive analysis of the data gained by the four methods of diagnosis	四诊合参
concept of Integrity	整体观
cosmetic dermatitis, acne vulgaris	粉花疮

itch	瘙痒	pulse – taking	脉诊

J

Jing Luo，Meridian	经络	

K

Kidney – Yang deficiency	肾阳不足
Kidney – Yin deficiency	肾阴不足

L

lack of Lung – Yin	肺阴不足
lack of spirit	少神
lifting and thrusting method	提插法
lips' exfoliative inflammation	唇风
Liu – Yin，Six Evils	六淫

M

mental cosmetic	心理美容
meridian and point massage	经穴推拿按摩
meridian theory	经络学说
Metal body	金形之人
moxa cone	艾炷
moxa – stick moxibustion	艾条灸
moxibustion	灸炷
music cosmetic	音乐美容

N

needling method	针法
nourish Blood and moisten Dryness	养血润燥法

O

ointment	软膏剂
oral administration of medicine	内治法
original Qi，congenital Qi	元气

P

pastille	锭剂
pill，bolus	丸剂
plaster	硬膏剂
point，acupuncture point	腧穴
powder	散（粉）剂
pricking therapy	挑刺法
psoriasis，neuro – dermatitis	摄领疮
ptosis	上胞下垂

Q

Qi deficiency	气虚
Qi stagnation	气滞
Qi stagnation and Blood stasis，Blood stasis due to Qi stagnation	气滞血瘀
Qi transformation	气化
Qi，vital energy	气
Qifen Zheng	气分证
Qi – Gong	气功
Qi – Gong cosmetic，	气功美容

R

regulate the flow of Qi	理气法
remove Blood stasis	化瘀法
resolve/eliminate/dissipate Phlegm	化痰法
reversed flow of Qi	气逆

S

scar，a swelling on the skin	蟹足肿
scrape and massage therapy	刮痧推拿法
seborrheic dermatitis/eczema	面游风
semen，vital essence	精
seven emotions，seven emotional factors	七情
Shanzhong	膻中
Shen，spirit	神
skin acupuncture	皮肤针法
solar – dermatitis	日晒疮
Spleen injured by parasitic infestation	虫积伤脾
Stomach – Heat Zheng	胃热证
Stomach – Yin deficiency	胃阴虚
strabismus	目偏视
Summer Evil	暑邪

T

TCM massage	中医推拿（按摩）法
the function of astringing，inducing astringency	固摄作用
the function of defense	防御作用
therapy for invigoration/restoration	补益法
therapy of expel/dispel Wind	祛风法
tinea unguium	鹅掌风

to have spirit/to get spirit	得神	Weifen Zheng	卫分证
tongue condition, mobility of tongue	舌态	white acne	嗣面
tongue fur, tongue coating	舌苔	Wind Evil	风邪
tongue shape	舌形	Wind syndrome due to Blood Deficiency	血虚生风
tongus spirit	舌神	Wind – Cold attacks Lung	风寒袭肺
traditional aesthetics of China	中国传统美学	Wind – Heat invades Lung	风热犯肺
traditional Chinese medicine cosmetology	中医美容学	Wood body	木形之人
treatment based on differentiation	辨证论治	Wu – Xing, Five phases	五行
twitching of the eyelid	胞轮振跳		

U

unite the nature with human being, Human body corresponds to the nature	天人合一		

X

		Xuefen Zheng	血分证
		Xu – Zheng, Deficiency Zheng	虚证

V

verruca plana	扁瘊		
verruca vulgaris	疣目		
vitiligo	白驳风		

Y

		Yang – deficiency of both Spleen and Kidney	脾肾阳虚
		Yin and Yang	阴阳
		Ying Qi, nutrient Qi	营气
		Yingfen Zheng	营分证

W

warming – needle moxibustion	温针灸		
Water body	水形之人		
Water stagnation	水液停滞		
weakness of Spleen and Stomach	脾胃虚弱		

Z

		Zang Fu – organs	脏腑
		Zang – Fu differentiation	脏腑辨证
		Zong Qi, Pectoral Qi	宗气

汉英部分

A

艾条灸	moxa – stick moxibustion
艾炷	moxa cone

B

八纲	eight principles of diagnosis
八纲辨证	Eight – Principle differentiation
拔罐法	cupping
白驳风	vitiligo
胞轮振跳	twitching of the eyelid
胞虚如球	eyelid edema like ball; extensive swelling of the eyelid
扁瘊	verruca plana
辨病	differential diagnosis of disease
辨证	differentiation of symptoms and signs
辨证论治	treatment based on differentiation
表里	Exterior and Interior
表证	Exterior Zheng
补益法	therapy for invigoration/restoration

C

虫积伤脾	Spleen injured by parasitic infestation
唇风	lips' exfoliative inflammation

D

得神	to have spirit to get spirit
电针法	electrical acupuncture therapy
锭剂	pastille

E

| 鹅掌风 | tinea unguium |
| 耳针法 | ear needling; auris acupuncture |

F

发蛀脱发	alopecia seborrhoeica
房劳所伤	injury due to sexual activity
防御作用	the function of defense
肺气虚弱	deficiency and weak of Lung – Qi
肺阴不足	lack of Lung – Yin
粉刺	acne; comedo
粉花疮	cosmetic dermatitis; acne vulgaris
风度美	beauty of grace
风寒袭肺	Wind – Cold attacks Lung
风热犯肺	Wind – Heat invades Lung
风邪	Wind Evil
腐肌蚀肤法	erode skin for dispelling/eliminating lentigo

G

肝胆湿热	Dampness – Heat in Liver and Gall Bladder
肝气郁结	depression of Liver – Qi; stagnation of Liver – Qi
肝肾两虚	deficiency of both Liver and Kidney
肝血虚损	deficiency and damage of Liver Blood
肝阳上亢	hyperactivity of Liver – Yang
固摄作用	the function of astringing; inducing astringency
刮痧推拿法	scrape and massage therapy
过劳	excessive fatigue
过逸	excessive idleness

H

寒热	Cold and Heat; chill and fever
寒湿困脾	Cold – Dampness obstructs Spleen
寒邪	Cold Evil
寒证	Cold Zheng
毫针法	filiform needle
黑痣	black nevus
糊剂	cataplasm
化痰法	resolve/eliminate/dissipate Phlegm
化瘀法	remove Blood stasis

| 火行之人 | Fire body |
| 火针法 | hot needling therapy |

J

肌肤美	beauty of muscle and skin
睑黡	black – eyelid
脚湿气	foot tinea
金形之人	Metal body
津液	Fluid; thin Fluid and thick Fluid
精	semen; vital essence
经络	Jing Luo; Meridian
经络学说	meridian theory
经脉	Channels
经穴推拿按摩	meridian and point massage
灸法	moxibustion
酒渣鼻	(acne) rosacea
皲裂疮	chapped dermatosis

K

| 口吻疮 | erythema and papule around lips |
| 口眼歪斜 | facial paralysis |

L

黧黑斑	chloasma
理气法	regulate the flow of Qi
里证	Interior Zheng
六淫	Liu – Yin; Six Evils
络脉	Collaterals

M

脉诊	pulse – taking
慢喉喑	a clergyman's sore throat
毛发美	beauty of hair and whiskers
面游风	seborrheic dermatitis/eczema
目偏视	strabismus
木形之人	Wood body

N

内治法	oral administration of medicine
捻转法	holding and twisting
捏脊法	chiropractic therapy

P

| 皮肤针法 | skin acupuncture |

脾肾阳虚	Yang – deficiency of both Spleen and Kidney	少神	lack of spirit
		少阳之人	body of Shao – Yang
脾胃虚寒	deficiency – Cold of Spleen and Stomach	少阴之人	body of Shao – Yin
		舌色	color of the tongue
脾胃虚弱	weakness of Spleen and Stomach	舌神	tongue spirit
		舌苔	tongue fur; tongue coating

Q

		舌态	tongue condition; mobility of tongue
七情	seven emotions; seven emotional factors	舌形	tongue shape
		舌诊	inspection of the tongue; examination of the tongue
漆疮	dermatitis rhus/lacquer		
气	Qi; vital energy	舌质	body of the tongue; tongue proper
气分证	Qifen Zheng	摄领疮	psoriasis; neuro – dermatitis
气功	Qi – Gong	神	Shen; spirit
气功美容	Qi – Gong cosmetic;	神韵之美	beauty of verve
气化	Qi transformation	肾阳不足	Kidney – Yang deficiency
气逆	reversed flow of Qi	肾阴不足	Kidney – Yin deficiency
气虚	Qi deficiency	湿热蕴脾	Dampness – Heat accumulates Spleen
气血两燔	intense Heat in both Qi and Blood	湿邪	Dampness Evil
气血两虚（亏）	deficiency of both Qi and Blood	实证	Excess Zheng
气滞	Qi stagnation	食膳疗法	dietotherapy; alimentotherapy
气滞血瘀	Qi stagnation and Blood stasis; Blood stasis due to Qi stagnation	食膳美容	cosmetic by dietotherapy
		收湿法	get rid of Dampness
清热解毒法	clear away Heat – toxin	手足逆胪	hangnail; agnail
祛风法	therapy of expel/dispel Wind	腧穴	point; acupuncture point
祛湿法	eliminate Dampness	腧穴埋线法	embedding catgut into acupuncture points

R

		暑邪	Summer Evil
热疮	herpes simplex; fever blister	水形之人	Water body
热极生风	extreme Heat causes Wind	水液停滞	Water stagnation
热（火）邪	Heat (or Fire) Evil	水针疗法	hydro – acupuncture therapy; liquid acupuncture therapy
热证	Heat Zheng		
日晒疮	solar – dermatitis	四诊合参	comprehensive analysis of the data gained by the four methods of diagnosis
容貌美	beauty of feature		
软膏剂	ointment	嗣面	white acne

S

T

三棱针刺血法	Blood – pricking therapy by three – edged needle	太阳之人	body of Tai – Yang
		太阴之人	body of Tai – Yin
散（粉）剂	powder	汤剂	decoction
瘙痒	pruritus	提插法	lifting and thrusting method
膻中	Shanzhong	体气	armpit odor; bromhidrosis
伤食	dyspepsia; improper diet	体型美	beauty of figure
伤饮	affected by Fluid – retention	天人合一	unite the nature with human being; human body corresponds to the nature
上胞下垂	ptosis		

挑刺法	pricking therapy
土形之人	Earth body
推拿美容	cosmetic by naprapathy
褪黑去斑法	eliminate melanin and dispel lentigo

W

外治法	external treatment
丸剂	pill; bolus
望神	inspect mental state
卫分证	Weifen Zheng
卫气	defensive Qi
胃热证	Stomach – Heat Zheng
胃阴虚	Stomach – Yin deficiency
温针灸	warming – needle moxibustion
五行	Wu – Xing; Five phases
五志	five emotions; joy, anger, sorrow, anxiety and fear

X

小肠实热	excessive Heat in Small Intestine
蟹足肿	scar; a swelling on the skin
心火亢盛	hyperactivity of Heart – Fire; overabundant of Heart – Fire
心理美容	mental cosmetic
心脾两虚	deficiency of both Heart and Spleen
心阳不足	deficiency of Heart – Yang
心阴不足	Heart – Yin deficiency
虚实	Deficiency and Excess
虚证	Xu – Zheng; Deficiency Zheng
血	Blood
血分证	Xuefen Zheng
血热	Heat in Blood
血虚	Blood deficiency
血虚生风	Wind syndrome due to Blood deficiency
血瘀	Blood stasis; Blood stagnation
血燥	Blood – Dryness

Y

养生	health preserving
养血润燥法	nourish Blood and moisten Dryness
异毛恶发	hirsutism
阴阳	Yin and Yang
阴阳和平之人	body of harmony between Yin and Yang
阴阳平衡	balance between Yin and Yang
阴阳消长	growth and decline of Yin and Yang
音乐美容	music cosmetic
饮食不节	eating and drinking without temperance
营分证	Yingfen Zheng
营气	Ying Qi; nutrient Qi
硬膏剂	plaster
油风	baldhead
疣目	verruca vulgaris
元气	original Qi; congenital Qi
原汁	fumet

Z

脏腑	Zang Fu – organs
脏腑辨证	Zang – Fu differentiation
燥邪	Dryness Evil
针刺	acupuncture
针法针法	needling method
针灸美容	acupuncture cosmetic
针眼	hordeolum; stye
诊法	diagnostic method; technique of diagnosis
整体观	concept of Integrity
中国传统美学	traditional aesthetics of China
中和之美	beauty of harmonious
中药美容	Chinese traditional medicine cosmetic
中医美容保健妆饰法	Chinese external cosmetic
中医美容学	traditional Chinese medicine cosmetology
中医推拿（按摩）法	TCM massage
姿态美	beauty of pose
宗气	Zong Qi; Pectoral Qi

附录二

常用中医美容方剂

一画

一扫光（《外科正宗》） 苦参、黄柏各 500g，烟胶 500g，枯矾、木鳖肉、大枫子肉、蛇床子、点红椒、樟脑、硫黄、明矾、水银、轻粉各 90g，白砒 15g。共研细末，熟猪油 1120g，化开，入药搅匀，作丸如龙眼大，瓷瓶收贮。功用：杀虫止痒，治白秃疮、疥疮、白屑风等证。用法：搽擦疮上，1 日 2 次。

一贯煎（《续名医类案》） 白沙参 9g，麦冬 9g，当归 9g，生地黄 30g，枸杞子 12g，川楝子 5g。功用：滋阴疏肝。用于肝肾阴虚，血燥气郁之证。用法：水煎服。

二画

二至丸（《证治准绳》） 女贞子、旱莲草。功用：调摄冲任。用于白疕、红斑狼疮、油风证属冲任不调者。用法：水煎服。

二妙散（《丹溪心法》） 炒黄柏、苍术各 15g。功用：清热燥湿。用于湿热下注。下肢痿软无力，或足膝红肿热痛，或湿热带下，或下部湿疮，小便短黄，舌苔黄腻。用法：二味等分，为散剂，每服 3～5g，白开水送下或生姜汤送下，或为丸剂亦可，作汤剂，水煎服。

二仙汤（《养生浴疗完全手册》） 仙灵脾、仙茅、何首乌、人参、菟丝子、补骨脂、雄黄、孩儿参、甘油、山奈、皂角、红花。用法：水煎服。

十全大补汤（《太平惠民和剂局方》） 熟地黄 15g，白芍药 9g，当归 9g，川芎 6g，人参 6g，白术 9g，白茯苓 9g，炙甘草 3g，黄芪 12g，肉桂 12g。功用：大补气血。用于气血两虚引起的虚劳之证。用法：水煎服。

三画

三物膏（《御药院方》） 柳枝 300g，桑枝 300g，槐枝 300g，盐 300g，熬成膏，贮磁拿内，临卧揩牙。可祛风牢牙。用法：每晚睡前用之揩牙。

大黄䗪虫丸（《金匮要略》） 大黄 300g（酒蒸），黄芩 60g，甘草 90g，桃仁 1 升，杏仁 1 升，芍药 120g，干地黄 300g，干漆 30g，虻虫 1 升，水蛭 100 枚，蛴螬 1 升，䗪虫半升。末之，炼蜜为丸小豆大。功用：活血祛瘀。用法：温酒送下 5 丸，每日 3 次。

四画

六味地黄汤（《小儿药证直诀》） 熟地 24g，山萸肉、干山药各 12g，丹皮、白茯苓、泽泻各 9g。功用：补肾水，降虚火。用法：水煎服。1 日 1 剂，1 日 3 次。

五妙水仙膏（经验方） 五倍子 6g，石碱 15g，生石灰 50g 等，制成软膏剂。功用：消炎解毒，祛腐生新，收敛杀菌。用法：外用。有特发性疤痕疙瘩史者慎用或忌用。

五子衍宗丸（《济生方》） 枸杞子240g，菟丝子240g（酒蒸，捣饼），五味子60g（研碎），覆盆子120g（酒洗，去目），车前子60g（扬净），各药俱择道地精新者，焙、晒干，共为细末，炼蜜为丸，如梧桐子大。功用：填精补髓，益肾种子。用于肾虚腰痛，尿后余沥，遗精早泄，阳痿不育。用法：晨服90丸，上床时50丸，白沸汤或盐汤送下，冬月用温酒送下。

五画

归脾汤（《济生方》） 人参6g，白术（土炒）6g，黄芪（炒）6g，当归身3g，炙甘草1.5g，茯神6g，远志（去心）3g，枣仁（炒研）6g，青木香1.5g，龙眼肉6g，生姜3片，大枣2枚。功用：养心健脾，益气补血。用于乳岩、乳痨等病，久溃不敛，气血两亏，心脾衰弱，心烦不寐者。用法：水煎服。1日1剂，1日3次。

玉容粉（经验方） 白僵蚕、白附子、白芷、山柰、硼砂各9g，石膏、滑石各15g，白丁香1g，冰片1g，上为细末。功用：消斑润肤。用法：临睡用少许水和，搽面，人乳调搽更妙。

右归丸（《景岳全书》） 熟地黄240g，山药120g，山茱萸90g，枸杞子120g，杜仲120g，菟丝子120g，制附子60~180g，肉桂60~120g，当归90g，鹿角胶120g，做丸剂。功用：温肾阳，补精血。用于肾阳不足，命门火衰，畏寒肢冷，阳痿，滑精，腰膝酸软等症。用法：每服3~6g。

左归丸（《景岳全书》） 熟地240g，山药120g，山茱萸120g，菟丝子120g，枸杞子120g，怀牛膝90g，鹿角胶120g，龟板胶120g，炼蜜为丸。功用：补肝肾，益精血。用于肝肾精血虚损，形体消瘦，腰膝酸软，眩晕，遗精等症。用法：每次3~6g，日1~2次，淡盐汤送服。

四君子汤（《太平惠民和剂局方》） 人参12g，茯苓9g，白术（土炒）9g，炙甘草6g。功用：补元气，益脾胃。用于疮疡中气虚弱，脾失运化者。

四黄膏（经验方） 黄连、黄柏、黄芩、大黄、乳香、没药各等量30g，研细末。功用：清热解毒，活血消肿。用于阳证疮疡。用法：水或金银花露调成厚糊状敷疮上。或作围药敷。或以药末20%加80%凡士林调成油膏摊敷。

四物消风散（《医宗金鉴》） 生地黄、当归、荆芥、防风、赤芍、川芎、白鲜皮、蝉蜕、薄荷、独活、柴胡、红枣。功用：养血祛风。用于瘾疹、牛皮癣等血虚风燥者。用法：水煎服。

白屑风酊（经验方） 蛇床子40g，苦参片40g，土槿皮20g，薄荷脑10g。将蛇床子、苦参片、土槿皮共研成粗粉，先用75%酒精80ml将药粉浸透，放置6小时后，加入75%酒精920ml，依照渗漉分次加入法，取得酊剂约1000ml（不足之数可加入75%酒精补足），最后加入薄荷即成。功用：祛风止痒。治白屑风。用法：涂擦患处，每日3~5次；有糜烂者禁用。

白玉膏（经验方） 尿浸石膏90%，制炉甘石10%，石膏必须尿浸半年（或用熟石膏），洗净。再漂净2月，然后煅熟研粉，再入制炉甘石粉和匀，以麻油少许调成药膏，再加入黄凡士林（配制此药膏时用药粉约3/10，油类约7/10）功用：润肤、生肌、收敛。用于溃疡腐肉已尽，疮口不敛者。用法：将膏少许匀涂纱布上，敷贴患处，并可掺其他生肌药粉于药膏上同用，效果更佳。

生脉饮（《内外伤辨惑论》） 人参3~9g，麦冬12g，五味子3~9g。功用：益气养阴，敛汗，生脉。用法：日服1剂，水煎取汁，顿服。

生肌散（经验方） 制炉甘石15g，滴乳石9g，滑石30g，血珀9g，朱砂3g，冰片0.3g，研极细末。功用：生肌收口。用于痈疽溃后脓水将尽者。用法：掺疮口中，外盖膏药或药膏。

仙方活命饮（《医宗金鉴》） 白芷9g，贝母9g，防风10g，赤芍药9g，生归尾6g，甘草片9g，皂角刺8g，穿山甲9g，天花粉、乳香6g，没药9g，金银花18g，陈皮9g。功用：清热散风，行瘀活血。用于一切痈疽肿疡、溃疡等。用法：水煎服。

归芷膏［医药与保健，1998，（1）：31］ 当归、白芷、忍冬藤、甘草、黄蜡、麻油。前4味放入麻油内将药炸枯，过滤去渣，然后放入黄蜡熔化，待冷将药油外涂患处。每日 2 次。用于手部皮肤干燥变厚，失去弹性，甚至开裂。

六画

当归补血汤（《内外伤辨惑论》）　黄芪 30g，当归 6g。功用：补气生血。用于劳倦内伤之证。用法：按原方比例酌定药量，水煎服。

冲和膏（《外科正宗》）　紫荆皮（炒）150g，独活 90g，赤芍 60g，白芷 30g，石菖蒲 45g，研成细末。功用：疏风、活血、定痛、消肿、祛寒、软坚。用于疮疡半阴半阳证。用法：葱汁、陈酒调敷。

百合固金汤（《慎斋遗书》）　熟地、生地 9g，归身 9g，白芍 3g，甘草 3g，桔梗 2.4g，玄参 2.4g，贝母 1.5g，麦冬 1.5g，百合 1.5g。功用：滋肾保肺，止咳化痰。用于肾水不足，虚火上炎，肺阴受伤，喘嗽痰血等症。用法：水煎服。

当归饮子（《外科正宗》）　当归 12g，川芎 9g，白芍 15g，生地 25g，防风 12g，白蒺藜 30g，荆芥 9g，何首乌 15g，黄芪 15g，甘草 6g。水煎服，每日 1 剂，分 2 次服。可疏风清热、养血益气，用于血虚肌热，为风邪所袭之手足皲裂。

七画

补肝汤（《医宗金鉴》）　当归、白芍、川芎、熟地、枣仁、木瓜、麦冬、甘草。功用：滋养肝阴。用于头痛、眩晕、耳鸣、目干、畏光、视物昏花，或视力减退，急躁易怒，或肢体麻木筋惕肉瞤之证。用法：水煎服。

补阳还五汤（《医林改错》）　生黄芪 120g，当归 6g，赤芍 6g，地龙 3g，川芎 3g，红花 3g，桃仁 3g。功用：补气、活血、通络。用于下肢痿废、静脉炎等。用法：水煎服。

启脾丸（经验方）　人参、白术、陈皮、青皮、神曲、砂仁、厚朴、干姜、麦芽、甘草。功用：益气开郁。用于气虚夹郁之证。用法：水煎服。

八画

泻白散（《小儿药证直诀》）　地骨皮、桑白皮各 30g，生甘草 3g。功用：泻肺清热，平喘止咳。用法：入粳米一撮，水煎服。

固本丸（《医学正传》）　生地、熟地、天冬、麦冬、人参。功用：益气养阴。用于气阴两虚之证。用法：水煎服。

净肤汤（经验方）　生地 30g，麦冬、花粉、石斛各 12g，煅牡蛎 30g，紫草 15g，炒黄芩、炒黄连各 6g，玄参 24g。功用：清胃凉血。用于阳明胃热所致的多毛症。用法：水煎服。

枇杷清肺饮（《医宗金鉴》）　人参 1g，枇杷叶 6g，（去毛蜜炙）、生甘草 1g，黄连 3g，桑白皮 6g，黄柏 3g。功用：清宣肺热，用于粉刺。用法：水 1 盅半，煎 7 分，饭后服。

青黛膏（经验方）　青黛散 75g，凡士林 300g。先将凡士林烊化冷却，再将药粉徐徐调入即成。功用：同青黛散，兼有润肤作用。用法：将药膏涂于纱布上贴之，或蘸药涂擦患处，或再加热烘疗法，疗效更好。

金黄散（《医宗金鉴》）　大黄、黄柏、姜黄、白芷各 2500g，南星、陈皮、苍术、厚朴、甘草各 1000g，天花粉 5000g。共研细末。功用：清热除湿，散瘀化痰，止痛消肿。用于一切疮疡阳证。用法：可用葱汁、酒、醋、麻油、蜜、菊花露、银花露、丝瓜叶捣汁调敷。

金黄膏（经验方）　即用凡士林 8/10、金黄散 2/10，调匀成膏。功用：清热除湿，散瘀化痰，止痛消肿。用于一切疮疡阳证。用法：将药膏摊敷料上，贴患处，或涂患处。

金匮肾气丸（《金匮要略》）　熟地 250g，山药、山萸肉各 125g，茯苓、丹皮、泽泻各 90g，附子 1

枚、桂枝30g，（或用肉桂）。共研细末，炼蜜为丸，如梧桐子大。功用：温补肾阳。用于肾阳不足证。用法：每服6g，日2次。

参苓白术散（《太平惠民和剂局方》） 白扁豆450g（姜汁浸，去皮，微炒），人参（或党参）、白术、白茯苓、炙甘草、山药各600g，莲子肉、桔梗（炒令深黄色）、薏苡仁、缩砂仁各300g。功用：健脾补气，和胃渗湿。用于脾胃虚弱，饮食不消，或吐或泻，形体虚羸等症。用法：用枣汤调服。

肥儿丸（《太平惠民和剂局方》） 神曲10两，黄连10两，肉豆蔻5两，使君子5两，炒麦芽5两，槟榔20两，木香10两。功用：健脾消疳，清肝泄热。用于脾虚肝热所致的疳积。用法：水煎服。

九画

茵陈蒿汤（《伤寒论》） 茵陈30g，栀子15g，大黄9g。功用：清热利湿，用于风疹块因胃肠湿热所致者。用法：水煎服。

香砂六君子汤 人参3g，白术6g，茯苓、炙甘草2g，陈皮2.5g，半夏3g，木香2g，砂仁2.5g。功用：和胃畅中。用于脾胃虚弱，脘腹隐痛，或见胸闷嗳气，呕吐，或肠鸣便溏等症。用法：水煎服。

复元活血汤（《医林改错》） 柴胡15g，天花粉9g，当归9g，红花6g，甘草6g，穿山甲6g，大枣3g。功用：活血祛瘀。用法：水煎服。

柏叶散（《御药院方》） 侧柏叶120g，何首乌、地骨皮、白芷各60g。上为粗末，每用15g，入生姜10片，水1大碗，煎五七沸，去滓，睡前淋洗。可营养眉须。

十画

凉血四物汤（《医宗金鉴》） 当归、生地、川芎、赤芍、黄芩（酒炒）、赤茯苓、陈皮、红花（酒洗）、甘草（生）各3g。功用：凉血活血。用于酒渣鼻。用法：水煎服。

凉血消风散（《朱仁康临床经验集》） 生地30g，当归9g，荆芥9g，蝉衣6g，苦参9g，白蒺藜9g，知母9g，生石膏30g，生甘草6g。功用：祛风清热。用于血热生风生燥所致白屑风、瘾疹、风热疮。用法：水煎服。

消风散（《外科正宗》） 荆芥、防风、当归、生地、苦参、苍术（炒）、蝉蜕、胡麻仁、牛蒡子（炒研）、知母（生）、石膏（煅）各2g，甘草（生）、木通各2g。功用：散风、清热、凉血、理湿。用于风疹块、疮疡因风湿血热所致者。用法：水煎服。

益胃汤（《内外伤辨惑论》） 沙参15g，麦冬15g，生地15g，玉竹5g，冰糖15g。功用：养胃生津。用于热病后期津伤之证。用法：水煎服。

养血润肤饮（《外科证治全书》） 当归9g，升麻3g，皂角刺3g，生地12g，熟地12g，天冬6g，麦冬6g，天花粉4.5g，红花2g，桃仁2g，黄芩3g，黄芪12g。功用：养血润肤止痒。用于血虚生风所致的皮肤干燥、爪甲干枯。用法：水煎服。

祛湿健发汤（经验方） 炒白术、泽泻、猪苓、萆薢、车前子、川芎、赤石脂、白鲜皮、桑椹子、干地黄、熟地黄、首乌藤。功用：祛湿健发。用法：水煎服。

通窍活血汤（《医林改错》） 赤芍3g，川芎3g，桃仁9g，老葱3g，生姜9g，红花9g，红枣7个，麝香（绢包）0.15g，黄酒250g。功用：活血化瘀，通窍活络。用于斑秃、酒渣鼻、荨麻疹（血瘀型）。用法：水煎服。

桃红四物汤（《医垒元戎》） 当归9g，白芍9g，熟地12g，川芎6g，桃仁9g，红花6g。功用：活血调经。用于妇女月经不调，痛经，或由于瘀血所致的各种肿块。用法：水煎服。

桑菊饮（《中华养生药膳大典》）桃花、霜桑叶、杭菊花、食盐。将上四味，用沸水冲泡，加盖5分钟，即可饮用。代茶常饮，可调气血，乌须发，用于气血壅滞不能上荣者。

　　逍遥散（《太平惠民和剂局方》）柴胡、当归、白芍、白术、茯苓各 9g，甘草 4.5g。上为粗末，每服 6 ~9g，水 1 大盏，烧生姜 1 块切破，薄荷少许，同煎至 7 分，去滓热服，不拘时候。

　　柴胡疏肝散（《医学统旨》）柴胡 6g，陈皮醋炒 6g，川芎 6g，芍药 9g，枳壳麸炒 6g，炙甘草 3g，香附 6g。用法：水煎服。

十一画

　　黄连解毒汤　黄连 3 ~9g，黄芩、黄柏各 6g，山栀 9g。功用：泻火解毒。用于疔疮及一切火毒热毒、发热、汗出、口渴等实证。用法：水煎服。

　　清肺生发汤　桑白皮、地骨皮、黄芩、麻子仁、柏子仁、制首乌、苍耳子、知母、生地黄、牡丹皮各 9g，白茅根 30g，生甘草 15g。功用：清肺凉血乌发。用于青少年白发。用法：水煎服。

十二画

　　痤疮洗剂（经验方）　沉降硫黄 6g，樟脑酯 10g，西黄芪胶 1g，石灰水加至 100ml。功用：减少皮脂溢出，消炎。用于痤疮。用法：外擦，每日 3 ~4 次。擦药前先用热水洗涤患部。

　　硫黄软膏（经验方）　硫黄 5 ~10g，凡士林 90 ~95g，将硫黄研细，与凡士林调匀即成。功用：杀虫止痒。用于疥疮、玫瑰糠疹、白秃疮、肥疮等。用法：涂擦患处。

十四画

　　颠倒散（《古今医鉴》）　硫黄、生大黄各 7.5g，石灰水 100ml。将硫黄、大黄研极细末后，加入石灰水（将石灰与水搅浑，待澄清后，取中间清水）100ml 混合即成。功用：清热散瘀。用于酒渣鼻、粉刺等病。用法：在应用时，先将药水充分振荡，再涂擦患处，每日 3 ~4 次。